DROEMER

Carla Valentine

MORD IST EINE WISSENSCHAFT

Was schon Agatha Christie über Rechtsmedizin wusste

Aus dem Englischen von Christiane Bernhardt

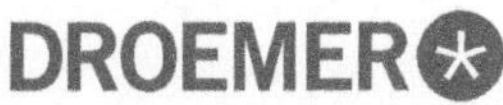

Die englische Originalausgabe erschien 2021 unter dem Titel
Murder Isn't Easy. The Forensics of Agatha Christie
bei Sphere, einem Imprint der Little, Brown Book Group, London.

Besuchen Sie uns im Internet:
www.droemer.de

Aus Verantwortung für die Umwelt hat sich die Verlagsgruppe Droemer Knaur zu einer nachhaltigen Buchproduktion verpflichtet. Der bewusste Umgang mit unseren Ressourcen, der Schutz unseres Klimas und der Natur gehören zu unseren obersten Unternehmenszielen. Gemeinsam mit unseren Partnern und Lieferanten setzen wir uns für eine klimaneutrale Buchproduktion ein, die den Erwerb von Klimazertifikaten zur Kompensation des CO_2-Ausstoßes einschließt. Weitere Informationen finden Sie unter: www.klimaneutralerverlag.de

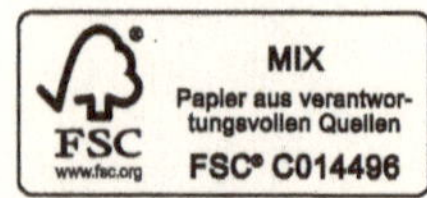

Deutsche Erstausgabe Oktober 2022

Ein Imprint der Verlagsgruppe Droemer Knaur GmbH & Co. KG, München

Redaktion: Caroline Draeger
Covergestaltung: ZERO Werbeagentur, München
Coverabbildung: © Adam Gerrard/Mirrorpix
Satz: Adobe InDesign im Verlag
Druck und Bindung: GGP Media GmbH, Pößneck
ISBN 978-3-426-30300-9

5 4 3 2 1

Für meinen Bruder Ryan,
den ich von ganzem Herzen liebe

INHALT

Einleitung

DER TATORT

Für mich als studierte Medizintechnikerin im Bereich Labor und Pathologie, die in einem Leichenhaus tätig war, lautet die Frage, die ich am häufigsten zu hören bekomme: »Wie um alles in der Welt kommt es, dass du mit Toten arbeitest?« Die Antwort – dass ich dies ganz einfach seit meiner Kindheit tun wollte – stellt kaum jemanden zufrieden. Dabei ist der Grund für diese frühe Faszination recht simpel: Ich verliebte mich in die forensische Wissenschaft, nachdem ich mich in die Bücher von Agatha Christie verliebt hatte. Bücher, die ich mit gerade einmal acht Jahren aus der örtlichen Stadtbibliothek entlieh. Zufälligerweise trifft Agatha Christies Beschreibung der zwölfjährigen Pippa aus ihrem Theaterstück *Das Spinnennetz* von 1954 genau auf mich zu. Als Jeremy Warrender, der Hausgast von Clarissa Hailsham-Brown, Clarissas Stieftochter Pippa fragt, was ihr Lieblingsfach in der Schule sei, antwortet diese wie aus der Pistole geschossen: »Bio [...] Bio ist absolut toll. Gestern haben wir einen Froschschenkel seziert.«[1] Überträgt man biologisches Wissen auf Verbrechen, entspricht das in etwa dem, was unter forensischer Pathologie verstanden wird. Etwas, das mir erstaunlicherweise seit meiner Kindheit bekannt war und mich faszinierte.

Agatha Christie selbst hat natürlich nie von »Forensik« gesprochen – der Begriff ist relativ modern. Ihre Geschichten jedoch sind allesamt meisterhafte Beispiele für menschliche Beobachtungsgabe und Erfindungsgeist, durchwoben mit Wissen der aufstrebenden Wissenschaften und Erkennungsverfahren der damaligen Zeit. Und genau dieses Augenmerk auf forensische Details zog mich bereits in frühen Jahren in seinen Bann. Ihr Repertoire umfasst Fingerabdrücke und Dokumentenabgleiche, Blutspurenmusteranalysen, Spurenmaterial und Handfeuerwaffen. Sehr häufig kommt Gift zum Einsatz – vielleicht die Waffe, die am stärksten mit Agatha Christies Büchern in Verbindung gebracht wird, da sie während beider Weltkriege zweitweise als Apothekerin arbeitete und dieses Wissen mit großem Erfolg in ihre Geschichten einfließen ließ. Ebenfalls wichtig: In jedem ihrer Krimis gibt es eine Leiche oder – üblicher noch – mehrere Leichen. Für ein neugieriges Kind, das sich ohnehin bereits für Biologie und Forensik begeisterte, waren diese Geschichten und die dazugehörigen Leichen die perfekte Rätselkost.

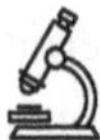

Für all jene, die sie noch nicht kennen, liest sich eine Zusammenfassung der Kapitel aus Agatha Christies Leben ebenso spannend wie eines ihrer Bücher. 1890 als Agatha Miller in Devon im Vereinigten Königreich geboren, wurde sie zur kommerziell erfolgreichsten Schriftstellerin der Welt, in Verkaufszahlen nur von der Bibel und von Shakespeare übertroffen. Im Jahr 1952 verfasste sie *Die Mausefalle*, das am längsten ununterbrochen gespielte Theaterstück aller Zeiten (nach 67 Jahren gelang es 2020 erst dem Coronavirus, die Aufführung des Stückes zu unterbrechen), und so wurde Christie 1971 zur Dame of the British Empire ernannt. Vor ihrem unglaublichen literarischen Erfolg jedoch packte sie während des Ersten Weltkriegs (und im Zweiten Weltkrieg erneut) genauso an wie der Rest der Bevölkerung und arbeitete als Krankenschwester und dann in einer Apotheke – Tätigkeiten, die in zahlreichen ihrer späteren Geschichten eine wichtige Rolle spielen sollten. Manchen mag das unglückliche Ende ihrer Ehe mit ihrem ersten Ehemann Archie Christie im Jahr 1926 bekannt sein – vor allem aber wohl ihr darauffolgendes Verschwinden: Als sie nach elf Tagen in einem Hotel in Harrogate gefunden wurde – möglicherweise litt sie unter einem kurzzeitigen Gedächtnisverlust –, brachte sie das auf die Titelseiten der internationalen Presse. Dennoch bleibt diese Episode ihres Lebens etwas mysteriös und findet keine Erwähnung in ihrer Autobiographie. Zum Glück war ihre zweite, vier Jahre später geschlossene Ehe mit Max Mallowan sehr viel glücklicher und blieb dies bis zu ihrem Tod 1976. Diese zweite Verbindung weckte in Agatha sogar das Interesse an Archäologie, etwas, das skizzenhaft in ihren späteren Werken auftaucht. Und »Skizze« ist hier wirklich genau das richtige Wort: Max ermutigte sie, Zeichenstunden zu nehmen, damit sie die Funde diverser Ausgrabungen für die Nachwelt festhalten konnte, und nachdem sie zahlreiche Fundstücke sorgfältig gesäubert und Skizzen angefertigt hatte, wurde sie schließlich festes, wenn auch unbezahltes Mitglied des Ausgrabungsteams.

Obgleich sie bleibende Detektive wie Hercule Poirot und Miss Marple erschuf, schrieb Agatha Christie nicht ausschließlich Krimis. Unter dem Pseudonym Mary Westmacott (das fast zwanzig Jahre lang nicht gelüftet wurde) verfasste sie darüber hinaus sechs Romanzen, mehrere Sachbücher, darunter ihre Autobiographie, die 1977 posthum veröffentlicht wurde, sowie zahlreiche Kurzgeschichten und Theaterstücke.

Ganz eindeutig jedoch hatte Christie ein Händchen für *Kriminalfälle.* Im Lauf ihrer 45 Jahre andauernden Karriere schrieb sie ganze 66 Kriminalromane und jede Menge Detektivgeschichten. Sie war die erste Person, der je ein Grandmaster Award vom Schriftstellerverband Mystery Writers of

America verliehen wurde, und sie fungierte 1930 als Gründungsmitglied und Präsidentin des Detection Clubs – eines Zusammenschlusses von Krimischriftstellern, deren Mitglieder sich beim Scheiben von Kriminalliteratur an spezielle Regeln halten und bei einer doch eher ironisch anmutenden Zeremonie über einem Totenkopf namens Eric einen Treueschwur ablegen mussten.

Mich interessiert die faszinierende Geschichte der forensischen Wissenschaft, und ich bin leidenschaftliche Krimileserin – Agatha Christies Bücher sind die perfekte Kombination aus beidem. Ihr Bestreben, kriminaltechnische Verfahren realitätsgetreu darzustellen, und die Entwicklungen der Kriminologie und Rechtsmedizin, die sie in ihren Geschichten abbildet, zeigen deutlich, wie die Forensik zu dem Forschungsgebiet geworden ist, als welches wir sie heute kennen.

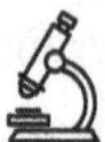

Der Begriff »medikolegal« und das noch altertümlicher anmutende »Gerichtliche Medizin« sind Ausdrücke, die früher etwas verbreiteter waren als das Wort »Forensik«, das wir heute verwenden – auch wenn sie beinahe den gleichen Gegenstand bezeichnen. Das Wort »medikolegal« schließt sowohl medizinische als auch rechtliche Aspekte ein, beinhaltet also ausdrücklich die Medizin. »Forensik« hingegen ist weiter gefasst und bedeutet »Anwendung wissenschaftlicher Methoden und Verfahren bei der Ermittlung von Verbrechen«. Ursprünglich stand das Wort »Forensik« in direktem Zusammenhang mit der Rechtsprechung und dem Gericht und stammt vom lateinischen *forensis* (von oder vor dem Forum), wobei das Forum nichts anderes ist als der Marktplatz. Zur Zeit der Römer musste eine Anklage vor einer Gruppe von

Menschen im Forum präsentiert werden, ganz ähnlich wie in den Gerichtssälen heutzutage. Scheinbar wird das Wort »Forensik« seit Neustem aber auch als Synonym für »genaue Untersuchung« oder »eingehende Analyse« und viel weiter gefasst gebraucht. Ich denke da an Schlagzeilen wie »Forensische Analyse von Rugby-Spiel zwischen Wales und England« oder »Forensische Untersuchung ägyptischer Mumie«. Dabei könnten diese Phänomene, über die hauptsächlich im Fernsehen berichtet wird, ganz einfach mit Adjektiven wie »gründlich«, »analytisch« oder »wissenschaftlich« beschrieben werden, denn weder das Rugby-Team noch die ägyptische Mumie werden eines Verbrechens bezichtigt.

Mit »medikolegal« als gebräuchlicherem Begriff war es vorbei, als sich die forensischen Wissenschaften zu einer eigenständigen Disziplin entwickelten und vor allem, nachdem sie Einzug in die Populärkultur gehalten hatten. Ich selbst begann mein Studium in diesem Fachbereich, als jener an den Universitäten noch in den Kinderschuhen steckte. Dann ging ich Pathologen zehn Jahre lang als Assistentin bei forensischen Autopsien zur Hand und reparierte und restaurierte anschließend historische Körperteile im Museumsbereich, eine Arbeit, die ein ähnliches Maß an Sorgfalt erfordert wie Autopsien. Dank dieser Tätigkeiten verfüge ich über eine einzigartige Perspektive sowohl auf die historischen als auch die modernen Methoden der forensischen Wissenschaften.

Derzeit trage ich die Verantwortung für den Erhalt von fünftausend anatomischen Präparaten des Barts Pathology Museum in London. Der Teil der Präparate, der unter dem Namen »Medikolegale Sammlung« bekannt ist, besteht aus konservierten Gewebestücken, die bis ins Jahr 1831 zurückreichen und greifbar machen, welche Schäden Gift, Schusswunden und gerichtlich angeordnete Hinrichtungen hinterlassen. Präparate der Sammlung, die nach 1966 erworben wurden, sind hingegen als »Forensische Medizinsammlung« bekannt, was uns einmal mehr die etymologische Begriffsentwicklung vor Augen führt.

Es ist schwer, den genauen Zeitpunkt festzulegen, an dem die eine Beschreibung aus der Umgangssprache verschwand und durch andere abgelöst wurde, insofern es sicherlich eine gewisse Überschneidung gab. Es ist jedoch möglich, die Entwicklung der Kriminalistik oder Forensik, wie sie uns heute bekannt ist, in den Blick zu nehmen und nachzuvollziehen, wie sich die Disziplin – die bis ins 13. Jahrhundert zurückreicht – entfaltete, ganz unabhängig davon, welche Bezeichnung benutzt wurde.

Einer der bekanntesten Namen im Feld der modernen forensischen Wissenschaft ist wohl der des französischen Kriminologen Dr. Edmond Locard (1877–1966), der 1910 das erste Polizeilabor in Lyon mitbegründete – kurz bevor Agatha Christie ihre glorreiche Schriftstellerlaufbahn begann. An dieser Stelle möchte ich auf die Differenzierung zwischen »Kriminalist« und »Kriminologe« hinweisen, da beide Begriffe häufig im Werk Agatha Christies auftauchen. Ein Kriminalist entspricht dabei eher jemandem, den wir heute als »forensischen Wissenschaftler« bezeichnen würden, wohingegen ein Kriminologe die psychologischen und soziologischen Facetten von Verbrechen und Verbrechern erforscht und vielleicht einem »forensischen Psychologen« am nächsten kommt. (Agatha Christies Detektiv Hercule Poirot scheint jedoch zwischen den beiden zu schwanken.) In seiner Kindheit hatte Locard, ganz wie Agatha Christie, Arthur Conan Doyles Sherlock-Holmes-Geschichten verschlungen, und später schrieb er sogar ein Buch mit dem Titel *Policiers de Roman et de Laboratoire*, was übersetzt in etwa *Polizisten im Roman und im Labor* entspricht. Er ist für die Formulierung des forensischen Grundprinzips bekannt, den einfachen Satz:

»Jeder Kontakt hinterlässt eine Spur.« Dieser Grundsatz, der heute als Locard'sche Regel bekannt ist, drückt aus, dass der Täter eines Verbrechens unweigerlich *etwas* am Tatort zurücklässt – irgendeinen Spritzer, irgendein Stäubchen, einen Flecken oder einen Schmutzpartikel. Ebenso wird er oder sie unbemerkt etwas von dort mitnehmen, und beides kann als forensisches Beweismittel dienen. Christie war sich über dieses Prinzip völlig im Klaren, ob sie es nun als Locard'sche Regel kannte oder nicht. Sie hatte verstanden, dass Beweise Mörder mit ihren Opfern und den Tatorten verknüpfen.

Vielleicht wollte Agatha Christie ihre Recherchen nach dem Erfolg ihres Debütromans *Das fehlende Glied in der Kette* im Jahr 1920 vertiefen und nahm eine druckfrische Ausgabe von Locards *Policiers de Roman et de Laboratoire* aus dem Jahr 1922 zur Hand. Es wäre wie eigens für sie gemacht gewesen! Höchstwahrscheinlich hätte sie sich sogar die französische Originalausgabe zu Gemüte führen können, da sie die Sprache lesen, obgleich laut ihrem Schriftstellerkollegen Charles Osborne nicht sonderlich gut sprechen konnte.[2] Auffällig ist, dass sie das Wort »Spur« erst in den Geschichten verwendet, die nach *Mord auf dem Golfplatz* erschienen sind, ihrem Kriminalroman von 1923 – der rein zufällig in Frankreich spielt –, nicht aber davor. In diesem Buch, das von einem verdächtigen Todesfall auf einem Golfplatz handelt, der sich zuträgt, als Poirot gerade versucht auszuspannen, beschreibt der Lokalpolizist Giraud, der in dem Fall ermittelt, die Locard'sche Regel, wenn er sagt: »[D]ie Männer, die dieses Verbrechen begangen haben, sind keinerlei Risiko eingegangen. Der Mann wurde mit seinem eigenen Messer erstochen und sollte mit seinem eigenen Spaten begraben werden. Sie wollten keine Spuren hinterlassen! Aber ich werde sie besiegen! *Irgendetwas* wird immer übersehen. Und ich werde es finden!«[3]

Die Veröffentlichung von Locards *Lehrbuch der forensischen Wissenschaft* im Jahr 1931 markiert die Geburtsstunde der modernen Forensik – ziemlich zu Beginn von Agatha Christies Laufbahn also und inmitten des »Goldenen Zeitalters der Kriminalliteratur«.

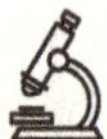

Aufgrund ihrer einzigartigen Position als Schriftstellerin in einer Zeit großer rechtsmedizinischer Fortschritte und aufgrund ihrer Liebe zum Detail lässt sich die aufkeimende Wissenschaft der Forensik bestens anhand der Werke Agatha Christies nachvollziehen. Angeblich hat sie sich für ihre Figuren meist nicht von realen Menschen inspirieren lassen, weil ihr diese nicht lebendig genug schienen. Also musste sie sie erfinden, damit sie taten, was immer sie sie tun lassen wollte – ein bisschen wie Marionetten. Hätten sie wirklich existiert, wären ihr manche Charaktereigenschaften und Gedankengänge bekannt gewesen, was im Widerspruch zu dem hätte stehen können, wie sie in ihren Büchern handeln sollten. Das räumt sie auch in ihrer Autobiographie ein, in der sie schreibt: »[Und so kam ich] ein für alle Male zu dem Schluss, dass es nichts taugt, wenn man sich mit wirklichen Menschen beschäftigt – man muss die handelnden Personen selbst schaffen.«[4] Begebenheiten aus dem realen Leben und aufgeschnappte Gesprächsfetzen hingegen inspirierten sie durchaus. »Ihre lebhafte Fantasie wurde durch die Zeitungslektüre wahrer Verbrechen angeregt. Fast täglich boten ihr erschütternde Tötungsdelikte, Vandalismus, Raubüberfälle und Fälle von Körperverletzung Inspiration für ihre Geschichten.«[5] Natürlich spiegelt sich das auch in ihren Büchern: Auf den berühmt-berüchtigten Fall von Jack the Ripper aus dem Jahr

1888 verweist sie mehrmals in *Die Morde des Herrn ABC*, und der große Postzugraub von 1963 diente als Quelle für Teile des Plots von *Bertrams Hotel*, das nur zwei Jahre nach dem Überfall auf einen Postzug im Jahr 1965 erschien. Durch ihr gesamtes Œuvre ziehen sich bekannte Fälle wie die von Edith Thompson, Dr. Crippen, den »Bräuten im Bad« und der von Lizzie Borden sowie etwas ominösere Verbrechen wie die »Brightoner Kofferraummorde« oder der »Giftmörder von Hay«. Doch wenn die Kunst das Leben imitiert, dann gilt – entsetzlicherweise – wohl auch, dass das Leben manchmal die Kunst nachahmt, was der Fall war, als eine in den 1970er-Jahren beginnende Mordserie Ähnlichkeiten mit Christies fiktionalen ABC-Morden (*Die Morde des Herrn ABC*) aufwies. Zum einen wurden von 1971 bis 1973 drei Mädchen im Alter zwischen zehn und elf Jahren in Rochester im Bundesstaat New York sexuell missbraucht und erwürgt. Zum anderen fingen Vor- und Nachnamen der Mädchen jeweils mit dem gleichen Buchstaben an und ebenso die Namen der Orte, an denen ihre Leichen gefunden wurden – eine unheimliche Kopie der Taten von Christies ABC-Mörder, der Alice Ascher in Andover umbrachte, Betty Barnard in Bexhill und Carmichael Clarke in Churston. Die realen Mordopfer waren Carmen Colón, die in Churchville gefunden wurde, Wanda Walkowicz in Webster und Michelle Maenza in Macedon.

Dann trugen sich zwischen 1977 und 1978 sowie zwischen 1993 und 1994 weitere Morde mit übereinstimmenden Anfangsbuchstaben in ganz Kalifornien zu. Die Opfer, ältere Frauen, die angeblich als Prostituierte arbeiteten, waren Carmen Colón (kurioserweise hatte sie genau den gleichen Namen wie eines der Opfer aus dem Bundesstaat New York), Pamela Parsons, Roxene Roggasch und Tracy Tafoya.

2011 schließlich wurde ein Mann namens Joseph Naso für

die Morde in Kalifornien festgenommen. Er war Fotograf, stammte ursprünglich aus New York und pendelte schon seit Jahrzehnten zwischen der Ost- und Westküste der Vereinigten Staaten hin und her. 2013 wurde er für die Morde an der Westküste zum Tode verurteilt. Doch seine DNA passte nicht zu den Alphabet-Morden in Rochester, weswegen der Fall offiziell weiterhin als ungelöst gilt.

Zudem wurde in Südafrika zwischen 1994 und 1995 eine ganz ähnliche Mordserie, bekannt unter dem Namen »ABC-Morde«, von einem Mann namens Moses Sithole verübt. Innerhalb dieses kurzen Zeitraums tötete Sithole 38 Menschen, zunächst in Atteridgeville, dann in Boksburg und schließlich in Cleveland.

Selbstredend liegen keinerlei Beweise vor, die darauf hindeuten, dass diese Morde durch Agatha Christies Bücher angeregt wurden, und auch wenn diese Morde an ihre Geschichten erinnern, haben die Täter sie nie als Einfluss erwähnt. Was sich aber zeigt, ist, dass reale Verbrechen wahrlich seltsamer sein können als fiktive Kriminalromane und dass jeder, dem Christies Werk weit hergeholt und unrealistisch erscheint, gut daran täte, in die Welt des True Crime einzutauchen. Und warum auch nicht? Denn wie schon Poirot in *Der blaue Express* gegenüber der jungen Engländerin Katherine Grey betont, beruht Dichtung auf Wahrheit.

Andererseits haben ein paar Verbrecher Christies Werk *durchaus* als Inspirationsquelle genannt.

2009 entpuppte sich in Qazvin eine zweiunddreißigjährige Frau namens Mahin Qadiri als erste weibliche Serienmörderin des Iran. Sie behauptete, die Bücher Agatha Christies – die sie las, nachdem sie ins Farsi übersetzt worden waren – hätten sie zu ihren Taten inspiriert. Sie ermordete fünf ältere Frauen, indem sie diese betäubte und erwürgte, dann stahl sie ihr Geld und ihren Schmuck. Einem Artikel im *Guardian* zufolge

»gab Mahin bei ihren Geständnissen an, Muster aus Agatha Christies Büchern übernommen und versucht zu haben, keinerlei Spuren zu hinterlassen«.[6]

Natürlich trägt Agatha Christie dafür keine Verantwortung, und sie hat nie über jemanden geschrieben, der oder die sich dieser Vorgehensweise bedient hätte. Trägt jemand mörderische Absichten im Herzen, wird dieser Jemand Mittel und Wege finden, sie umzusetzen – ganz unabhängig davon, wer oder was ihn inspiriert hat. Christie selbst weist darauf hin, wenn sie in *Das Böse unter der Sonne* eine ihrer Figuren aus der Bibel zitieren lässt: »Ja, auch in den Herzen der Menschen ist das Böse, und der Wahnsinn wird in ihren Herzen sein, solange sie leben.«[7] Was für ein Glück, dass uns mit den forensischen Wissenschaften Mittel zur Verfügung stehen, anhand derer wir dem Bösen auf die Spur kommen können.

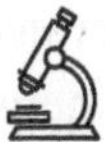

Jedes Mal, wenn ich Agatha Christies Bücher lese, bin ich vom Ausmaß ihrer forensischen Präzision beeindruckt, das eigentlich gar nicht so erstaunlich ist, bedenkt man, dass Sir Richard Attenborough – der 1952 Mitglied des Ensembles war, das ihr Theaterstück *Die Mausefalle* zum ersten Mal auf die Bühne brachte, und der 1974 in der Filmadaption von *Und dann gab's keines mehr* mitspielte – sie als »pingelig darauf bedacht, dass alles absolut korrekt war« charakterisierte.[8] Er kannte sie vierzig Jahre lang und vermutlich wirklich gut, insofern darf man dieser Beschreibung wohl getrost Glauben schenken. Auch wenn sie zugab, wenig Ahnung von den Mordwaffen zu haben, die sie in ihren Geschichten zum Einsatz kommen ließ (einmal abgesehen von Gift), recherchierte sie so gründlich, dass ihre Werke bis heute glaubhaft und authentisch wirken. Laut ihrem Ehemann Max gab sie sich die größte Mühe, die Dinge richtig darzustellen. Sie fragte Fachleute um Rat in puncto Polizeiarbeit oder bezüglich der Gesetzeslage und gerichtlicher Verfahren. Vielleicht hatte sie das Gefühl, besonders genau sein zu müssen, um Kritiker abzuwehren. Bezeichnenderweise äußert Christies selbst Kriminalromane schreibende Figur Ariadne Oliver, die in mehreren Poirot-Büchern auftritt, in einem ihrer späteren Werke aus den 1950er-Jahren die Vermutung, manche Menschen läsen ihre Bücher einzig in der Hoffnung, Fehler darin zu finden. Und Cathy Cook, Autorin von *The Agatha Christie Miscellany*, merkt an:

> Einmal schickte ihr ein Anwalt einen Leserbrief und beschwerte sich über ihre mangelnde Kenntnis des Erbschaftrechts. Für sie war es damals eine große Genugtuung, ihm mit ihrer Antwort beweisen zu können, dass der Anwalt selbst nicht auf dem neusten Stand war, dass das Gesetz geändert worden und ihre Aussage richtig gewesen war!

In ihren Büchern signalisierte Agatha Christie auch, dass sie sich der Wirkung ihrer Geschichten – der von Detektivgeschichten generell – durchaus bewusst war. Denn diese eröffneten gerade Laien die bis dato eher im Verborgenen betriebene Wissenschaft. So war es ihr Bestreben, Verbrechen für ihre Leser nachzubilden und ihnen eine Vorstellung von dem zu vermitteln, was bislang der Polizei vorbehaltenes Wissen gewesen war.

In ihrer Kurzgeschichte *Der Tempel der Astarte* bedauert die Figur des Dr. Pender, dass er und ein Freund einen Toten in einem nahe gelegenen Haus in Sicherheit gebracht haben. Entschuldigend sagt er: »Heutzutage sind wir dank der großen Verbreitung von Kriminalliteratur besser informiert […]. Jedes Kind weiß, dass man eine Leiche dort liegen lassen muss, wo sie gefunden wurde.«[9] Das ist es, woran wir denken, wenn uns Christies Geschichten einfallen: *Leichen*. Vor unserem inneren Auge sehen wir die blassen, kalten Finger einer Frau, die sich in einen Orientteppich auf dem Boden einer Bibliothek krallen; ein leeres Champagnerglas neben ihr; ihre Lippen, die blau anlaufen, während sich ihre Augen langsam schließen. Oder wir stellen uns einen Mann vor, zusammengesunken über einem dunkelroten Fleck, der nach und nach über die Unterlagen auf einem Mahagonischreibtisch sickert. Aus seinem Rücken ragt eine silberne Klinge, in der sich das flackernde Licht des Kaminfeuers spiegelt. Beide Szenen sind Rätsel, die es mithilfe von Ermittlungsverfahren sowie Spuren vom Tatort zu lösen gilt.

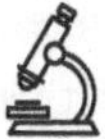

Es heißt, Agatha Christie habe jegliche »Form von Gewalt verabscheut«[10] und sei von Kriminalromanen, die Grausamkeit und Gewalt beinhalteten, nicht eben begeistert gewesen. Vielleicht liefert das eine Erklärung dafür, warum sie die körperlichen Auswirkungen eines Mordes nie ohne guten Grund in ihren Büchern präsentierte. Sie konnte sich nicht vorstellen, den Anblick eines grausam verstümmelten Körpers im echten Leben zu ertragen, und in ihren Romanen beschrieb sie Leichen nur selten bis ins blutige Detail. Das soll nicht heißen, sie wäre nicht fähig gewesen, darüber zu schreiben, oder dass sie es niemals tat. In ihrer Autobiographie erzählt sie recht unverblümt von den schrecklichen Szenen, die sie zu Kriegszeiten erlebte, als sie beim VAD, dem Frauenhilfsdienst, Soldaten pflegte, wobei sie einmal einer neuen Krankenschwester dabei half, ein amputiertes Bein sowie die dazugehörigen Fleischabfälle und das ganze Blut zu entsorgen. Laura Thompson, die Autorin *der* maßgeblichen Christie-Biographie, führt dies anhand von Informationen aus Agatha Christies Tagebüchern weiter aus. Sie beschreibt die Operation und den in deren Folge amputierten Unterschenkel und zitiert Agatha Christie, die den Boden sauber wischen und das abgetrennte Bein selbst in den Verbrennungsofen stecken musste.[11] In ihren fiktionalen Werken gereicht ihr die absichtliche Vermeidung blutiger Details jedoch zum Vorteil. Häufig weist sie nur auf die hervorstechendsten Merkmale des Opfers hin und überlässt den Rest der Vorstellungskraft ihrer Leserinnen und Leser … was manchmal schlimmer sein kann. In *Der Wachsblumenstrauß* wird eine Figur brutal mit einem Beil getötet, und ihr Gesicht ist derart entstellt, dass man sie kaum identifizieren kann. In *Die Tote in der Bibliothek* wird der Leichnam einer jungen Frau nach dem Mord bis zur Unkenntlichkeit verbrannt, und *Das Geheimnis der Schnallenschuhe* wartet mit Anspielungen auf die entstellenden Auswirkungen des Verwesungsprozesses auf und obendrein mit roher Gewalt. Wir können uns die Folgen dieser grausamen Verbrechen vorstellen, ohne dass man uns die daraus resultierenden Verletzungen in allen Einzelheiten darlegen müsste; ja, sie allein genügen, uns Albträume zu bescheren.

Häufig beginnen Agatha Christies Ermittlungen mit den Aussagen von Augenzeugen, und einige ihrer fiktiven Morde werden trotz fehlender Leiche von ihren Amateurdetektiven aufgeklärt. Manchmal taucht der Detektiv erst Monate oder gar Jahre, nachdem das Opfer umgebracht wurde, in der Geschichte auf und löst den Fall im Nachhinein, wodurch jeglicher Kontakt mit der Leiche umgangen wird – typische »Lehnstuhldetektive« eben. Oft aber sehen sie durchaus eine

Leiche am Tatort. Der Fernseh-Quizshow *Jeopardy!* zufolge war Christie wohl sogar die erste Person, die je den Ausdruck »Tatort« benutzt hat (in ihrem 1923 veröffentlichten Kriminalroman *Mord auf dem Golfplatz* heißt sogar ein Kapitel so). Noch beeindruckender ist aber vielleicht ihre Vorwegnahme dessen, was vielen von uns als Tatortkoffer bekannt ist. Zwischenzeitlich gehört er sowohl im wirklichen Leben als auch in Geschichten so selbstverständlich dazu, dass man meinen könnte, es habe ihn schon immer gegeben. Aber das stimmt nicht. Im echten Leben war es der berühmte Pathologe Sir Bernard Spilsbury – jemand, dem wir noch öfter in diesem Buch begegnen werden –, der bemerkte, dass Polizisten noch nicht einmal an den Tatorten grausamster Morde die eigentlich nötige und grundlegende Schutzausstattung zur Verfügung stand. Mit bloßen Händen pflückten sie menschliches Fleisch zwischen Pflastersteinen hervor und wischten vergossenes Blut mit ihren privaten Baumwolltaschentüchern auf. Gegenstände wie Kuverts, Pinzetten, Gefäße und Handschuhe – um Beweismittel zu sichern und dabei weder die Polizeibeamten noch den Tatort zu verunreinigen – wurden oft improvisiert und gehörten nicht zur Standardausrüstung. Erst mit der brutalen Tötung Emily Kayes – auch bekannt als »Die Crumbles-Morde« – im Jahr 1924 begannen sich die Dinge zu ändern. »The Crumbles« war ein Kiesstrand an der Küste von Sussex, der unglücklicherweise zum Schauplatz zweier voneinander unabhängiger Morde wurde. Beim ersten Mordopfer handelte es sich um Irene Munroe, die mit gerade einmal 17 Jahren von zwei Männern erschlagen wurde. Deren simples Motiv lautete: Raub.

Die zweite Tat, vier Jahre später, war die weit berüchtigtere grausame Tötung und Zerstückelung der schwangeren Miss Kaye durch ihren verheirateten Liebhaber Patrick Mahon. Was diese Tat so aufsehenerregend machte, war, dass Mahon die Körperteile von Emily Kaye in einer großen Truhe in einem Zimmer ihres Bungalows verstaute und dann auch noch die Nerven hatte, eine andere Frau, Ethel Duncan, einzuladen, das lange Osterwochenende mit ihm in besagtem Bungalow zu verbringen … während dort zugleich diverse Gliedmaßen verwesten.

Dieser grausige Tatort regte Spilsbury dazu an, eine Commissionstasche einzuführen, die sich zum Tatortkoffer wandelte, der die Untersuchungsinstrumente enthält, die uns heute so vertraut sind: Handschuhe, Beweistüten, Pinzetten, Probenröhrchen etc. Im vier Jahre vor dem Mord an Emily Kaye veröffentlichten Christie-Roman *Das fehlende Glied in der Kette* scheint es jedoch ganz so, als hätte Hercule Poirot bereits einen Tatortkoffer! Er läuft herum, sammelt Beweismittel in »Probenröhrchen« und »Kuverts« und sagt: »Ich stelle meine kleine Tasche jetzt ab, bis ich sie brauche«[12], was zeigt, dass er zu diesem Zweck sogar ein spezielles Behältnis hat – zur damaligen Zeit eine ganz und gar neue Idee.

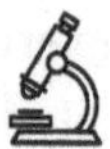

Auch wenn der Tatort von größter Bedeutung ist, gilt es bei forensischen Ermittlungsarbeiten, viele verschiedene Facetten zu berücksichtigen. In *Kurz vor Mitternacht* beklagt Kriminologie-Experte Frederick Treves den Umstand, dass Detektivgeschichten meist mit einem Mord beginnen, dieser seiner Meinung nach jedoch das Ende der Geschichte markieren müsste: »Die Geschichte beginnt lange davor. Manchmal Jahre davor – mit den Ursachen und Ereignissen, die bestimmte Menschen zu einer bestimmten Zeit an einem bestimmten Tag an einen bestimmten Ort verschlagen […]. Alle bewegen sich auf einen bestimmten Punkt zu […]. Die

Stunde X. Ja, sie alle bewegen sich auf den kritischen Punkt zu, den kritischen Punkt.«[13]

Vorliegendes Buch ist mein Versuch, dieses Zitat zu würdigen, soweit das mit forensischen Beweismitteln möglich ist. Die Geschichte eines Mordopfers beginnt am Tatort oder den Tatorten, und alle Beweise laufen an der Leiche zusammen – am kritischen Punkt. Wie ein Ermittler, der ins Spiel kommt, wenn der tote Körper ins Leichenschauhaus gebracht wurde, werde ich im übertragenen Sinn damit beginnen, »Ursachen und Ereignisse« am Tatort zu analysieren und Schuhabdrücke, Papierfetzen und Patronenhülsen genauer unter die Lupe zu nehmen. Erst dann wende ich mich der Leiche zu, um Wundmuster, toxikologische Befunde und weitere Gegenstände einer Autopsie zu untersuchen. Daraufhin werden wir zum Finale unserer Ermittlung vorstoßen – zur Auflösung, zur logischen Schlussfolgerung des Buches: zur Stunde X – die all die forensischen Fäden in einem netten kleinen Ermittlungsknoten zusammenführen wird.

Kapitel 1

FINGERABDRÜCKE

Bloß – was hatte die Alte eigentlich in meinen Händen gesehen? Ich hielt sie vor mich hin, die Innenflächen nach oben gekehrt, und betrachtete sie. Was war Händen schon abzulesen?[1]

Zehn dunkle, verschmierte Ovale auf einem blassen Rechteck aus Pappe – tintenschwarze Abdrücke der Fingerspitzen krimineller Finger – symbolisieren die Geschichte polizeilicher Ermittlungsarbeit. Der Fingerabdruck mit seinem ausgeprägten Muster aus Linien und Kurven ist zum Inbegriff des Verbrechens geworden. Zahllose Filme, Dokumentationen, Spiele und Podcasts bedienen sich der Abbildung eines Fingerabdrucks, der synonym steht für Verbrechen und Forensik. Es ist ein derart charakteristisches und spezielles Muster, dass es kaum der Erklärung bedarf. Ein Fingerabdruck an einem Tatort, heutzutage von der Spurensicherung üblicherweise als Fingerspur (»fingermark«) bezeichnet, lässt keinen Zweifel daran, dass die betreffende Person vor Ort war. Oder, wie Hercule Poirot es in Agatha Christies erstem Kriminalroman *Das fehlende Glied in der Kette* ausdrückt: »Wie erklären Sie sich dann die Tatsache, dass Sie ganz eindeutig Ihre Fingerabdrücke darauf hinterlassen haben?«[2]

Nur ein Anwesender kann seine Fingerabdrücke auf einem Gegenstand hinterlassen – es sei denn, seine oder ihre Finger wurden abgetrennt und waren anstelle der Person vor Ort!

Aufgrund ihres Symbolcharakters und weil sie recht einfach abgenommen werden können, wurden Fingerabdrücke häufig Gegenstand von Kriminalgeschichten, und auch Agatha Christie machte sie sich wie so viele andere Schriftsteller auf verschiedene Weise raffiniert zunutze. Ob versehentlich platziert oder mit Vorsatz, ob auf Glas geschmiert oder auf Papier gedrückt – Fingerspuren ziehen sich durch Agatha Christies gesamtes Werk. Zweifelsohne war sie sich ihres forensischen Stellenwerts bewusst, und so finden Fingerabdrücke in ihren Romanen mehr Erwähnung als alle anderen forensischen Teilgebiete. Da das Scotland Yard seine Fingerabdruckzentrale bereits 1901 gegründet hatte, standen Agatha Christie fünfzehn bis zwanzig Jahre an Informationen über diese bahnbrechende »neue« Technik zur Verfügung, als sie sich 1916 daranmachte, *Das fehlende Glied in der Kette* zu verfassen. Dennoch, hinsichtlich von Fingerabdrücken geht sie in ihrem Debütroman erstaunlich ins Detail; bedenkt man, dass damals, anders als heute, nicht massenhaft Forensik-Dokus und Krimiserien über die Bildschirme flimmerten. Wir können jedoch davon ausgehen, dass Christie im Vorfeld ihres ersten Romans über das Thema in der Zeitung las und sich vielleicht sogar ganz gezielt neue Informationen darüber beschaffte.

Damals war Kriminalliteratur für die breite Öffentlichkeit eine der besten Möglichkeiten, um an derartiges Fachwissen zu gelangen, und für Agatha Christie – die insbesondere Arthur Conan Doyles Detektivgeschichten mit Begeisterung las – bot Sherlock Holmes ganz bestimmt jede Menge Stoff, mit dem sie arbeiten konnte. Auch andere belletristische Titel wie Mark Twains Erzählung *Leben auf dem Mississippi* und sein Roman *Knallkopf Wilson* enthielten Informationen zu Fingerabdrücken. Die Schriftsteller des Goldenen Zeitalters der Kriminalliteratur bezogen wissenschaftliches Faktenwissen wohl größtenteils aus Zeitungen und später vielleicht aus Büchern wie dem 1935 in Erstauflage erschienenen *Modern*

Criminal Investigation. Allerdings waren das keine Quellen für Durchschnittsleser, sondern doch eher etwas für Fachkreise.

In diesem Zusammenhang sollte erwähnt werden, dass Arthur Conan Doyle Mitglied des 1903 gegründeten Crimes Club war, beschrieben als »eine Handvoll Männer, deren gemeinsames Interesse Mordfällen galt«. Der Crimes Club war ein Männerzirkel – und zwar *ausschließlich* Männer –, die sich für Verbrechen erwärmten, aber aus ganz unterschiedlichen, »mehr oder minder juristischen« Berufen stammten. Ihr Ziel war es, mehr über ein Thema zu erfahren, das ihrem Eindruck nach hauptsächlich von den Medien beherrscht – und zum Skandal aufgebauscht – wurde. Die Gruppe bestand sowohl aus Schriftstellern als auch aus Juristen, Gerichtsmedizinern und Chirurgen, die zu ihren exklusiven Treffen regelmäßig Gastredner einluden, wie beispielsweise den bereits erwähnten, höchst renommierten Bernard Spilsbury. Der Crimes Club versammelte sich (und versammelt sich auch heute noch, obgleich unter anderem Namen) mehrmals jährlich zu einer Veranstaltung namens »Supper and Crime« – und ich freue mich, Ihnen mitteilen zu können, dass auch ich Zutritt zu diesen privilegierten Abendessen erhalten habe, da der Club nicht mehr ausschließlich Männern vorbehalten ist.

Eine andere Gruppe, der Detection Club (der, bei dem die Mitglieder einen Schwur auf Eric den Totenkopf ablegen mussten), wurde später, im Jahr 1930, gegründet und stand schon immer beiden Geschlechtern offen, war allerdings einzig Krimiautorinnen und -autoren vorbehalten. Anthony Berkeley, der bei seiner Gründung federführend gewesen war, orientierte sich dabei an Conan Doyles Crimes Club, und sein erster Präsident war G. K. Chesterton (der, der die Kriminalromane mit dem scharfsinnigen Father Brown verfasst hat, der sich immer wieder in polizeiliche Ermittlungen einmischt). Häufig wird auch Agatha Christie als eines der Gründungsmitglieder des Detection Clubs angeführt, da sie höchstwahrscheinlich bei Berkeleys ersten Abendessen im engsten Kreis anwesend war, die um 1928 begannen und zu denen ausschließlich Krimiautoren geladen waren. Damals entspann sich wohl der Plan, einen richtigen Club zu gründen, mit Regeln, Zusammenkünften und Mitgliederabstimmungen. Im Laufe der Zeit engagierte sich Christie immer mehr, unter anderem wohl auch, weil ihre Ehe zwei Jahre zuvor ein tragisches Ende genommen hatte. (Martin Edwards, der heutige Präsident des Clubs, hat ein ganzes Buch über seine interessanten Anfänge geschrieben, das ich wärmstens empfehlen kann. Es heißt *The Golden Age of Murder.*[3]) Agatha Christie, damals bereits die berühmteste Krimiautorin der Welt, war von 1957 bis zu ihrem Tod im Jahr 1976 Präsidentin des Clubs, wobei sie einen Co-Präsidenten hatte, da sie ausgesprochen schüchtern war und öffentliche Auftritte scheute. Im Lauf ihrer Zeit als Vorstand wurden die Aufgaben unter den Mitgliedern aufgeteilt – ein bisschen so wie beim Jobsharing heutzutage. Da Eric der Totenkopf im Rahmen des Aufnahmerituals berührt werden musste, frage ich mich, wie viele hochkarätige Fingerabdrücke wohl auf *ihm* zu finden sind!

In ihrem Club diskutierten Christie und ihre Schriftstellerkollegen ganz ähnliche Themen wie die, über die sich Conan Doyle im früher gegründeten Crimes Club mit den seinen ausgetauscht hatte – darunter auch der raffinierte Einsatz von Fingerabdrücken. Bekannt ist das, weil in Berkeleys Einladungsschreiben an andere Krimiautoren stand, man wolle sich in regelmäßigen Abständen zum Abendessen treffen, »um unser Handwerk betreffende Angelegenheiten zu diskutieren«[4]. Im Jahr 1936 veröffentlichten mehrere Mitglieder des Detection Clubs eine umfassende und akribisch recherchierte Sammlung von Essays über Mordfälle, die den Titel *The Anatomy of Murder* trug. In der 2014 erschienenen Neuauflage des Buches schreibt Martin Edwards, der auch als Archivar des Clubs tätig ist, in seiner Einleitung: »Diskussionen über wahre Mordfälle waren Teil der Treffen des Detection Clubs.«[5] Damit legt er zugleich nahe, Christie und ihre Zeitgenossen könnten einen großen Teil ihrer Inspiration möglicherweise aus diesen Treffen gezogen haben. Ach, wie gerne wäre ich zur Blütezeit des Clubs doch eine Fliege an der Wand gewesen!

Von Beginn ihrer Karriere an erwies sich der Detection Club also als ungemein wichtige Quelle für Agatha Christies Schaffen, da er es ihr ermöglichte, sich mit anderen Schriftstellern über Kriminalfälle und Literatur auszutauschen. Sie warfen einander Ideen zu und kritisierten einander, sie schrieben gemeinsam Bücher und arbeiteten an Radiosendungen, um Geld zu verdienen, damit sie den Club am Leben erhalten und für die opulenten Abendessen und Feierlichkeiten aufkommen konnten. Und über den beruflichen Nutzen hinaus bot er einer schüchternen und zurückgezogenen Person eine kostbare Möglichkeit, einfach sie selbst und mit ihren Freunden zusammen zu sein.

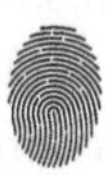

Es ist kaum zu glauben, dass die Kammdetails von Fingerabdrücken eigentlich einigen Säugetierarten dazu dienen, ihnen an Körperteilen eine Reibungsfläche zu verschaffen, die ansonsten zu glatt wären, um etwas zu greifen. Dass sich die Abdrücke, die dabei als Nebenprodukt entstanden sind, als eines der besten forensischen Identifikationsmittel erwiesen haben, ist reiner Zufall.

Die Fingerabdruckmuster bilden sich beim Fötus im frühen Stadium der Schwangerschaft. Um die zehnte Woche herum fängt das Ganze an und ist bis zur siebzehnten Woche abgeschlossen. Die Fingerabdrücke, mit denen ein Baby geboren wird, bleiben sein gesamtes Leben lang unverändert. Allein tiefe Gewebeschäden an den Fingerkuppen – wie Verbrennungen oder Vernarbungen – können die Abdrücke auf unnatürliche Weise nachhaltig verändern. Fingerabdrücke bilden sich nicht nur bereits vor der Geburt, sie gehören auch zu den letzten Merkmalen, die nach dem Tod und dem körperlichen Verwesungsprozess übrig bleiben, was bedeutet, dass man Tote oft auch dann noch identifizieren kann, wenn sie bereits Jahre zuvor verstorben sind.

Ebendiese lange Haltbarkeit macht es möglich, mittels eines Verfahrens, das umgangssprachlich als »Behandschuhung« bezeichnet wird, auch von Leichen Fingerabdrücke zu nehmen, bei denen die Verwesung bereits eingesetzt hat. Bei dieser etwas grauslich anmutenden Prozedur, die eine Autopsie oder einen Tatorttechniker erforderlich macht, wird die sich von den Fingern lösende Haut von der gesamten Hand abgezogen und – wie ein zweiter Handschuh – über die eigene latexummantelte Hand gezogen und dann die Fingerabdrücke abgenommen. Der englische Terminus technicus dafür ist ein bisschen umständlich: Er heißt »die indirekte Kadaver-Hand-Haut-Handschuh-Methode« oder schlichter und für deutsche Beamte in Gebrauch: indirektes Handschuhverfahren.[6]

In *Ein gefährlicher Gegner*, Agatha Christies zweitem Roman, überraschenderweise eher Thriller als Krimi, sagt der Anführer einer Bolschewistenbande zu einem seiner Gefolgsmänner: »Aber Sie werden Handschuhe tragen, die mit den Fingerabdrücken eines polizeibekannten Einbrechers versehen sind.«[7] Offenbar sollen auf diese Weise irreführende Fingerabdrücke am Tatort hinterlassen werden. Auch wenn Agatha Christie nicht darauf eingeht, wie solche Handschuhe hergestellt werden, ist es möglich, dass sie die abgelöste Haut eines Toten meinte, als sie sie beschrieb. Erneut erweist sie sich als ungewöhnlich hellsichtig, da sie das Buch Anfang der 1920er-Jahre schrieb, das Verfahren jedoch erstmals 1936 bei einer Konferenz zum Thema Fingerabdrücke Erwähnung fand, als die von der Polizei in Buenos Aires angewandte Methode der Fachwelt vorgestellt wurde. Bei der damaligen Präsentation wurden die Stücke der oberen Hautschicht, die sich von der Unterhaut des Leichnams gelöst hatten, reizenderweise als »Haut-Fingerhüte« bezeichnet. Dem Publikum erklärte man: »Die verantwortliche Person platziert die *Haut-Fingerhüte* auf ihren Fingern und schützt sich selbst mit Gummihandschuhen. Jetzt verhält sich die Person so, als würde sie sich selbst ihre Fingerabdrücke abnehmen.«[8]

Da es je nach Zersetzungsgrad nahezu unmöglich sein kann, einen Leichnam anhand seines Gesichts zu identifizieren, ist die Handschuhmethode von überaus großer Bedeutung. Das Verfahren ermöglicht es, ein Abbild der Fingerabdrücke zu erhalten, wie sie zu Lebzeiten des Verstorbenen aussahen. Besonders nützlich ist die Methode dann, wenn der Verwesungsprozess mit Wasserentzug einherging und die Finger des Toten ausgetrocknet, starr und verschrumpelt sind – wie die runzeligen Enden einer Salami. Diese werden dann mit einer Mischung aus Wasser und Weichspülmittel rehydriert, ein Trick, der vielen Gerichtsmedizinern bekannt ist, über den man in gesitteten Kreisen jedoch nur selten spricht. Fügt man diesem Wissensschmankerl noch hinzu, dass wir obendrein Biowaschpulver benutzen, um Weichteilgewebe von Knochen abzuziehen, erscheint einem eine Ladung Dreckwäsche plötzlich in ganz anderem Licht.

Worum es bei der Analyse von Fingerabdrücken geht

Die Wissenschaft der Fingerabdruckanalyse wird manchmal auch als »Daktyloskopie« bezeichnet, ein Wort, das von einem weiteren Pionier der Forensik eingeführt wurde: Juan Vucetich. Vucetich war Kriminalist, stammte ursprünglich aus Kroatien, wanderte in den 1880er-Jahren nach Argentinien aus und wurde 1892 zum ersten Menschen, der einen Mord anhand von Fingerabdrücken aufklärte. Vielleicht verdankt es sich Vucetichs Einfluss, dass die argentinische Polizei so fortschrittlich war und andere bereits 1936 darin unterweisen konnte, wie man Haut-Fingerhüte verwendet. Der Begriff »Daktyloskopie« stammt vom altgriechischen dáktylos, was in etwa so viel bedeutet wie »Finger«. Kürzlich lautete eine Frage bei der Quizshow *The Chase*: »Welches Wort verwendet man umgangssprachlich für *Daktylogramm*?« Die Antwort darauf war selbstredend Fingerabdruck. Man kann nie wissen, wann man so eine Art Wissen einmal brauchen kann!

Daktyloskopie ist demnach schlicht ein anderes Wort für »Fingerabdruckverfahren« und beschreibt die Dokumentation oder Abnahme von Abdrücken, die von den Papillarleisten eines menschlichen Fingers hinterlassen wurden. Dass Fingerabdrücke einer bestimmten Person zugeordnet werden können, kommt daher, dass man noch nie zwei Personen mit den gleichen Fingerabdrücken entdeckt hat, noch nicht einmal eineiige Zwillinge. Beweismittel mit einzigartigen Merkmalen, die auf ein bestimmtes Individuum verweisen, werden als »Individualmerkmale« bezeichnet – das Gegenteil der sogenannten Gruppenmerkmale.

Die Muster auf unseren Fingerkuppen entstanden, weil sich unsere Vorfahren, die Primaten, gerne von Ast zu Ast schwangen und weil sie gleichzeitig ihre Nahrung festhalten wollten. Die Arbeit von Fingerabdruckspezialisten erfordert ein hohes Maß an Sorgfalt. Dann jedoch können sie Menschen mit 99,8-prozentiger Sicherheit »voneinander unterscheiden«, da Fingerabdrücke aus komplett beliebigen Kombinationen unterschiedlicher Charakteristika bestehen:

Leisten: oder in voller Länge »Papillarleisten«, geben unseren Fingern Haftung. Auch wenn sie so schwach ausgeprägt erscheinen, dass man meinen könnte, sie wären nutzlos, bewahren sie uns im Zusammenspiel mit der erhöhten Anzahl an Schweißporen in dieser Hautform davor, schrecklich ungeschickt zu sein. Diese Rillen machen das Muster unserer Fingerkuppen aus sowie das des »Stempels«, den wir mit ihnen hinterlassen.

Furchen: Die Furchen wiederum braucht es, damit die Papillarleisten sich abheben, aber sie dienen auch als Kanäle für die Ausscheidungen der Schweißporen, sodass unsere Fingerkuppen nicht allzu glitschig werden.

Die Leisten und Furchen winden und schlängeln sich über die Oberfläche unserer Fingerkuppen und bilden unverwechselbare Zufallsmuster, die nicht reproduziert werden können. Ich erinnere mich da an ein Bastelprojekt meiner Kindheit, bei dem wir unterschiedliche Ölfarben auf die Oberfläche einer breiten Wanne voller Wasser fließen ließen, sie mit einem Holzstock umrührten und dann ein leeres Blatt Papier darauflegten. Die sich daraus ergebende Marmorierung auf dem Papier war filigran, komplett willkürlich, und es war unmöglich, sie noch einmal geradeso zu wiederholen. Genauso stelle ich mir die Entstehung von Fingerabdrücken vor. Ebendiese Einzigartigkeit macht die Erforschung von Fingerabdruckmustern aus, bei der die Muster Kategorien zugeordnet werden. Tatsächlich bilden sich solche Leisten und Furchen auf allen

Oberflächen unseres Körpers (nicht nur auf den Fingerkuppen, sondern auch auf den Zehen, Hand- und Fußflächen. Ja, selbst unsere Lippen weisen Leisten auf, die durch ein Verfahren namens Cheiloskopie sichtbar gemacht werden können. Überlegen Sie es sich also lieber noch einmal, bevor Sie einen Brief mit einem zärtlichen Kuss versiegeln, vor allem, wenn es sich um eine Lösegeldforderung handelt).

Der 1926 von Agatha Christie verfasste Krimi *Alibi* ist möglicherweise *der* Kriminalroman des Goldenen Zeitalters schlechthin. Und zwar in jeder Hinsicht – außer in einer. Doch es ist genau diese eine spektakuläre Abweichung, die ihn von anderen Büchern der Epoche unterscheidet und Agatha Christie in die erste Liga des Genres beförderte. Das Ende des Buches war derart unkonventionell und verstieß offenbar gegen die sonst so ironisch anmutenden Regeln des Detection-Club-Eids, dass es Bestrebungen gab, Agatha Christie aus dem Club auszuschließen! Nur die Stimme ihrer ebenfalls Kriminalromane verfassenden Schriftstellerkollegin Dorothy L. Sayers rettete Christie. Sollte dies allein nicht genügen, Ihre Neugier zu wecken, so kann dem hinzugefügt werden, dass die British Crime Writer's Association das Buch 2013, also beinahe neunzig Jahre nach seinem ersten Erscheinen, zum besten Kriminalroman *aller Zeiten* kürte und es als »das gelungenste Beispiel innerhalb des Genres« bezeichnete. Zwischen den beiden Buchdeckeln sind charakteristische Elemente des goldenen Zeitalters enthalten wie Grundrisse aller Räume des Hauses sowie tief im Text verborgene Hinweise. Meiner Meinung nach kann man ihm nur gerecht werden, indem man es sich zu Gemüte führt. Sehen Sie keine Verfilmung, hören Sie nicht das Audiobuch an, lesen Sie es auch nicht auf einem E-Book-Reader – so lassen Sie sich nur die Freude entgehen, die mit zahlreichen Zwischentönen gespickten Seiten förmlich rascheln zu hören: Kaufen Sie sich stattdessen ein Exemplar des Buches und *gönnen* Sie sich die Lektüre. Nur so können Sie »zwischen den Zeilen« dieser raffinierten Geschichte lesen.

Das Buch handelt von Inspektor Raglan, der versucht, die Dolch-Attacke auf den unglückseligen Roger Ackroyd aufzuklären. Im Laufe seiner Ermittlungen betrachtet er mit einigen der anderen in der Geschichte vorkommenden Figuren mehrere vergrößerte Fotoabzüge von Fingerabdrücken und geht dann dazu über, die Anwesenden »mit diversen Fachausdrücken wie zum Beispiel ›Schleifen‹ und ›Wirbel‹«[9] zu traktieren. Daraus können wir schließen, dass auch Agatha Christie um die Einzigartigkeit von Fingerabdrücken wusste, die durch die Muster der Papillarlinien zustande kommt, nämlich durch Schlingen, Wirbel, Bögen und unterschiedliche Kombinationen der drei Formen:

Schlingen: Bei Schlingen (teilweise auch »Schleifen« genannt) bilden die aus einer Richtung kommenden Papillarlinien einen halbkreisförmigen Schlingenkopf und kehren in etwa parallel zurück. Da sie immer entweder in die eine oder in die andere Richtung verlaufen, weisen Fingerabdrücke entweder Radialschleifen auf (die dorthin laufen, wo der Radius, die Speiche, an der Daumenseite endet) oder Ulnarschleifen (die dorthin laufen, wo die Ulna, die Elle, an der Kleinfingerseite endet). Schlingen dominieren Fingerabdrücke zu etwa sechzig Prozent.

Wirbel: Ein Wirbel gleicht einem Strudel, häufig mit einer ganzen Reihe mittig zusammenlaufender Ovale oder Kreise. Wirbel machen bis zu 35 Prozent der Fingerabdruckmuster aus.

Bögen: Ein Bogen ist wie eine Welle, die, sanft geschwungen an der Spitze, über die Fingerkuppe fließt. Wie beispielsweise Torbögen oder Fenster einen ausgeprägten, spitzen

Bogen haben können oder einen eher gewölbten, flachen, ist dies auch bei Fingerabdrücken der Fall. Bögen können in »flache Bögen« und »gewölbte Bögen« unterteilt werden. Wie der Name nahelegt, wellen sich die gewölbten Bögen in der Mitte sehr viel stärker als die flachen. Die Bogenmuster machen nur fünf Prozent der Fingerabdruckmuster aus.

Nehmen Sie doch einmal Ihre eigenen Fingerabdrücke in Augenschein – das kann ziemlich faszinierend sein! Auf ihren zehn Fingerkuppen werden Sie eine Kombination all der genannten Muster finden. Da Schlingen am häufigsten vorkommen, werden Sie wohl mehr Schlingen sehen als Bögen, aber wer weiß, vielleicht auch nicht. Jeder Mensch ist absolut einzigartig. Diese drei Grundmuster können sich zu weiteren Mischformen verbinden wie zu Zwillingsschleifen (in den Vereinigten Staaten »Doppelschleifen« genannt), oder sie können etwas vollkommen anderes sein, etwas, das weder einem Bogen, einer Schleife oder einem Wirbel entspricht, aber doch Merkmale aller drei Formen aufweist. Die Kombinationsmöglichkeiten von Papillarlinienenden und Gabelungen führen zu einer unendlichen Anzahl an Mustern, die sich auf Ihren Fingerkuppen bilden können.

Auch wenn es durchaus möglich ist, dass die Fingerabdrücke einer Person die gleichen Elemente enthalten wie die einer anderen, wird beim Fingerabdruckabgleich immer das *große Ganze* in Betracht gezogen. Ursprünglich waren zwölf identische Minutien (die Endungen und Verzweigungen der Papillarleisten) erforderlich, um zwei unterschiedliche Fingerabdrücke als miteinander übereinstimmend zu identifizieren – und insofern als *Individualbeweis*. Kein Geringerer als Edmond Locard brachte diese Zahl 1918 mit seiner Zwölf-Punkte-Regel ins Spiel. Er ging davon aus, dass zwölf

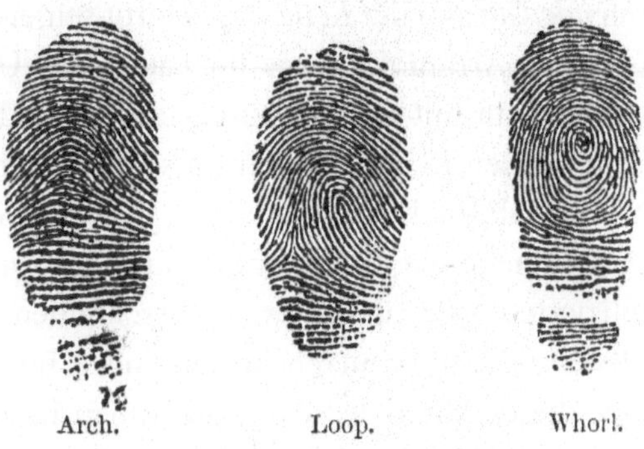

1 Abbildung der drei Grundmuster von Fingerabdrücken

in Tatortspur und Vergleichsabdruck übereinstimmende Minutien für eine vollständige Identifizierung genügten. 2001 wurde in England und Wales nach einer Reihe von Beratungsgesprächen jedoch ein nicht-numerischer Ansatz eingeführt. Das bedeutet, dass einem Sachverständigen nicht länger eine *einfache Formel* die exakte Anzahl an Minutien vorgibt, die es zu finden gilt, bevor geschlossen werden kann, dass zwei Fingerabdrücke miteinander übereinstimmen, und ganz bestimmt sind es nicht mehr zwölf – der neue Ansatz baut auf Erfahrung, statistisches Wissen, ein scharfes Auge, Computertechnologie und vieles mehr. Inzwischen geht es beim Abgleich von Fingerabdrücken nicht mehr nur darum, auf Grundlage qualitativer Kriterien eine Vermutung anzustellen; heute werden auch Wahrscheinlichkeitsmodelle und statistische Verfahren herangezogen, um abzuklären, ob zwei vorliegende Fingerabdrücke von derselben Person stammen.

In *Das fehlende Glied in der Kette* fragt Poirot seinen treu ergebenen Freund Arthur Hastings im Lauf einer Unterhaltung, ob er sich gut mit »Fingerspuren« auskenne. Hastings gibt zu, sein Wissen in diesem Bereich sei damit erschöpft, dass kein Fingerabdruck einem anderen gleicht. Poirot, immer der Erfahrenere der beiden, führt aus: »Ich will Ihnen den komplizierten Apparat nicht weiter beschreiben, den Puder und all das, was ich benutzt habe. Die Polizei bedient sich schon lange dieser Methode, damit kann man in kürzester Zeit ein Foto von [Fingerspuren] auf jedem Gegenstand erhalten.«[10]

Poirot war, wie wir aus Agatha Christies Büchern erfahren, vor seiner Zeit als Privatdetektiv Polizist in Belgien, und es ist interessant, dass er den Begriff »Fingerspur« verwendet, ganz so wie die Fingerabdruckspezialisten heutzutage, obwohl sie unter Laien im Allgemeinen doch als Fingerabdrücke bekannt sind (Agatha Christie trifft also wieder einmal den Nagel auf den Kopf). Im voranstehenden Zitat beschreibt er den gängigen Einsatz von Puder und Pinsel, um Fingerabdrücke oder – wenn wir fachspezifischer sein wollen – Fingerspuren sichtbar zu machen und sie fotografisch festhalten zu können. Es ist das allseits vertraute Bild, das einem in den Sinn kommt, wenn man an Fingerabdrücke denkt: Der Kriminaltechniker, der mit einem großen Pinsel Fingerabdrücke einpudert und sie dann auf etwas überträgt, das aussieht wie Klebeband, ein Verfahren, das eingesetzt wird, um **latente Fingerspuren** abzunehmen.

Latente Fingerabdrücke entstehen durch die Übertragung kleiner Mengen von Schweiß und Talg auf eine Oberfläche. Da man sie mit bloßem Auge nicht erkennen kann, müssen sie sichtbar gemacht werden. Je nach Oberfläche, auf der der Abdruck hinterlassen wurde, gibt es verschiedene Methoden, dies zu tun.

Eine ist die oben erwähnte: das behutsame Einpudern der Oberfläche mit einem Pinsel aus feinem Naturhaar oder aus Fiberglasfasern. Dieses Verfahren kann auf fast allen nichtporösen Oberflächen wie Fensterglas, angemalten oder lackierten Türen und Trinkgläsern angewandt werden. Während Christies Regentschaft als »Queen of Crime« war dies üblicherweise die Methode der Wahl, obgleich ausschließlich mit Naturhaarpinseln (aus Ziegen-, Eichhörnchen- und sogar Kamelhaar gefertigt, manchmal auch aus Vogelfedern). Manche Ermittler benutzen auch heute noch Naturhaarpinsel, je nach Vorliebe und der Oberfläche, auf der der Abdruck hinterlassen wurde. Eine weitere Option besteht darin, die »bedruckte« Oberfläche mit Ninhydrin einzusprühen, eine chemische Verbindung, die mit den Aminosäuren des Hautsekrets der Fingerabdrücke reagiert und blauviolette Tupfer zum Vorschein bringt (»Tupfer« – »dabs« – ist noch so ein Wort für Fingerabdrücke, das von frühen Tatort-Experten verwendet wurde und sogar in *Auf doppelter Spur* von 1963 Erwähnung findet). Ninhydrin wird häufig dann eingesetzt, wenn die Oberfläche porös ist wie Papier, unbehandeltes Holz und manche Gewebe. Und übrigens: Mit dem Verfahren können Fingerspuren sichtbar gemacht werden, die bis zu 15 Jahre alt sind! Auch wenn das wie Science-Fiction klingen und man annehmen mag, es handele sich um ein recht modernes Verfahren, geht die erste Erwähnung von Ninhydrin als einem »nützlichen Reagenz für den Nachweis für Aminosäuren« auf das Jahr 1910 zurück und stammt von Chemiker Siegfried Ruhemann (die blauviolette Färbung, die durch die Reaktion entsteht, wird daher auch als »Ruhemann'sches Purpur« bezeichnet). Im Jahr 1955 wurde der Gebrauch von Ninhydrin zur Sichtbarmachung von Fingerabdrücken in Großbritannien zum Patent angemeldet, und bald darauf zogen auch die Vereinigten Staaten und Deutschland nach. Gut möglich, dass auch Agatha Christie von dem Verfahren wusste. In *Vier Frauen und ein Mord*, das drei Jahre vor der Patentierung von Ninhydrin veröffentlicht wurde, setzt Poirot einen Verdächtigten darüber in Kenntnis, dass »es [...] neue wissenschaftliche Methoden [gibt], um Blutflecke zu analysieren – und abgewischte Fingerabdrücke wieder zum Vorschein zu bringen.«[11] Wie dieses Zitat zeigt, kursieren Informationen über innovative Entdeckungen oft schon weit vor deren Anmeldung zum Patent, und dass diese Neuentdeckung bei den Treffen des Detection Clubs diskutiert wurde, kann man sich nur zu gut vorstellen.

Das »Einstäuben auf der Suche nach Fingerabdrücken« ist etwas, das sich in zahlreichen Büchern Christies findet. Wie Poirot ist auch Henry Blore aus *Und dann gab's keines mehr* ein ehemaliger Kriminalbeamter. Obwohl Blore nicht mehr im Dienst ist, führt er noch immer sein Fingerabdruck-Set bei sich und pudert auf der Suche nach Fingerabdrücken eine vermeintliche Mordwaffe ein, in der Hoffnung, den Mörder zu finden, der aus seiner Reisegesellschaft eine Person nach der anderen ins Jenseits befördert. Aufgrund ihrer beruflichen Vergangenheit kann man bei Blore und Poirot davon ausgehen, dass sie wissen, wie man Fingerabdrücke abnimmt.

Erstaunlicher ist da schon, dass Christies zweite Meisterdetektivin – die ältliche Miss Marple – auch eine Art Expertin darin ist, obwohl sie nie in den Genuss einer kriminalistischen Ausbildung gekommen ist. Miss Marple ist das genaue Gegenteil von Poirot: Ihren klaren Verstand verbirgt sie eher, als dass sie ihre »kleinen grauen Zellen« bei jeder Gelegenheit preist. Sie verfügt über ein einzigartiges Verständnis der menschlichen Natur, ihr Urteil über andere ist häufig eher düster und steht damit im Gegensatz zu ihrem eigenen freundlichen Wesen, ihrem flauschigen weißen Haar, ihren strahlend blauen Augen und ihrer Vorliebe fürs Stricken. Dabei ist es genau diese unbeabsichtigte Tarnung, die Miss Marple Zugang zu Informationen verschafft, die andernfalls nicht so bereitwillig mit ihr geteilt würden. Sie selbst sagt im vorletzten Miss-Marple-Roman *Das Schicksal in Person*: »[I]ch wirke sicher sehr durchschnittlich und wie eine gewöhnliche, zerstreute alte Dame. Das ist selbstverständlich eine erstklassige *Tarnung.*«[12] Miss Marple wusste einfach immer, wo ihre Stärken liegen, und das blieb auch so bis ans Ende ihrer Tage.

In einer frühen Miss-Marple-Kurzgeschichte, *Der Maßbandmord* von 1941, sagt ein junger Inspektor zu ihr: »Heutzutage hinterlassen die Täter keine Fingerabdrücke und Zigarettenspuren mehr, Miss Marple.«[13]

Vielleicht ist das der Grund, weshalb Miss Marple in der ein Jahr später veröffentlichten Geschichte *Der Fall des perfekten Hausmädchens* in puncto Spurensicherung nichts dem Zufall überlässt und ihre eigene kriminaltechnische Untersuchung vornimmt: Sie geht davon aus, dass ein sich ziemlich verdächtig verhaltendes Dienstmädchen nicht so nachlässig gewesen sein wird, ihre Fingerabdrücke überall am Tatort zu hinterlassen, sodass die Polizei diese nur noch zu finden braucht, und beschließt, sie betreffender Person daher selbst abzuluchsen. Sie nutzt das Image der schusseligen Alten und lässt ihre Handtasche genau in dem Moment fallen, als das fragliche Dienstmädchen sie zur Tür hinausbegleitet. Als ein halb gelutschtes Pfefferminzbonbon und ein Taschenspiegel auf den Boden rutschen, nutzt das Dienstmädchen die Gelegenheit zu beweisen, was für eine wunderbare Hilfe sie doch ist, und hebt erst den einen, dann den anderen Gegenstand auf und übergibt sie der scheinbar dankbaren alten Dame. Was sie nicht ahnen kann, ist, dass das Bonbon nicht klebrig war, weil ein Kind ein bisschen daran gelutscht und es dann in Miss Marples Tasche geworfen hatte, wie diese dem Dienstmädchen entschuldigend erzählt. Sondern dass es von Miss

Marple vorsätzlich zusammen mit dem Spiegel dort platziert wurde, in der Hoffnung, das Dienstmädchen werde klebrige Abdrücke auf der glänzenden Oberfläche des Spiegels hinterlassen! Fingerspuren, die auf solche Weise verursacht werden, nennt man **sichtbare Fingerabdrücke** – beispielsweise durch eine Substanz, die sie hervortreten und leicht dreidimensional erscheinen lässt.

Die Fingerabdrücke, derer viele von uns sich schuldig machen – die, die auf Küchengeräten aus rostfreiem Edelstahl zurückbleiben –, zählen übrigens nicht dazu, da auch sie durch unsere natürliche Hautsekretion entstehen. Sichtbare Fingerabdrücke sind nur deshalb so gut erkennbar, da sie durch eine *zusätzliche* Substanz entstehen, die von der Fingerkuppe übertragen wird, wie Blut, Farbe, Schokolade, Tinte, Rotwein, Fäkalien oder, wie in Miss Marples Fall, einem klebrigen Bonbon. Üblicherweise kann man sie fotografieren und mit bereits bekannten Fingerabdrücken abgleichen, ohne dass es eines speziellen Verfahrens bedarf.

Ich frage mich, ob Miss Marple wusste, dass sie als sichtbare Fingerabdrücke bezeichnet werden oder dass man sie abfotografieren kann. Jedenfalls überrascht es kaum, dass der pensionierte Kommissar Sir Henry Clithering, dem sie in mehreren Kurzgeschichten und Romanen dabei hilft, so manchen Verbrecher festzunehmen, sie in höchstem Maße respektiert.

Dann gibt es noch eine dritte und letzte Art Fingerabdruck, der in Christies Werk allerdings nirgendwo auftaucht: den **plastischen Fingerabdruck**, der dort aufgefunden wird, wo jemand einen 3-D-Abdruck seiner Fingerkuppe in einem weichen, formbaren Material hinterlassen hat, wie in Kitt an einem Fenster, Modelliermasse oder Kerzenwachs. Wie sichtbare Abdrücke erfordern auch sie keinen großen Aufwand, um sichtbar gemacht zu werden – man kann sie mit bloßem

Auge erkennen. Es soll schon vorgekommen sein, dass Fingerabdrücke selbst auf Schokolade gefunden wurden – seien Sie also auf der Hut, denn sollte es in Ihrer Familie einen angehenden Tatortermittler geben, könnten Sie überführt werden, wenn Sie ein hartes Toffee aus einer Toffee-Mischung nehmen und es, nachdem Sie Ihren Fehler bemerkt haben, zurücklegen, um es gegen ein weicheres einzutauschen. Auch diese Art Abdruck wird für gewöhnlich abfotografiert, am besten mit einem geeigneten Blitz, damit er auf den Bildern deutlich zum Vorschein kommt.

Diese Ausführungen hier beziehen sich auf »Abdrücke«, und als Beispiel wurden Fingerabdrücke herangezogen. Aber natürlich gilt alles auch für Hand- und selbst Fersen- und Zehenabdrücke, auch wenn diese nicht so oft an Tatorten gesichert werden. Aufgrund ihrer Einzigartigkeit sind sie vor Gericht aber ganz genauso zulässig. Ob das wohl etwas war, was Agatha Christie bereits 1926 voraussah? In *Alibi* jedenfalls lässt sie ihren Erzähler Dr. Sheppard sagen: »Wären auf dem Dolchgriff Zehenabdrücke zu sehen gewesen, wäre es allerdings etwas anderes gewesen.«[14]

Die Geschichte der Fingerabdruckanalyse

Das früheste historische Zeugnis einer gezielten, funktionalen Nutzbarmachung von Fingerabdrücken stammt aus der Zeit der Regentschaft des babylonischen Herrschers Hammurabis vor 1800 v. Chr. Babylonische Verfasser von in Keilschrift geschriebenen Texten auf Tontafeln fügten diesen ihren Fingerabdruck als Fälschungsschutz hinzu, vor allem, wenn es sich um etwas Geschäftliches wie Verträge handelte. Das babylonische Reich erstreckte sich über das historische

Gebiet Mesopotamiens, eine Region, die Agatha Christie nicht nur für Ausgrabungen bereiste, sondern über die sie auch einige Bücher verfasste – darunter, wie der Titel ganz offensichtlich verrät, *Mord in Mesopotamien*. Ob sie wusste, dass die von ihr so geschätzten Fingerabdrücke ursprünglich bereits Tausende von Jahren vor ihrer Zeit an diesem Ort, den sie oft ihr Zuhause nannte, benutzt wurden? Darüber kann ich nur spekulieren. Die überraschende Verbindungslinie, die dadurch zwischen ihren Kriminalromanen und ihrem Interesse für Archäologie entsteht, begrüße ich jedoch. In ihrer Autobiographie, in der sie davon berichtet, wie viel Freude es ihr bereitet, ihren Ehemann Max bei seinen Ausgrabungsarbeiten in Mesopotamien zu unterstützen, schreibt sie: »Die Vertragstäfelchen sind besonders interessant: Man erfährt aus ihnen, wie und wo ein Mann sich als Sklave verdingte oder unter welchen Bedingungen man einen Sohn adoptierte«[15], gut möglich, dass sie die ersten Fingerabdrücke, die genutzt wurden, um eine Person zu identifizieren, zwar gesehen hat, aber nicht wusste, inwieweit diese mit der forensischen Wissenschaft in Verbindung standen. Sie selbst hielt sich nicht für eine »wissenschaftlich sonderlich bewanderte Gräberin« und verbrachte die meiste Zeit damit, Fundstücke zu fotografieren und zu säubern. Ihr Ehemann Max war in diesem Punkt jedoch anderer Meinung und soll einmal zu ihr gesagt haben: »Ist dir eigentlich klar [...], dass es in ganz England kaum eine Frau gibt, die so viel über prähistorische Töpferei weiß wie du?«[16]

Wichtiger noch als Fingerabdrücke, die verwendet wurden, um Vertragstafeln zu unterzeichnen, ist, dass die Babylonier zu Identifikationszwecken auch die Fingerabdrücke von *Verbrechern* nahmen. Dabei handelt es sich eindeutig um eine forensische Verwendung, und das mehrere Tausend Jahre vor der Gründung der ersten Fingerabdruckzentrale der westlichen Welt. Im Lauf der fast viertausend Jahre von damals bis heute begab sich der bescheidene Fingerabdruck also auf eine äußerst interessante Reise.

Früher wurden Finger- und Handabdrücke fast ausschließlich als Identitätsnachweis eingesetzt und nicht zu forensischen Zwecken, so wie wir das heute kennen. In China wurden die Papillarleisten der Finger und Handflächen ab 300 v. Chr. dazu verwendet, Personen zu identifizieren, zunächst in Lehm und dann mit Tinte. Von China breitete sich die Verwendung der Abdrücke nach Japan aus, wo man bereits zahlreiche Methoden aus China übernommen hatte. Als sich Einwanderer aus China und Japan in den benachbarten Ländern ansiedelten, reiste die Vorgehensweise mit ihnen vermutlich bis nach Indien.

Es ist wenig überraschend, dass sich Agatha Christie in zahlreichen ihrer Bücher auf Indien bezieht, insofern das Land von 1858 bis 1947 unter britischer Herrschaft stand. Das britische Kolonialreich auf dem Subkontinent ist der Grund, aus dem so viele ihrer Figuren, wie Major Barry in *Das Böse unter der Sonne*, Captain Wyatt in *Das Geheimnis von Sittaford* oder Sir Henry Angkatell in *Das Eulenhaus* Zeit in Indien verbracht haben und dazu neigen, andere mit Erzählungen ihrer Abenteuer dort zu langweilen. Einer dieser redseligen Charaktere, Major Palgrave aus *Karibische Affäre*, erzählt allen, die zuhören, Geschichten aus Indien, darunter auch der stets aufmerksamen Miss Marple, auch wenn sie ihm dabei nur mit halbem Ohr lauscht, da sie sich aufs Stricken konzentriert – was sie bereut, da Palgrave am darauffolgenden Morgen tot aufgefunden wird. Palgrave sagt: »In Indien zum Beispiel, in den bösen alten Zeiten, wenn eine junge Frau einen alten Mann heiratete. Sie wollte ihn nicht loswerden, schätze ich, weil sie dann auf dem Scheiterhaufen verbrannt worden wäre [...].«[17]

Er beschreibt Sati, einen vielschichtigen und grausamen Brauch, der in Teilen Indiens, obgleich offiziell verboten, bis heute praktiziert wird. Der Brauch gibt vor, dass die Ehefrau eines verstorbenen Mannes ebenfalls sterben muss – andernfalls verliert sie ihr Gesicht. Dabei werden die Frauen geopfert, das heißt: bei lebendigem Leib zusammen mit ihrem Ehemann auf einem Scheiterhaufen verbrannt, manchmal aber auch zusammen mit seinem Leichnam lebendig begraben. Auch wenn der Brauch 1829 von den britischen Kolonialherren mithilfe des bedeutenden Reformers Raja Ram Mohan Roy verboten wurde, kommt es auch heute noch zu Meldungen über neue Witwenverbrennungen. Teil des Brauchs ist es, dass die hinterbliebene Ehefrau einen Abdruck ihrer Hand auf einem Sati-Schrein verewigt, bevor sie in den Tod geht. Diese mit Handabdrücken übersäten Schreine zeugen von einer weit erschütternderen Verwendung von Handabdrücken als zum bloßen Zweck der Identifizierung.

Die britische Besatzung Indiens und die verschiedenen Anwendungsgebiete von Finger- und Handabdrücken bringen uns nun zum wichtigsten Kapitel der Geschichte der Verwendung von Fingerabdrücken im Vereinigten Königreich: In den 1850er-Jahren arbeitete Sir William Herschel als Beamter für die Ostindienkompanie. Auch wenn er zur Identifizierung anderer Personen möglicherweise Fingerabdrücke nutzte, entsprach dies nicht wirklich seiner ursprünglichen Intention.

Aus einem Impuls heraus hieß er einen lokalen Geschäftsmann seine Handfläche auf einen Vertrag drücken, den er unterschrieben hatte, und sagte, der Zweck sei gewesen, »ihm Angst zu machen, sodass er seine Zusage nicht wieder zurückzog«.[18] Und das wirkte bei den Menschen vor Ort: Sie waren überzeugt, dass physischer Kontakt mit dem Dokument den Vertrag bindender mache als eine Unterschrift allein.

Schließlich nahm Herschel nur noch die Abdrücke des Zeige- und Mittelfingers der Unterzeichnenden, doch die Wirkung blieb dieselbe: Die erste weitverbreitete Anwendung von Fingerabdrücken in der Moderne beruhte auf einem Aberglauben und nicht auf wissenschaftlichen Erkenntnissen.

Wie dem auch sei, die Häufigkeit, mit der Herschel die Abdrücke verwendete, brachte ihn dazu, sie sich genauer anzusehen. Er begann, seine eigenen Fingerabdrücke sowie die anderer zu untersuchen, und dokumentierte für den Rest seines Lebens die Ergebnisse, wodurch er einen wichtigen Aspekt aufzeigen konnte: ihre Beständigkeit. Ihm wird zugeschrieben, als erster Brite die Einzigartigkeit, vor allem aber die Unveränderlichkeit von Fingerabdrücken erkannt zu haben.

Zur gleichen Zeit machte Henry Faulds, ein in Tokio tätiger schottischer Arzt und Missionar, eine faszinierende Entdeckung, die zu einer zwanzig Jahre andauernden »Fingerabdruck-Fehde« im Vereinigten Königreich führen sollte. Als er gemeinsam mit einem befreundeten Archäologen aus den Vereinigten Staaten eine Ausgrabungsstätte besuchte, fiel Faulds auf, dass die antiken Töpfer ihre Arbeiten mit ihrem Daumenabdruck markiert hatten. Nach genauerer Betrachtung verschiedener Abdrücke auf Töpferwaren und nachdem er sie mit seinen eigenen Fingerabdrücken und denen seiner Freunde und Studierenden abgeglichen hatte, war er sicher, dass jeder Abdruck einzigartig war, und er begann, sie wissenschaftlich zu untersuchen. Er und seine Medizinstudenten schabten die Papillarleisten solange mit Rasierklingen von ihren Fingern, bis kein Muster mehr zu sehen war (bitte versuchen Sie das auf keinen Fall zu Hause!), doch die Leisten kamen zurück. Sie wiederholten das Experiment, indem sie die Papillarlinien mittels unterschiedlicher Methoden unkenntlich machten, doch sie kehrten jedes Mal mit dem exakt gleichen Muster wieder.

Dies geschah, weil Faulds und seine Studenten ihren Fingerkuppen bei ihren Experimenten keine tiefen Verletzungen zufügten. Die Entfernung der Papillarleisten ist eine Idee, die hier und da auch im Reich der Fiktion zutage tritt. Diejenigen unter Ihnen, die den Film *Se7en* gesehen haben, in dem Kevin Spacey einen von den sieben Todsünden besessenen Serienmörder spielt, erinnern sich vielleicht daran, dass er keine Fingerabdrücke an seinen Tatorten hinterlässt, weil er sie mit einer Rasierklinge entfernt hat. Zunächst scheint das natürlich eine geniale Idee, und man fragt sich, warum Verbrecher das nicht auch in der Wirklichkeit tun. Tja, aber sie tun es ja … bloß, dass es gar nicht so genial ist. In *Se7en* hat Spaceys Figur irgendwann Pflaster über seine ständig blutenden Fingerkuppen geklebt, was die Frage aufwirft: Warum klebt er sich die Fingerkuppen nicht von vornherein mit Pflastern ab und erspart sich den Schmerz? In den 1930er-Jahren, einer Zeit, die als »Public-Enemy-Ära« in die Geschichte eingegangen ist, haben zahlreiche Verbrecher auch im echten Leben versucht, sich ihre Fingerabdrücke mit einer Rasierklinge zu entfernen. Der berühmt-berüchtigte Outlaw und »Staatsfeind Nr. 1« John Dillinger ließ sich von einem deutschen Arzt bei einem wohl äußerst qualvollen Versuch, seine Fingerabdrücke zu tilgen, Salzsäure in Schnitte in seinen Fingerkuppen träufeln. Letztlich wurde er 1934 von der Polizei in Chicago erschossen. Und obwohl er sein Gesicht durch plastisch-chirurgische Eingriffe hatte verändern lassen, konnte er in der Leichenhalle unmittelbar identifiziert werden – und zwar anhand seiner Fingerabdrücke! Die Säure hatte nichts gebracht. Interessanterweise haben Dillingers Nichte und Neffe 2019 eine Exhumierung für eine DNA-Analyse beantragt, da sie glauben, ihr Onkel sei damals überhaupt nicht von der Polizei getötet worden. Sie berufen sich darauf, dass einige körperliche Merkmale des Toten im Grab nicht mit denen ihres Onkels übereinstimmen, darunter die Form der Ohren sowie die Zahnstellung. Bislang wurde ihr Antrag abgelehnt.

Sei's drum, zurück zu Henry Faulds und seinen rasierklingenschwingenden Studenten. Nachdem er jede Menge Forschungsmaterial zu dem Thema angehäuft hatte, ließ Faulds seine Erkenntnisse 1880 dem renommierten Biologen Charles Darwin zukommen. Auch wenn Darwin selbst es ablehnte, sich mit der Thematik zu befassen (er wurde langsam alt und starb nur zwei Jahre später, 1882, acht Jahre vor der Geburt Agatha Christies), reichte er die Unterlagen an seinen Cousin, den Universalgelehrten Francis Galton weiter, der sich ihrer annahm und Faulds Forschungsarbeiten weiter präzisierte. Faulds schrieb außerdem einen Brief mit dem Betreff: »Über die Hautfurchen auf der Hand«[19], den er bei der Fachzeitschrift *Nature* einreichte. In dem Brief legte er seine Entdeckung der Einzigartigkeit von Fingerabdrücken dar und wie sie klassifiziert werden können, wie man Fingerabdrücke mit Druckertinte abnimmt sowie Informationen zur Identifizierung von Verbrechern zu rechtsmedizinischen Zwecken. Der Brief beinhaltete sogar eine bemerkenswerte Prognose darüber, wie Fingerabdrücke entstellter und verstümmelter Leichen der Identifizierung dienlich sein könnten, und sprach sich für ein Register oder eine Kartei aus, in der Kriminelle und ihre »für alle Zeiten unveränderlichen Fingerfurchen« aufgeführt werden sollten.

Nur einen Monat später tauchte William Herschel an der Bildoberfläche auf, der in der *Nature* eine Entgegnung auf Faulds Brief veröffentlichte und schrieb, er habe Fingerabdrücke bereits seit 1857 in offizieller Funktion genutzt. Das stimmte zwar, doch er ließ außen vor, dass er damit den Aberglauben der indischen Geschäftsleute ausgenutzt und nicht ihren rechtsmedizinischen Nutzen erwägt hatte. Er behauptete vielmehr, er habe Fingerabdrücke herangezogen, um Verbrecher im Gefängnis zu identifizieren, und dass er Pensionären Fingerabdrücke abgenommen habe, um Rentenbetrug zu verhindern.

Faulds, der sich nicht so leicht abwimmeln ließ, begab sich Ende der 1880er-Jahre zurück nach England. Auf seiner Reise kam ihm ein Geistesblitz: Er kontaktierte das Scotland Yard und weitere Polizeibehörden im Vereinigten Königreich, um sie davon zu überzeugen, eine Abteilung für Fingerabdrücke ins Leben zu rufen und seine Methoden zu übernehmen, wurde jedoch aus heute unbekannten Gründen abgewiesen. Mittlerweile hatte Faulds die Nase wahrscheinlich ziemlich voll davon, abgespeist und ignoriert zu werden. Sein umfassender und aussagekräftiger Brief an die *Nature* hatte kaum Aufmerksamkeit auf sich gezogen – außer der von Herschel, der behauptete, *er* habe Fingerabdrücke zuerst verwendet –, und jetzt das …! Ihm schwante, dass Fingerabdrücke nie als Mittel zur Identifizierung ernst genommen würden. Letztlich brachte Francis Galtons wissenschaftliche Arbeit, die auf Faulds' Grundlagen basierte, die Wende. Sie bestätigte alles, was Faulds bereits geltend gemacht hatte. Fingerabdrücke:

1. sind unveränderlich,
2. sind einzigartig,
3. können einfach klassifiziert, archiviert und in großem Stil abgeglichen werden.

Galtons Erforschung von Fingerabdrücken entsprang jedoch einer ganz eigenen – und, wie manche sagen, weit weniger altruistischen – Motivation als die von Faulds. Denn Galton versuchte, anhand von Fingerabdrücken Rückschlüsse auf die Ethnie, Abstammung und Intelligenz von Menschen zu ziehen – aus heutiger Sicht ein äußerst problematischer Ansatz. Er konnte nichts von alldem mithilfe von Fingerabdrücken nachweisen, hielt aber immerhin die drei oben genannten wichtigen Punkte fest. Außerdem war er Francis Galton, ein Verwandter Charles Darwins, und so war es denn *seine* Arbeit, die dazu führte, dass der Nutzen von Fingerabdrücken zum Zweck der Identifizierung von Verbrechern anerkannt wurde. Im Jahr 1892, als Galton seine Studie über Fingerabdrücke veröffentlichte und begann, für das Thema zu werben – und aus unerfindlichen Gründen auch für Herschel, der seine Inspirationsquelle gewesen sei –, belohnten ihn die Menschen mit ihrer Aufmerksamkeit. Herschel versuchte, Abhilfe zu schaffen, und veröffentlichte einen weiteren Brief in der *Nature*, in dem er das Verdienst der Entdeckung allein Faulds zuerkannte. Diese Verzichtserklärung blieb jedoch größtenteils unbemerkt, denn inzwischen verbanden die Menschen Fingerabdrücke mit Herschel – und Galton.

Trotz all der Arbeit, die Faulds in die Erforschung von Fingerabdrücken investiert hatte, und obwohl Herschel ihn öffentlich für den wahren Entdecker erklärte, schien es, als käme alle Anerkennung einzig Herschel zugute. Auch Galton setzte seinen Erfolgskurs fort und veröffentlichte zwei weitere Bücher zum Thema: *Decipherment of Blurred Finger Prints* (1893) und *Fingerprint Directories* (1895).

Bald darauf, im Jahr 1901, kehrte Edward Henry, ein ehemaliger Generalinspektor der Polizei von Bengalen, nach England zurück und wurde Polizeipräsident von London. Er machte sich für die Verwendung von Fingerabdrücken stark und erklärte, er habe selbiges bereits in Indien getan und ein Klassifikationssystem entwickelt, das ihren Einsatz sehr viel einfacher mache. Voller Bescheidenheit nannte er es »Das Henry-System«, zu dem auch der uns heutzutage so vertraute Satz von zehn Fingerabdrücken auf der manchmal »Zehn-Finger-Abdruckbogen« benannten Karte gehörte. Diesmal wurde die Idee, man könnte Fingerabdrücke im Strafjustizsystem verwenden, ernst genommen, sicherlich auch deswegen, weil Edward Henry ein Freund von – Sie haben es erraten! – Francis Galton war. Im selben Jahr wurde die Fingerabdruckzentrale des Scotland Yard gegründet, kurz darauf zogen die Vereinigten Staaten und Kanada nach.

In historischen Quellen wird die Entdeckung des forensischen Nutzens von Fingerabdrücken meist drei Männern zugeschrieben: Herschel, Galton und Henry – Faulds' Beitrag wird dabei völlig außer Acht gelassen. Jahrelang schrieb er Briefe an relevante Fachmedien und erklärte, er habe den Nutzen von Fingerabdrücken zuerst entdeckt und dass er bereits zwanzig Jahre zuvor versucht habe, das Scotland Yard davon zu überzeugen, eine Fingerabdruckzentrale zu eröffnen. Doch all dies sollte fruchtlos bleiben. Es ist also wenig verwunderlich, dass ihn die mangelnde Anerkennung hatte bitter werden lassen, als er im März 1930 starb.

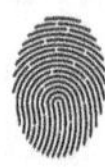

Wann immer ein neues forensisches Verfahren eingeführt werden soll, regt sich Widerstand – Fingerabdrücke waren da keine Ausnahme –, und häufig wurzelt diese Ablehnung in der Angst vor dem Unbekannten. Sie kann jedoch auch auf vorangegangenen Misserfolgen beruhen: Verfahren, die vielleicht angewandt wurden und als »unfehlbar« galten, die dann in Ungnade fielen oder höchst öffentlichkeitswirksam in Verruf gerieten. In *Mord auf dem Golfplatz* weist Poirot darauf hin, dass die Presse »ausgiebig über Fingerabdrücke und Bertillonage berichtet«[20] hat, und spielt damit auf das frühe biometrische Erkennungssystem an, das von der sehr viel präziseren Erfassung der Fingerabdrücke abgelöst wurde. Es ist nicht das einzige Mal, dass Christie dieses ältere Verfahren erwähnt und damit wieder einmal beweist, dass sie sich bestens in der Geschichte der Forensik auskannte.

Alphonse Bertillon, der Wegbereiter dieses älteren Identifikationssystems, war ein französischer Kriminalist, der 1879 anfing, bei der Pariser Polizeipräfektur zu arbeiten. Bekannt wurde er für sein System, mit dessen Hilfe man Menschen anhand verschiedener Körpermerkmale identifizieren konnte. Es wurde nach ihm als Bertillonage oder Bertillon-System benannt, und zahlreiche Wissenschaftler halten es für den Anfang dessen, was wir heute als Biometrie bezeichnen. Es war eine Spielart der Anthropometrie, ein Begriff, der auch andere Teildisziplinen wie die Auxologie, die Lehre vom menschlichen Körperwachstum, und verschiedene Pseudowissenschaften umfasst. (Eine der Pseudowissenschaften aus dem 18. Jahrhundert, die vielen bekannt ist, war die Phrenologie. Damals behaupteten sogenannte Spezialisten, Charaktereigenschaften einer Person anhand der Kopfform »ablesen« zu können. Anfang des 19. Jahrhunderts kam man davon wieder ab, doch das Erbe hat in Form von fabelhaften, dekorativen Porzellanbüsten überdauert, auf deren Schädeldecke geistige Eigenschaften und Zustände kartografiert sind.) Bertillons Arbeit fußte auf den nur wenige Jahre zuvor entwickelten Experimenten und Hypothesen des italienischen Kriminologen Cesare Lombroso, der glaubte, ein Verbrecher könne allein anhand seiner Körpermerkmale identifiziert werden. Lombroso zufolge sahen Kriminelle aggressiver aus, hatten zusammengewachsene Augenbrauen und neben vielen weiteren Merkmalen eine fliehende Stirn – eine Theorie, die auch als »Atavismus« bekannt ist. Seine Arbeit fiel bald schon in Ungnade, doch Agatha Christie war sich seiner und seines frühen Beitrags zur Kriminalistik wohl bewusst und lässt in ihrer Kurzgeschichte *Ein guter Freund* einen pensionierten Strafverteidiger Lombroso lesen: »An diesem Abend saß Sir Edward vor dem Kamin in seiner Bibliothek, trank einen ausgezeichneten schwarzen Kaffee und zerbrach sich den Kopf über eine Ausgabe von Lombroso. Was für geistreiche Theorien, und wie überholt sie doch waren!«[21]

Bertillon hingegen vermutete, alle Menschen ließen sich voneinander unterscheiden und könnten einfach identifiziert werden, indem man bestimmte Körperteile vermaß und die Ergebnisse aufzeichnete. Ja, aber natürlich dachte er so: Sein Vater war Statistiker, und sein Bruder Jacques sollte ebenfalls ein berühmter Statistiker und Demograf werden – Zahlen lagen Bertillon also ganz einfach im Blut. Rein zufällig hatte man in der viktorianischen Zeit – in der man nichts lieber tat, als zu etikettieren und einzusortieren –, genauer im Jahr 1871 ein Gesetz zur Verbrechensbekämpfung eingeführt, das vorschrieb, alle Verbrecher des Vereinigten Königreichs in irgendeiner Form zu registrieren.

Zu jener Zeit, die Fotografie war gerade erfunden worden, fanden sich in den Schreibtischschubladen und an den Wänden der Polizeireviere Europas Bilder von Straftätern in Form gefährlicher »Schurken-Galerien«. Alphonse Bertillon jedoch war ein ordnungsliebender Mann, den die chaotischen Methoden, die dazu genutzt wurden, die immer größer werdende Anzahl gefangener Kriminelle zu identifizieren, nicht zufriedenstellten. Und so beschloss er, dass es eines etwas moderneren Systems bedurfte. (Bei der Zuschreibung »ordnungsliebend« frage ich mich, ob Agatha Christie wohl davon wusste und Hercule Poirots Charakter teils auf Bertillon beruht? Auch Bertillon wurde als »exzentrisch« beschrieben – ganz wie Poirot.)

Seine Lösung bestand darin, Einzelpersonen zu identifikatorischen Zwecken zu katalogisieren, indem er sich auf die Aspekte des menschlichen Körpers fokussierte, die sich nicht großartig verändern, wie beispielsweise den Abstand zwischen den Augen. Sein System basierte auf fünf grundlegenden Körpermaßen:

1. die Kopflänge
2. die Kopfbreite
3. die Länge des Mittelfingers
4. die Länge der Füße
5. die Länge der Elle (des Unterarms vom Ellbogen bis zum Ende des Mittelfingers).

Diese Angaben wurden zusammen mit einem Foto der Person sowie einer Notiz über die Augenfarbe in einem Dokument festgehalten.

So kompliziert es auch war, all die Details miteinander abzugleichen, erwies sich die Bertillonage für die Polizei doch als ungemein nützlich. Interessanterweise ist eines der in dem System festgehaltenen Merkmale die Form der Ohren, was mich zu dem bereits erwähnten John Dillinger zurückbringt: Sein Neffe und seine Nichte beriefen sich darauf, dass die Form der Ohren des Leichnams in seinem Grab nicht mit den Ohren des »echten John Dillinger« übereinstimme. Dass sie seine Ohrenform überhaupt kennen, verdanken sie möglicherweise Bertillon.

Mit seinem System war Bertillon der Erste, der je versuchte, Daten zu sammeln, anhand derer Menschen auf systematische Weise identifiziert werden konnten – insbesondere Wiederholungstäter. Bis zu diesem Zeitpunkt hatte man überhaupt keine systematische, verlässliche Verfahrensweise gebraucht, um Verbrecher zu identifizieren. Dies änderte sich jedoch aufgrund des Bevölkerungswachstums im 19. Jahrhundert, und eine Zeit lang befriedigte Bertillons Methode dieses Bedürfnis. Schließlich jedoch warf der unglaubliche

Fall von William West und Will West einen Schatten auf das System.

1903 wurde in Kansas ein Mann namens Will West für ein geringes Vergehen zu einer Haftstrafe im Bundesgefängnis Leavenworth verurteilt. Als er dort ankam, klärte man ihn jedoch darüber auf, dass er *bereits inhaftiert sei.* Er sei zwei Jahre zuvor aufgrund fahrlässiger Tötung verurteilt worden und säße seitdem hinter Gittern. »Aber das war ich nicht!«, rief Will West, woraufhin der Justizbeamte wahrscheinlich dachte: »Als hätte ich das nicht schon mal gehört …« Natürlich wurde dem Beamten dann aber klar, dass, wenn Will West bereits im Gefängnis saß und eine lebenslange Haftstrafe verbüßte, er nicht vor ihm stehen und erneut ins Gefängnis aufgenommen werden konnte. Bei näherer Betrachtung fand man heraus, dass sich nicht nur die Namen verblüffend ähnelten, sondern auch alle nach Bertillons System genommenen Maße identisch waren und die Gesichter der Männer wie die eineiiger Zwillinge wirkten. Dennoch war nicht bekannt, dass die beiden auf irgendeine Weise miteinander verwandt waren.

Es gibt keine Erklärung für die unheimliche Ähnlichkeit der beiden Männer. Und es folgten auch keine weiteren Berichte vergleichbarer Fälle, wobei solche wohl auch nicht erfasst worden wären, da man bald schon damit aufhörte, Bertillons Verfahren zu verwenden. Bei neueren Versionen seines Systems hatte Bertillon jedoch bereits Fingerabdrücke benutzt und sogar mit Forensik-Vorreiter Edmond Locard zusammengearbeitet, daher wurden den beiden »Will« Wests aus Kansas die Fingerabdrücke abgenommen, und es zeigte sich: Sie waren unterschiedlich. Da Fingerabdrücke allein ausreichten, gab es von da an keinen Grund mehr, das komplizierte Bertillon-System zu nutzen, und die anderen Messungen und Aufzeichnungen wurden fallen gelassen. (Und

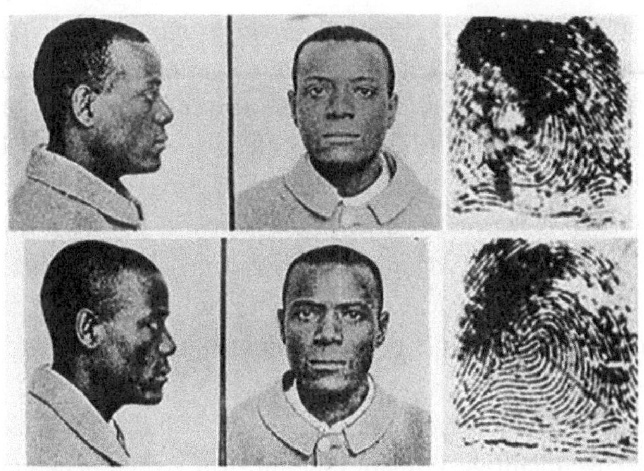

2 Will West und William West: verblüffend ähnliche Gesichter, unterschiedliche Fingerabdrücke

ganz bestimmt war die Polizei äußerst dankbar für diese Vereinfachung.)

Auch wenn sich sein System als fehlbar erwiesen hat, verdient Bertillon dennoch einen Ehrenpreis und erhält Einzug in die Ruhmeshalle der forensischen Wissenschaften. Ebenfalls erwähnenswert sind Bertillons kriminalistische Arbeiten zur Schriftanalyse, zur Haltbarmachung von Fußabdruckspuren und zur Ballistik. Sein wegweisender Einsatz von Fotografie am Tatort führte zu einem eigenen forensischen Spezialgebiet: der Tatortfotografie. Am Ende verwendete er für sein Bertillon-System zwei Aufnahmen des Kopfes: eine Frontalaufnahme des Gesichts und eine im Profil, wie bei den Fotos von Will und William West. Wir kennen das von den »mugshots«, den auch heute noch überaus weitverbreiteten Verbrecherfotos der Polizei.

Oft bedarf es nur eines einzigen sensationellen oder außergewöhnlichen Mordfalls, um die Kenntnis von einem forensischen Verfahren in die Mitte der Gesellschaft zu befördern und ihm die Akzeptanz des Justizwesens und der Öffentlichkeit zu sichern – vor allem, wenn das Verfahren ursprünglich mit Skepsis betrachtet wurde. Auf diese Weise hat wohl auch Agatha Christie von kriminalistischen Entwicklungen erfahren. Was Fingerabdrücke angeht, gebührt die Ehre wohl den Farrow-Morden aus dem Jahr 1905, auch bekannt als Deptford-Morde.

Eines Montagmorgens, es war der 27. März, machte sich der sechzehnjährige William Jones auf zur Arbeit bei Chapman's Oil and Colour Shop in der Deptford High Street in London. Der Laden gehörte Thomas Farrow und seiner Frau Ann, die in der darüber liegenden Wohnung lebten. Üblicherweise öffneten sie ihren Laden um halb acht, auch wenn William erst um halb neun Uhr arbeiten musste. Als er an diesem Morgen eintraf, wunderte er sich darüber, dass die Jalousien noch immer heruntergelassen waren. Er klopfte an, aber es rührte sich nichts. Williams Arbeitgeber und seine Frau hatten bereits die siebzig überschritten, und der Junge machte sich Sorgen, dass einer von beiden oder gar beide krank geworden sein könnten. Da es ihm nicht gelang, sich anders Zutritt zu verschaffen, spähte er durch das Fenster und sah, dass im Inneren Möbelstücke umgeworfen waren, und ihn beschlich ein ungutes Gefühl. Er holte einen Freund zu Hilfe, um die Tür aufzubrechen. Gemeinsam fanden sie Thomas Farrow, der mit eingeschlagenem Kopf unter einem umgefallenen Stuhl lag. Blut war in den Teppich gesickert und rann in die Asche im Kamin. Die Jungs waren sich ziemlich sicher, dass er tot war. Angesichts des schrecklichen Anblicks riefen sie die Polizei und gingen richtigerweise davon aus, dass es besser sei, nicht durch das Haus zu schleichen, sollte es sich denn um einen Tatort handeln. Der erste Polizeibeamte, der sich am Tatort einfand, entdeckte im Obergeschoss Thomas Farrows Ehefrau Ann, die übel zugerichtet in ihrem Bett lag und um ihr Leben rang.

Wie es schien, war das Motiv für den brutalen Überfall der Zugang zu einer Geldkassette, die leer auf dem Boden lag. William Jones informierte die Polizei darüber, dass sie normalerweise um die zehn Pfund enthielt (was heute in etwa 1200 Pfund entspricht), die Wocheneinnahmen des Ladens, die Thomas Farrow an dem Morgen hätte zur Bank bringen sollen.

Dem Leiter der Kriminalpolizei Melville Macnaghten wurde die Verantwortung für den Fall übertragen, und er war fest entschlossen, ihn aufzuklären. Nachdem er die Geldkassette mit seinem Taschentuch aufgehoben hatte – wie Sie ja wissen, gab es noch keine Tatortkoffer mit Handschuhen –, bemerkte er auf ihrer Unterseite etwas, das wie ein Fingerabdruck aussah. Er wickelte die Kassette in Papier und brachte sie zur neu gegründeten Dienststelle für Fingerabdrücke beim Scotland Yard. (Es macht mich wirklich fertig, dass zwar eine Dienststelle für Fingerabdrücke gegründet worden war, man aber nicht auf die Idee kam, Ermittler mit Handschuhen auszustatten, damit sie nicht ihre *eigenen* Fingerabdrücke am Tatort hinterließen. Bis dahin sollten nochmals zwanzig Jahre ins Land gehen!) Obwohl drei Jahre zuvor ein Einbrecher anhand von Fingerabdrücken überführt werden konnte, herrschten noch immer Zweifel an der Methode, und ihre Verwendung hing, wie Val McDermid in ihrem exzellenten Buch *Die Anatomie des Verbrechens* bemerkt, »der Ruch von Handlesekunst an«.[22] In diesem Fall erwies sich der blutige Abdruck als der eines Daumens … welch Glück! Ein kompletter Abdruck, der weder denen der Jungs entsprach, die Thomas Farrow gefunden hatten, noch denen der Farrows selbst oder denen der Polizei am Tatort. Von wem aber stammte er?

Mit den erkennungsdienstlichen Datenbanken behördlich erhobener Fingerabdrücke im Hinterkopf, die die Polizei im Lauf des letzten Jahrhunderts angelegt hat, fällt es uns heute schwer, uns eine Zeit vorzustellen, in der dies nicht die Regel war. 1905 aber, als Fingerabdrücke sich gerade erst durchsetzten, war die Sammlung der Polizei, gemessen am heutigen Standard, spärlich – auch wenn sie bereits an die neunzigtausend Datensätze enthielt. Bedenkt man allerdings wiederum, dass diese händisch durchsucht und durch eine Lupe miteinander verglichen werden mussten, war es doch eine beträchtliche Menge. Allerdings hilft es einem nicht weiter, einen Fingerabdruck von einem Tatort abzunehmen, solange es keinen Verdächtigen gibt, mit dessen Abdruck man ihn vergleichen kann – etwas, das Agatha Christie nur zu gut wusste. Inspector Hardcastle aus *Auf doppelter Spur* legt sie daher die folgenden Worte in den Mund: »Wir haben seine Fingerabdrücke nach London geschickt, vielleicht sind sie ja aus welchem Grund auch immer registriert. Falls ja, sind wir einen großen Schritt weiter.«[23]

Bedauerlicherweise konnte Ann Farrow der Polizei im Deptford-Fall keine Beschreibung der Angreifer liefern, da sie ihren schweren Verletzungen erlag, ohne zuvor noch einmal das Bewusstsein zu erlangen. Es gab jedoch Zeugen, die verdächtige Personen meldeten. Augenzeugen beschrieben zwei Männer, die ihnen entweder in unmittelbarer Umgebung oder sogar beim Verlassen des Ladens aufgefallen waren: einer in einem braunen Anzug mit Kappe, der andere in blauem Anzug mit Melone und einem Schnauzbart.

Die Polizei sollten diese Beschreibungen auf die Fährte zweier Brüder führen: Alfred und Albert Stratton.

Die Stratton-Brüder wurden schleunigst ausfindig gemacht, und als Hauptverdächtige in dem Mordfall nahm man ihnen ihre Fingerabdrücke ab. Der Daumen von Alfred Strattons rechter Hand stimmte mit dem auf der Geldkassette überein. Den Laien im Geschworenenstand würde man also ein bisher unbekanntes Beweismittel vorlegen, und es stand zu befürchten, dass es zu »wissenschaftlich« sein und daher zu Verwirrung führen könnte. Doch die Staatsanwaltschaft verfuhr so, wie wir es zuvor bei Inspector Raglan in *Alibi* gesehen haben: Sie machte sich vergrößerte Fotoabzüge der Fingerabdrücke vom Tatort zunutze. Im Fall der Strattons war dieses Vorgehen im Gerichtssaal ähnlich erfolgreich; vielleicht war es diese innovative, in den Medien viel beachtete gerichtliche Beweismittelführung, die Agatha Christie dazu inspirierte, auch in ihrem Buch vergrößerte Fotos abdrucken zu lassen. So konnten die Geschworenen die Einzigartigkeit der Fingerabdrücke mit eigenen Augen sehen – ebenso wie die zwölf Übereinstimmungen zwischen dem Abdruck auf der Geldkassette und dem von Alfred Stratton. Sie waren fasziniert. Nur neunzehn Tage später, am 23. Mai 1905, baumelten die Gebrüder Stratton am Galgen des Gefängnisses Wandsworth in Südlondon.

Alibi war Agatha Christies dritter Poirot-Roman und erschien 1926. Zu diesem Zeitpunkt gehörte die Abnahme von Fingerabdrücken an Tatorten zum Standardprozedere – vor allem bei jenen, die belesen waren. In einer humorvollen Passage an dem Ort, an dem Roger Ackroyd zu Tode kam, versucht Inspector Davis, Dr. Sheppard mit etwas zu beeindrucken, das er für einen Paukenschlag forensischen Wissens hält. Er erzählt Sheppard, er könne auf der Mordwaffe ganz deutlich Fingerabdrücke erkennen, obgleich diese für den Laien nicht sichtbar seien.

Auf die herablassende Art des Inspectors reagiert Dr. Sheppard brüskiert mit einem inneren Dialog: »Ich verstehe nicht, warum man mir jeglichen Verstand absprechen will. Schließlich lese ich auch Detektivgeschichten und die Zeitung und bin ein normaler Mensch mit normalen Fähigkeiten.«[24] Dr. Sheppard weiß, dass Fingerabdrücke auf einem Dolchgriff am Tatort eines Dolchangriffs zu erwarten sind – etwas, das jedem mit auch nur einem Funken Sachverstand klar ist, sogar, wie Poirot in *Vier Frauen und ein Mord* bemerkt, einem »Dummkopf«.

Da Fingerabdrücke zwischenzeitlich ein wohlbekanntes Werkzeug im Instrumentarium der Detektive sind, ergreifen die Figuren in Christies Roman *Alibi* selbst die Initiative und nehmen sich oder anderen Menschen Fingerabdrücke ab. Geoffrey Raymond, der kecke Sekretär des verstorbenen Roger Ackroyd, der weiß, dass man ihn bitten wird, seine Fingerabdrücke »zum Zweck des Ausschlussverfahrens« bereitzustellen, beschleunigt das Verfahren, indem er sie sich selbst abnimmt. Er sagt: »Sollten wir Inspector Davis nicht gefälligkeitshalber auch gleich unsere Fingerabdrücke geben?«, und weiter:

> Er nahm zwei Karten vom Visitenkartentablett, wischte sie mit seinem seidenen Taschentuch ab, gab mir eine und behielt die andere. Dann überreichte er sie beide mit einem Grinsen dem Inspector.

Auch wenn die Karten nicht näher beschrieben werden, nehme ich an, dass sie eine glänzende Oberfläche hatten. Und zwar, weil er sie mit einem seidenen Taschentuch abreibt, was darauf hindeutet, dass die Oberfläche abwischbar ist und dass es andere Abdrücke gab, die es abzuwischen galt. Inzwischen ist uns bekannt, dass man ohne Tinte oder einer anderen Substanz auf der Fingerkuppe latente Fingerabdrücke hinterlässt. Solche konnten die Kriminalisten jener Zeit auf einer porösen Oberfläche nur schwerlich sichtbar machen, da die Entwicklung des Nachweisverfahrens mit Ninhydrin 1926 noch in den Kinderschuhen steckte.

Raymond ist nicht die einzige Figur in einem Christie-Roman, die sich dieser Methode bedient. Ein ganz ähnliches Beispiel kommt in der Kurzgeschichte *Der Juwelenraub im Grand Hotel* vor, die nur wenige Jahre vor *Alibi* veröffentlicht wurde. Hier vollführt Poirot höchstselbst den Trick, als er einer möglichen Juwelendiebin unter Vortäuschung falscher Tatsachen eine Karte überreicht. Die Verdächtige – ein Zimmermädchen – fällt darauf herein und nimmt die Karte aus glänzendem Papier entgegen, wobei Poirot ganz unschuldig fragt, ob sie sie schon einmal unter den Besitztümern ihres Arbeitgebers Mr. Opalsen gesehen habe. Sie verneint und gibt sie Poirot zurück. Er wiederholt das Ganze bei einem zweiten Verdächtigen und erklärt Hastings am Ende: »Es war eine Falle für den Diener. Die Karte hatte eine speziell präparierte Oberfläche – für Fingerabdrücke. Ich fuhr schnurstracks nach Scotland Yard [...]. Wie ich vermutet hatte, stammten die Fingerabdrücke von zwei bekannten Juwelendieben, die schon seit längerem gesucht wurden.«[25]

Aus heutiger Sicht ergibt es absolut Sinn, dass Poirot die Fingerabdrücke zum Scotland Yard bringt (auch wenn ich von Fingerabdruckexperten gehört habe, dass er für die Art und Weise, wie er sie den Verdächtigen abgejagt hat, in große Schwierigkeiten geraten würde!); doch damals existierte die Fingerabdruckzentrale beim Scotland Yard gerade einmal seit zwei Jahrzehnten. Poirot *hätte* natürlich darauf warten können, dass man die Verbrecher finden und ihnen ihre Fingerabdrücke auf üblichem Wege abnehmen würde, aber so ist er allen anderen einen Schritt voraus – wo er sich, sehr zu Hastings Frust, eigentlich immer befindet.

Dieses Beispiel offenbart einen Poirot, dessen detektivisches Vorgehen durchaus listig ist, und es ist interessant, ihn bei seiner Heimlichtuerei zu beobachten. Immerhin brüstet er sich sonst häufig damit, er sei quasi ein offenes Buch, und gegenüber Hastings sagt er, er würde nichts vor ihm verbergen: »Sie haben alle Fakten. Alles, was ich weiß, wissen auch Sie.« Aber es gibt auch Momente, in denen der ehemalige Polizist in Poirot zum Vorschein kommt und er weit geradliniger handelt.

So sucht er in *Mord im Orientexpress*, dessen Tonfall düsterer ist als der von *Alibi,* weit offenkundiger nach Fingerabdrücken. Nach dem titelgebenden Mord an dem amerikanischen Reisegast Mr. Ratchett wird uns erzählt, Poirot habe den Rahmen eines Fensters im Zug sorgfältig untersucht. Er zieht einen kleinen Behälter mit Fingerabdruckpuder aus seiner Tasche und pustet es über den Rahmen, nur um festzustellen, dass dort kein einziger Fingerabdruck zu sehen ist. Daraus schließt er, dass der Fensterrahmen abgewischt wurde.

Diesen Trick, oder eine Variante davon, wiederholt er auch während seines Urlaubs in *Der Tod wartet.* Diesmal werde ich Ihnen allerdings nicht verraten, wessen Abdrücke es sind oder wohin er sie schickt, da Ihnen dies das Ende verderben würde! In Christies Romanen aus den 1930er-Jahren bekommen wir eher Hercule Poirot den »Kriminalisten« als Hercule Poirot den »Kriminologen« zu Gesicht; den Poirot, der forensische Beweismittel *höchstpersönlich* sichert – etwas, das er in späteren Büchern scheinbar mit Hohn betrachtet. Gut möglich, dass sich Christie bei den frühen Beispielen noch stärker an Arthur Conan Doyle orientierte, bevor sie Poirot dann als eigenständige Figur entwickelte: In ihrer Autobiographie räumt sie genau das ein und erzählt, wie tief sie damals in die fiktionale Welt Conan Doyles eingetaucht war. Oder aber Poirots Erinnerungen an die Polizeiarbeit sind in den früheren Büchern noch frischer, und sein Instinkt, sich selbst auf die Suche nach forensischen Beweismitteln zu machen, lässt sich schwerer unterdrücken. Warum in aller Welt sollte er sonst Fingerabdruckpuder mit in den Urlaub nehmen? Nun gut, zu beachten ist jedenfalls, dass Poirots Entwicklung nicht linear verläuft und er sich innerhalb von Agatha Christies Œuvre oft selbst widerspricht. Manchmal verlässt er sich auf handfeste Beweismittel, manchmal auf etwas, was er als »Psychologie« bezeichnet, und manchmal auf eine Mischung aus beidem.

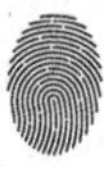

Fingerabdrücke am Tatort sind wichtig, und wie wir gesehen haben, war das Agatha Christies Detektiven – sowohl den Profis als auch den Amateuren – bekannt. Heißt das nun aber, dass fehlende Fingerabdrücke am Tatort etwas sind, das von jedem Ermittler gefürchtet wird? *Nicht unbedingt.* Agatha Christie war sich eines wesentlichen Grundsatzes der forensischen Wissenschaften bewusst, der uns heutzutage womöglich geradezu trivial erscheint: Das Fehlen eines bestimmten Beweismittels – wie beispielsweise Fingerabdrücke – kann genauso aussagekräftig sein wie seine Anwesenheit. Häufig bedeutet das Fehlen von Fingerabdrücken einfach nur, dass das Objekt abgewischt wurde. Heutzutage leuchtet uns das ein, ja, es erscheint uns geradezu trivial, doch in Anbetracht dessen, dass die Fingerabdruckerkennung zu Agatha Christies Zeiten noch in den Kinderschuhen steckte, verstand sie den Stellenwert der Methode überaus schnell und machte sich fehlende Fingerabdrücke in zahlreichen ihrer Romane zunutze, um einen kaltblütigen Mörder zu zeichnen, der über weit mehr Wissen verfügt als der damals handelsübliche gemeingefährliche Irre. In *Die Morde des Herrn ABC* hat es Hercule Poirot definitiv nicht mit einem dieser handelsüblichen gemeingefährlichen Irren zu tun, sondern mit einem eher aufwendig inszenierten Täuschungsmanöver, bei dem jemand versucht, einen anderen als solchen erscheinen zu lassen. (Bemerkenswerterweise war es Christies Detection-Club-Kollege und Autor der Vater-Brown-Krimis G.K. Chesterton, der sie auf die Idee für die »ABC-Morde« brachte.) In dem Buch kommen Spuren vor, wie man sie von einem Serienmörder erwarten würde – seine »Visitenkarte« oder sein sich wiederholendes Tatmuster beispielsweise. Am Ende einer Unterhaltung mit Hastings spricht Poirot über ein Beweisstück, das am aktuellen sowie an anderen Tatorten zurückgelassen wurde und für ihn bedeutsam ist: das ABC-Kursbuch. Hastings fragt sich, ob es versehentlich von jemandem liegen gelassen wurde, doch Poirot deutet auf das Fehlen von Fingerabdrücken hin:

> Überlegen Sie doch mal – gestern war ein lauer Juniabend. Geht ein Mann bei diesem Wetter mit Handschuhen aus dem Haus? So einer wäre bestimmt aufgefallen. Nachdem es also keine Fingerabdrücke auf dem Kursbuch gibt, muss er sie sorgfältig abgewischt haben.[26]

Es gibt verschiedene Methoden, die eigenen Fingerabdrücke zu vertuschen. Man kann sie abwischen, aber eigentlich ist es besser, Handschuhe zu tragen, um die eigenen Fingerabdrücke den bereits vorhandenen nicht hinzuzufügen. Agatha Christie wird sogar recht konkret, wenn es darum geht, warum ein Verbrecher wohl Handschuhe trägt, und mancher ihrer Mörder brüstet sich selbst damit: »[I]ch trug Handschuhe. So wusste ich, dass ich keine Fingerabdrücke hinterlassen hatte.«[27]

Aber ein scharfsinniger Ermittler, der unkonventionell denkt, misst vielleicht sogar gerade dem Fehlen Bedeutung bei. Agatha Christie hat häufig gesagt, *Das krumme Haus* zähle zu ihren Favoriten. Mit seinen gut ausgearbeiteten Figuren, reichlich falschen Fährten und einer schockierenden Auflösung erstaunt es kaum, dass sie es als »die reinste Freude« bezeichnete, den Roman zu schreiben.

Der Patriarch des titelgebenden »krummen« Hauses, Aristide Leonides, stirbt, nachdem ihm seine Augentropfen – die die giftige Substanz Eserin enthalten – anstelle seines Insulins injiziert werden. Da er wirklich schlecht sieht, genau aus diesem Grund braucht er die Augentropfen, steht die Möglichkeit im Raum, er habe seinen Tod versehentlich selbst herbeigeführt. (Ich selbst habe einer Bolognese-Soße, in der Annahme, es wäre Tomatenmark, einmal Ibuprofen-Gel hinzugefügt. Die Tuben sahen recht ähnlich aus, und ich bewahrte sie unvorsichtigerweise in der gleichen Schublade meines Kühlschranks auf!) Oder hat es vielleicht jemand anders versehentlich getan, weil er oder sie nicht richtig aufgepasst hat? Schließlich kommen solche Unfälle vor. Aber der Mörder begeht einen Fehler, da er sich dazu entschließt, alle Fingerabdrücke von der Flasche abzuwischen, anstatt Handschuhe zu tragen:

> Wir haben die leere Augentropfenflasche im Abfalleimer gefunden, ohne irgendwelche Fingerabdrücke darauf. Schon für sich genommen verwunderlich. Normalerweise hätten sich Fingerabdrücke darauf befinden müssen.[28]

Dadurch wissen die Ermittler, dass das Insulin vorsätzlich mit den Augentropfen vertauscht wurde, da andernfalls Fingerabdrücke zurückgeblieben wären. Ein Mörder wollte unerkannt bleiben und hat dabei einen grundlegenden Fehler gemacht. Das verdeutlicht, dass es sich nicht immer bezahlt macht, alle Fingerabdrücke komplett von einem Gegenstand zu entfernen, wenn man ein Verbrechen begeht, da dies die Aufmerksamkeit gerade auf ihr Fehlen richtet: etwas, das Agatha Christie in ihren Büchern immer wieder aufgriff.

Was aber, wenn der Mangel an Fingerabdrücken ein doppelter Bluff ist? In ein paar ihrer Romane geht Agatha Christie so weit, uns Leser – und Poirot – mit dieser Methode auszutricksen. In der Kurzgeschichte *Mord in der Bardsley Gardens Mews* sieht sich Poirot mit einem Fall konfrontiert, bei dem eine Frau von ihrer Zimmernachbarin, Miss Jane Plenderleith, bei deren Rückkehr von einem Wochenende auf dem Land tot aufgefunden wird. Der Fall ist komplizierter, als es zunächst den Anschein hat: Handelt es sich um einen als Selbstmord getarnten Mord oder um einen Selbstmord, der so inszeniert wurde, dass es aussieht, als wäre es Mord? (Ja, ich weiß, es ist ganz schön verwickelt!)

›Was ist übrigens mit den Fingerabdrücken?‹

›Also, es war auf jeden Fall Mord. Keinerlei Abdrücke auf dem Revolver. Abgewischt, ehe er ihr in die Hand gelegt wurde. Selbst wenn es ihr gelungen sein sollte, sich den Arm mit irgendwelchen phantastischen akrobatischen Verrenkungen um den Kopf zu schlingen, hätte sie kaum abdrücken können, ohne den Revolver festzuhalten, und abwischen hätte sie ihn nach ihrem Tod natürlich auch nicht mehr können.‹[29]

Eine Figur muss schon außerordentlich gerissen sein und sich gut mit forensischen Beweismitteln auskennen, um es fertigzubringen, einen Selbstmord wie einen Mord aussehen zu lassen. So jemand müsste den Ermittlern immer einen Schritt voraus sein und wissen, wonach diese am Tatort eines

Mordes und an dem eines Selbstmordes suchen, um die vorhandenen Beweise dementsprechend zu manipulieren.

Wie Poirot in dieser Kurzgeschichte bemerkt, kann niemand seine Fingerabdrücke von einer Pistole wischen, wenn er oder sie tot ist. Aber vielleicht jemand anders? Gibt es in *Mord in der Bardsley Gardens Mews* etwa jemanden, der intelligent genug ist, Poirots kleinen grauen Zellen ein Schnippchen zu schlagen? Um das herauszufinden, müssen Sie die Geschichte schon selbst lesen ...

Doch auch zu offenkundige Fingerabdrücke am Tatort sind nicht unbedingt das Gelbe vom Ei. Auch so etwas kann verdächtig wirken und die Ermittler von vornherein von der falschen Fährte abbringen. So geschieht es im Roman *Kurz vor Mitternacht*, in dem der behandelnde Arzt dem etwas zu offensichtlichen Beweis mit Skepsis, ja gar Sarkasmus begegnet:

> ›Zuvorkommender Bursche‹, bemerkte Dr. Lazenby. ›Hinterlässt die Waffe – hinterlässt seine Fingerabdrücke darauf – ein Wunder, dass er nicht auch seine Visitenkarte hinterlassen hat.‹[30]

Manchmal ist es auch die Platzierung von Fingerabdrücken, die sie verdächtig machen, wie die auf einer Bierflasche in *Das unvollendete Bildnis*:

> Sie muss die Flasche und das Glas abgewischt und dann seine Finger daraufgedrückt haben. [...] Das hat aber nicht funktioniert. [...] Er hat vor Gericht eindeutig bewiesen, dass man eine Flasche unmöglich in so einer Position halten konnte![31]

Anhand der unterschiedlichen Verwendungsweisen von Fingerabdrücken lässt sich zeigen, wie sich Agatha Christies Kenntnis der Daktyloskopie weiterentwickelte und sie diese Methode auf immer kreativere Weise in ihre Geschichten einfließen ließ.

In *Mord auf dem Golfplatz* sagt Poirot: »Aber ich finde es doch sehr interessant, dass es gar keine Fingerabdrücke gab. Es ist schließlich so leicht, fremde Fingerabdrücke zu hinterlassen.«[32] Aber ist es wirklich so leicht? Vielleicht unter bestimmten Umständen. In einem von Agatha Christies Büchern aus den 1940er-Jahren, dessen Titel ich nicht nennen werde, um nicht zu spoilern, werden die Fingerabdrücke einer völlig unbeteiligten Person auf ziemlich geniale Weise auf einen Gegenstand gepflanzt, was die Ermittler auf eine wilde Verfolgungsjagd führt. Gegen Ende des Buches redet Poirot darüber mit dem Schuldigen, da er sich nicht ganz darüber im Klaren ist, wie dieser das Kunststück fertiggebracht hat: »Aber die Fingerabdrücke, wie haben Sie das mit den Fingerabdrücken hinbekommen?«, fragt er, und die Antwort lautet: »Ein alter blinder Mann, der auf der Straße Streichhölzer verkauft.«

Aber ist es auch in Abwesenheit eines so gelegen kommenden Blinden möglich, jemandes Fingerabdrücke auf einen Gegenstand zu »pflanzen«; kann man jemandem einen Fingerabdruck beispielsweise mit Klebeband abnehmen und ihn an anderer Stelle aufbringen? Oder kann man das Bild eines Fingerabdrucks benutzen, um etwa ein Smartphone mit Fingerabdruckkennung zu entsperren?

Die Antwort lautet: Ja und Nein – es kommt auf den Scanner an. Im Großen und Ganzen gibt es zwei Modelle, die älteren optischen Scanner nutzten einfache Sensoren, um die Veränderungen des Lichts zwischen den Papillarleisten und den Furchen zu messen. Da sie nur »abtasten und aufnehmen«, können sie sogar mit hochaufgelösten Fotos hinters Licht geführt und leicht überlistet werden. Modernere Modelle hingegen machen sich die elektrische Leitfähigkeit zunutze. In diesem Fall befinden sich auf dem Fingerabdruckscanner eine leitende Siliziumschicht sowie Kondensatorzellen. Kommen die Finger in Kontakt mit der Siliziumschicht, verändert sich deren elektrische Ladung – allerdings geschieht dies nur an den Stellen, an denen die Leisten aufliegen.

Zur Erinnerung: Die Leisten sind die charakteristischen Linien der Haut, die sich von den Fingerkuppen abheben. Ohne die Elektrizität, die jedes Lebewesen weiterleitet, funktioniert das Ganze nicht. Einem Abdruck, der mit einem Klebeband abgenommen wurde oder dem Finger eines Toten (unabhängig davon, ob er noch mit dem Körper des Toten verbunden ist oder ob es sich um einen »Haut-Fingerhut« handelt), mangelt es an dieser Leitfähigkeit, und der Sensor wird ihn daher nicht erkennen. Falls Sie darüber nachdenken, in einen Hochsicherheitstrakt mit Fingerabdruckerkennungssystem einzubrechen, sollten Sie sich das also noch einmal gut durch den Kopf gehen lassen!

Vielleicht ist es aber auch einfacher, hinsichtlich des Vorhandenseins von Fingerabdrücken zu lügen und einen Köder in Form imaginärer Abdrücke auszuwerfen: In *Tod in den Wolken* wird Poirot mit einem dramatischen Ausrutscher des Mörders belohnt, als er, nach einem langen und hitzigen Schlagabtausch, höchst manipulativ behauptet, der Verdächtige sei achtlos gewesen und habe Fingerabdrücke auf der Flasche mit giftiger Blausäure hinterlassen. Der Mörder kann nicht anders, als auszurufen, dies sei unmöglich, er habe Handschuhe getragen.

Poirots Verdacht wird also bestätigt, da der Mörder dermaßen eitel ist, dass er es nicht erträgt, seinen angeblichen Fehler unkommentiert zu lassen.

Der gleichen riskanten Methode bedient sich Poirot ein Jahr später erneut in *Die Morde des Herrn ABC*, wahrscheinlich, weil sie beim vorangegangenen Mal so gut funktioniert hat! Einem Verdächtigen erzählt er, er habe Fingerabdrücke auf der Schreibmaschine gefunden, die benutzt wurde, um die Ankündigungsschreiben für die ABC-Morde zu tippen, die Einzelheiten enthielten, die nur der ABC-Mörder kennen konnte. Angesichts dieses »Beweises« bricht der Verdächtige zusammen und gesteht, obwohl er keinerlei Erinnerung daran hat, die Morde tatsächlich begangen zu haben. Aber ja, ganz bestimmt muss er sie begangen haben, wo man ihm doch erzählt, er habe einen Fingerabdruck auf der fraglichen Schreibmaschine hinterlassen ... Im Glauben, der Fall sei gelöst, sagt Hastings naiv und dankbar: »Der Fingerabdruck hat die Sache endgültig entschieden«, worauf Poirot ausweichend erwidert: »Ja, Fingerabdrücke sind sehr nützlich.«[33]

Das sind sie in der Tat, ob sie nun vorhanden sind oder nicht!

Der Missbrauch von Fingerabdrücken und die Tatsache, dass sie manipulativ gepflanzt oder getilgt werden können, macht ihr Vorkommen an einem Tatort weit komplizierter, als es zunächst scheint. In ihr zweites Buch, *Mord auf dem Golfplatz*, schrieb Agatha Christie den folgenden Wortwechsel zwischen Hastings und Poirot:

> ›Selbst ein Fingerabdruck hat bisweilen schon zur Überführung und Verurteilung eines Mörders geführt.‹
> ›Und zweifellos schon mehr als einen Unschuldigen am Galgen enden lassen‹, antwortete Poirot trocken.[34]

Das zeigt, wie gut sich Christie mit Fingerabdrücken auskannte und sogar um die Fehleranfälligkeit des Verfahrens wusste.

Lassen Sie uns nicht vergessen, dass damals, als Agatha Christie ihre Geschichten schrieb, auf Mord noch häufig die Todesstrafe durch Erhängen stand und dies bis 1965 so blieb, nur ein Jahrzehnt vor Christies eigenem Tod. Allein auf Grundlage eines Fingerabdrucks sollte wirklich niemand verurteilt werden. Zu groß ist die Wahrscheinlichkeit, dass sich der Fingerabdruck als fehlerhaft erweist. Und damals, als noch die Todesstrafe galt, hatte ein Fehlurteil wegen Mordes irreversible Folgen.

In *Die Morde des Herrn ABC* endet eine Figur aus genau diesem Grund beinahe am Galgen. Ich werde nicht näher darauf eingehen, wie es dazu kommen konnte, da es Ihnen den Spaß an der Geschichte verderben würde. Aber lassen sie uns einfach sagen, es war großes Glück, dass Hercule Poirot sich des Falls angenommen hatte …

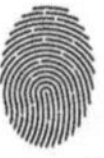

Christie kennt sich mit Fingerabdrücken aus. Sie stellt ihr Wissen unter Beweis, weiß um ihren Wert am Tatort, bleibt stets am Puls der Wissenschaft und teilt ihre Erkenntnisse durch die gewitzten Figuren in ihren Büchern, die sogar Fingerabdrücke erfinden, die es gar nicht gibt, um Verdächtigen ein Geständnis zu entlocken. Wenn Fingerabdrücke vorhanden sind, können sie den Schuldigen schwer belasten … doch Agatha Christie nutzt sie auch, um Unschuldige zu bezichtigen. Dann zeigt allein ihr Vorhandensein – im wahrsten Sinne – mit dem Finger auf die falsche Person. Mit Fingerabdrücken kennt sie sich so gut aus, dass sie diese unter gewissen Umständen zur Waffe umzudeuten weiß.

Dabei sind Fingerabdrücke nur eine Waffe in der Rüstkammer der Forensik. Es gibt noch andere Spuren, die wir am Tatort hinterlassen. Möglicherweise ohne direkten Kontakt; ohne dass wir zumindest eine gewisse Kontrolle über sie haben, da wir sie wegwischen oder Handschuhe tragen können. Es handelt sich dabei vielmehr um Spuren unserer selbst, die wir hinterlassen, ohne auch nur das Geringste davon zu ahnen.

Kapitel 2

MATERIALSPUREN

> **[Hastings:] ›Ich rede von Kleinigkeiten – von Spuren, die uns zu den Mördern führen müssen.‹**
> **[Poirot:] ›Mon ami, eine zwei Fuß lange Spur ist ebenso wertvoll wie eine von zwei Millimetern. Aber Sie halten sich an die romantische Vorstellung, alle wichtigen Hinweise müssten winzig klein sein.‹[1]**

In voranstehendem Zitat aus dem Jahr 1923 ist Hercule Poirot auf die für ihn typische Weise scharfsinnig – und melodramatisch –, als er den Wunsch vieler Laien beklagt, Verbrechen sollten doch bitte schön anhand winzigster Hinweise gelöst werden. Ob bei einem wahren oder einem fiktionalen Verbrechen: Für ein Publikum kann es spannend und zufriedenstellend sein zu erfahren, dass eine Straftat unaufgeklärt geblieben wäre, hätte es da nicht einen ungewöhnlich scharfsinnigen Ermittler gegeben, der auf das Haar eines exotischen Tieres gestoßen ist oder auf eine bestimmte Zigarettenmarke oder ein winziges Sandkorn von einem ganz bestimmten Strand. Diese Lesererwartung verdankt sich zu großen Teilen früheren Detektiven wie Sherlock Holmes, der Christie, wie wir bereits wissen, als Inspirationsquelle diente. In ihrer Autobiographie erwähnt sie dies in Bezug auf *Mord auf dem Golfplatz*: »Ich hielt noch an der Sherlock-Holmes-Tradition fest – exzentrischer Detektiv, der Assistent als Stichwortgeber, dazu einen Kriminalbeamten aus Scotland Yard, Inspektor Japp.«[2]

Man kann also davon ausgehen, dass ihr Wissen über Spurenmaterial größtenteils von Conan Doyle stammt. Sherlock

Holmes' Expertise in puncto Tabakasche findet in Conan Doyles Debüt *Eine Studie in Scharlachrot* aus dem Jahr 1887 zum ersten Mal Erwähnung; aber auch in späteren Werken kommt er immer wieder darauf zurück. In der Kurzgeschichte *Das Rätsel von Boscombe Valley* sagt Holmes: »Ich habe, wie Sie wissen, dieser Frage einige Aufmerksamkeit gewidmet und eine kleine Monographie über die Aschen von einhundertvierzig verschiedenen Sorten Pfeifen-, Zigarren- und Zigarettentabak geschrieben.«[3] Damit wird angedeutet, ebenjene winzigen Hinweise würden ihm dabei helfen, seine Fälle zu lösen. Auch *Der Hund von Baskerville*, *Das Tal der Angst* und *Das Abenteuer des ansässigen Patienten* enthalten entscheidende Beweise in Form von Tabak.

Zu Beginn war Christie von Conan Doyles Werk beeinflusst, und Conan Doyle wiederum von einem realen schottischen Arzt namens Joseph Bell. Insofern lernte sie also wirklich etwas über die Lehre des Spurenmaterials, die damals florierte. Später dann inspirierte sie das, was Conan Doyle im echten Leben tat, wie beispielsweise die Gründung eines exklusiven Clubs, in dem die Verbrechen des Tages diskutiert wurden. Es lässt sich also mit Fug und Recht sagen, sie habe ihr Wissen, das sie später in ihren eigenen Werken verarbeitete, sowohl Conan Doyle als auch Bell, sowohl der Wirklichkeit als auch der Literatur zu verdanken.

Dabei wurden nicht nur Christie, ihre Figuren und Geschichten von Sherlock Holmes beeinflusst: In jüngerer Vergangenheit lässt sich ein ähnlich eindrucksvolles enzyklopädisches Wissen vermeintlich unwichtiger Details auch bei Gil Grissom aus der Fernsehserie *CSI* beobachten. Dort scheint es so, als könne jeder Ermittler, der etwas auf sich hält, einem aus dem Stegreif sagen, was ein Tatverdächtiger geraucht hat, wo er davor unterwegs war, welche Haustiere er besaß, wo er seine Teppiche kaufte und vieles mehr. In der

Kriminalliteratur werden Fälle häufig auf diese Weise gelöst – weil es spannend ist! Üblicherweise enthält der Plot Hinweise und falsche Fährten, und es ist die Aufgabe des Lesers, zu versuchen, kleinste Details zu entdecken, die Voraussetzung dafür sind, das gesamte Rätsel zu lösen. Wobei oft gilt: Je kleiner, desto besser. Vielleicht weil es suggeriert, dass wir uns mehr anstrengen, genauer hinsehen müssten. Oder vielleicht, weil diese winzigen Hinweise eher an Tatorten und Verdächtigen haften bleiben, ohne dass es jemandem auffällt … außer natürlich den besten Detektiven und aufmerksamsten Lesern.

Selbstredend *ist* Hercule Poirot wirklich der Beste, zumindest denkt er das, und in der Welt Agatha Christies sucht seine Erfolgsbilanz ihresgleichen. In *Das Abenteuer des italienischen Nobelmanns* sagt Hastings: »Poirot hatte recht. Er hat immer recht – zum Kuckuck mit ihm!«[4] Und in der Tat ist Poirot seinem häufig leicht konfusen Sidekick Hastings ständig und insgeheim eine Nasenlänge voraus.

Was aber macht Poirot zu einem so sagenhaften Detektiv? Er selbst schreibt es seiner erstaunlichen Intelligenz – seinen »kleinen grauen Zellen« – zu. Außerdem brüstet er sich damit, jeden Fall mit Methode und Ordnung anzugehen: »Methode und Ordnung sind alles.« Als er in Christies Roman *Das unvollendete Bildnis* einen Vortrag beschreibt, der von einer Figur namens Angela Warren gehalten wurde, lobt er, wie klug sie aus den Fakten geschlossen habe. Und Christie ergänzt: »Hercule Poirot fühlte sich von dem Vortrag angesprochen, war er doch Ausdruck eines systematischen Geistes.«[5] Poirot hat sehr genaue Vorstellungen davon, wie seine Umgebung auszusehen hat, und ist diesbezüglich vielleicht sogar ein klein wenig zwanghaft: Er rückt Bilder gerade, die schief hängen; ihm gefallen »moderne« eckige Möbel, da sie so schön stromlinienförmig sind, und von der Tatsache, dass

Hühner ihre Eier nicht alle in der gleichen Größe legen, fühlt er sich persönlich beleidigt. (Wenn es nach ihm ginge, wären Eier ohnehin quadratisch.) In *Die Kleptomanin* (im Original: *Hickory Dickory Dock*), dem letzten Buch ihrer Kinderliedserie, heißt es sogar, er esse quadratische Crumpets und symmetrische Sandwiches zu Mittag,[6] die bestimmt schwer zu bekommen sind! Zweifelsohne hat Miss Lemon, seine ihm in Ordnung und Effizienz in nichts nachstehende Sekretärin, diese für ihren doch eher anspruchsvollen Arbeitgeber zubereitet oder organisiert. Er wird als äußerst gepflegt beschrieben, und alles, was fehl am Platze ist, schmerzt seine Sinne: ein »eingebildetes« Staubkörnchen auf seinem Anzug oder ein Haar seines Schnurrbarts, das kaum wahrnehmbar länger ist als die anderen – kaum wahrnehmbar wohlgemerkt für alle außer ihn selbst. Können wir daraus schließen, dass er einen guten Blick und eine Vorliebe für Spurenmaterial hat? Nun, mit diesem voreiligen Schluss könnten wir ziemlich danebenliegen. Denn scheinbar begegnet Poirot Spurenmaterial und dem, was er wohl als »gewöhnliche« Beweismittel bezeichnen würde, mit Hochmut. In *Dreizehn bei Tisch*, einem Krimi aus den 1930er-Jahren, erklärt er Hastings: »Sie möchten, dass ich Fußabdrücke vermesse, Zigarettenasche analysiere, mich auf den Bauch lege, um noch die kleinsten Details zu begutachten. Sie begreifen einfach nicht, dass man mit geschlossenen Augen in einem Sessel zurückgelehnt jedem Problem weit eher auf den Grund kommen kann.«[7] Hier spricht Poirot der Kriminologe, nicht Poirot der Kriminalist – doch wie wir noch sehen werden, neigt er dazu, zwischen den beiden hin und her zu springen …

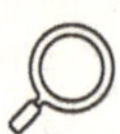

Dem frühen Kriminalisten Edmond Locard und seinem Grundsatz »Jede Berührung hinterlässt eine Spur« sind wir bereits begegnet, und zweifellos gibt es kein passenderes Thema als Materialspuren, um diesen Grundsatz zu veranschaulichen, insbesondere, weil er sich dabei auf winzige, fragmentarische Spuren bezog. Ein Abschnitt aus dem 1953 veröffentlichten Buch *Crime Investigation* von Paul Leland Kirk illustriert denn auch den hohen Stellenwert dieser Art von Beweismaterial:

> Wo immer er hintreten, was immer er berühren mag, was immer er hinterlässt, selbst unwissentlich, wird als stiller Zeuge gegen ihn aussagen. Nicht nur seine Finger- oder Fußabdrücke, sondern sein Haar, die Fasern seiner Kleidung, das Glas, das er zerbricht, die Abdrücke des Werkzeugs, die er hinterlässt, die Farbe, die er zerkratzt, das Blut oder das Sperma, das er zurücklässt oder einkassiert [...]. All das sind Tatsachenbeweise.[8]

Kirk fährt fort und erklärt, dass Tatsachenbeweise selten falsch sind, menschliches Versagen ihren Wert aber durchaus mindern kann.

Hastings scheint völlig von Tatsachenbeweisen absorbiert zu sein, ganz im Gegensatz zu Poirot, was bei dessen Charakter überrascht. Als Hastings in *Die Morde des Herrn ABC* klagt: »Wenn er doch nur eine Spur hinterlassen hätte!«,[9] ist Poirot schnell mit Kritik an diesem Gedanken zur Hand:

> Ja, eine Spur – das interessiert Sie immer am meisten. Aber leider hat er keine Zigarette geraucht und die Asche nicht auf dem Boden zurückgelassen, und er ist dann auch nicht mit einem Schuh hineingetreten, der irgendwelche seltsam geformten Nägel in der Sohle hat.[10]

Materialspuren bringen Verdächtige, Orte und Dinge miteinander in Verbindung. Und auch wenn es Poirot zuwiderläuft, sind diese Spuren bei der echten forensischen Fallbearbeitung oft die einzigen, die dem Ermittlerteam zunächst vorliegen. Daher ist es nur gerecht, dem armen Hastings und seinem Verlangen nach handfesten Hinweisen entgegenzukommen und in die faszinierende Welt der *kleinen* Dinge einzutauchen, die dabei helfen, Morde aufzuklären – und diesmal sind damit nicht Poirots kleine graue Zellen gemeint.

Worum es bei der Analyse von Spurenmaterial geht

Wenn wir die Locard'sche Regel »Jede Berührung hinterlässt eine Spur« hören, denken wir dabei höchstwahrscheinlich an Spurenmaterial.

Der Ausdruck lässt uns an Experten denken, die mit zusammengekniffenen Augen in leistungsstarke Mikroskope blinzeln, um winzigste Fasern, filigrane Haare, pudrige Glasfragmente oder Farbpartikel zu untersuchen. Diese Art Beweismittel kann man als »normalerweise zu klein, um sie mit bloßem Auge zu erkennen« definieren, und sie beinhalten unter anderem Haare, Fasern, Glas, Farbpartikel, Schmutz und Pflanzenteile wie Pollen, ja, im Grunde jede Substanz, die von einer Person auf eine andere übertragen werden kann, oder von einer Person auf einen Tatort. Vielleicht erhöht dabei die geringe Größe dieser Art Beweismittel die Glaubwürdigkeit ihrer Aussagefähigkeit. In *Dreizehn bei Tisch* jedenfalls moniert Poirot das Verlangen vieler Menschen nach diesen äußerst kleinen materiellen Spuren und verweist zugleich auf den zehn Jahre zurückliegenden Fall aus *Mord auf dem Golfplatz.* Er sagt: »Einmal fand ich ein Beweisstück […]. Aber da es statt vier Zentimeter vier Fuß lang war, wollte niemand daran glauben.«[11]

Der Ausdruck »äußerst klein« ist relativ und hängt von der fraglichen Epoche oder dem Jahrzehnt ab. In unserem Zusammenhang – den Geschichten Christies – stand jemandem, der Spuren untersucht, nur ein Vergrößerungsglas beziehungsweise eine Lupe zur Verfügung, die ein Objekt bis um das Zehnfache vergrößern kann, eine der bevorzugten Methoden Miss Marples. Die Erfindung und die sich anschließende kommerzielle Verfügbarkeit des Rasterelektronenmikroskops (oder SEM für Scanning Electron Microscope) jedoch veränderte ab 1965 die Wissenschaften, und zwar *alle*, nicht nur die forensischen. Dank seines komplett neuen Mechanismus, der nicht mehr viel mit den Mikroskopen zu tun hat, die zu Christies Zeiten verwendet wurden, kann das SEM Objekte um das Fünfhunderttausendfache vergrößern und revolutionierte die Spurensicherung. So modern diese Art der Vergrößerung auch klingen mag, geht die Analyse von Spurenmaterial jedoch auf eine Zeit zurück, in der medikolegale Fachleute mit etwas handfesteren Überbleibseln zurechtkommen mussten, und auch zur Zeit Christies literarischen Schaffens wurden weit weniger starke Mikroskope benutzt. Daher beschreibe ich Materialspuren – oder kurz: »Spuren« – als das, was mit bloßem Auge zwar gesehen, vielleicht aber nicht richtig untersucht und außerdem keiner anderen Kategorie wirklich zugeordnet werden kann. Dabei handelt es sich beispielsweise um Haare, Fasern von Teppichen oder Wolldecken, Zigarettenasche, Stofffetzen, Fingernägel, Glasscherben, Farbpartikel sowie Erde, Schmutz oder Pflanzenreste. In der Regel bedürfen diese Gegenstände keiner starken Vergrößerung, um in Agatha Christies Geschichten oder für die Verbrechen in den Tageszeitungen ihrer Zeit irgendwie von Bedeutung zu sein. Einige interessante Beispiele der damaligen Forschungspraxis berücksichtigen sogar Ohrenschmalz als Spur! Man untersuchte das Ohrenschmalz von Hafenarbeitern, die im Vorjahr Kohle abgeladen hatten, und fand darin trotz all der inzwischen verstrichenen Zeit Kohlepartikel. Ähnlich verhielt es sich auch bei anderen Arbeitern: Kaffeeröster hatten Kaffeepartikel in ihrem Ohrenschmalz, obwohl sie ihre Anstellung bereits seit Längerem nicht mehr ausübten, und – noch etwas ekliger – das Ohrenschmalz von Friseuren enthielt geringe Spuren der Haare anderer Menschen.[12]

Der Einfachheit halber werden solche Spuren von Christies Figuren gerne zusammengefasst: »Suchen Polizisten nicht immer nach Spuren? Zigarettenasche, Fußstapfen, abgebrannte Streichhölzer?«, fragt Henrietta in *Das Eulenhaus.*[13] (Ohrenschmalz wird in keinem ihrer Bücher erwähnt. Insofern es sich dabei also doch eher um ein Nischenphänomen handelt, können wir es also getrost ignorieren.)

Im Grunde können Materialspuren auch heute noch auf diese Weise zusammengefasst werden. Noch immer werden zahlreiche Spurenarten zunächst so untersucht wie zu Christies Zeiten: mit bloßem Auge und einem Vergrößerungsglas und bei angemessener Beleuchtung. Das Licht kann dabei so über das fragliche Objekt geneigt werden, dass die Lichtbrechung Details zum Vorschein kommen lässt. Es ist ein bisschen so, als würde man den »Kontrast«-Filter von Instagram auf ein Foto anwenden: Schiebt man den Regler zu der einen Seite, sehen die zarten Schatten unter den Augen eher aus wie dicke Augenringe; schiebt man ihn zur anderen – na, so was! –, sind sie verschwunden. Nach dieser oberflächlichen Inspektion wird alles, was als relevant identifiziert wurde, eingehender und unter weiterer Vergrößerung untersucht.

Heutzutage kommen dabei verschiedene Mikroskope zum Einsatz, die meist auf dem Gerätetyp basieren, der uns wohl

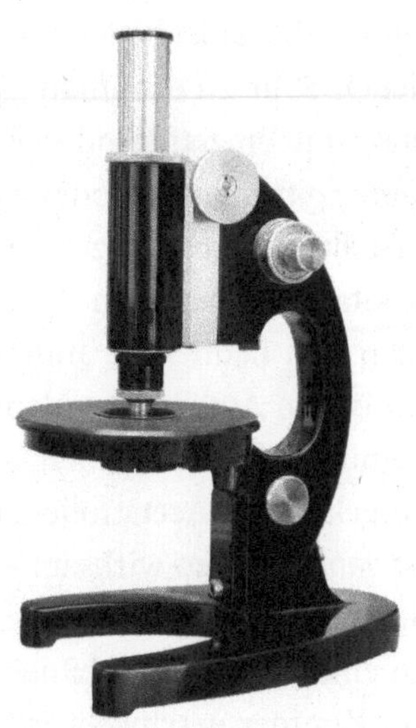

3 Lichtmikroskop, wie es zu Agatha Christies Zeit verwendet wurde

allen bekannt ist: das Lichtmikroskop. Seine Linse vergrößert das Präparat, das man zuvor auf dem Objektträger platziert hat; eine in der Regel am Mikroskop-Fuß angebrachte Lichtquelle erleichtert es der untersuchenden Person, den Gegenstand besser zu betrachten.

Diesen Gerätetyp zogen Kriminalisten zu Christies Lebzeiten heran, um Spurenmaterial zu untersuchen. Auf unserem Ritt durch die forensischen Wissenschaften werden wir jedoch auch mit anderen Geräten – beispielsweise dem bereits erwähnten SEM und dem Vergleichsmikroskop – in Berührung kommen.

Auch die Methoden der Probeentnahme haben sich seit dem Goldenen Zeitalter verändert. Damals nahm man unterschiedlichste Materialspuren wie Fingerabdrücke mit Klebeband ab, doch davon hat man sich inzwischen entfernt. Da sich unsere modernen Analyseverfahren verbessert haben und man selbst winzigste Chemikalienspuren nachweisen kann – die dabei helfen können, den Herkunftsort einer fraglichen Spur zu ermitteln –, sichert man Beweismittel heute eher mit Pinzetten oder Präzisionspinzetten, die besonders feine Spitzen haben, oder gar mit speziellen, eigens dafür hergestellten Spurensaugern. Da der Kleber von Klebeband zur Kontaminierung von Materialspuren führen kann, macht man sich heute eine andere Methode zunutze: den elektrostatischen Auftrieb, bei dem die Materialspuren nicht an Klebemitteln haften bleiben, sondern von einer elektrostatisch aufgeladenen Acetatfolie angezogen werden. Diese Methode ist ganz genauso wirksam – jeder hat wohl schon einmal den Schmutz gesehen, der aufgrund elektrostatischer Aufladung an einem Luftballon hängen bleibt, der eine Zeit lang durch ein Zimmer geschwebt ist! Also, worum geht es nun genau bei der Analyse von Materialspuren, und wie tritt sie in Agatha Christies Geschichten in Erscheinung?

Haare

In *Der blaue Express* vertraut sich Poirot seiner Mitreisenden Katherine Grey an und zeigt ihr einen Gegenstand, den er aufgelesen hat:

> ›Erinnern Sie sich, Mademoiselle? Sie waren dabei, als ich diese Haare von der Decke im Abteil entfernte.‹
> Katherine beugte sich vor uns musterte die Haare aufmerksam.
> Poirot nickte mehrmals langsam.
> ›Die Haare sagen Ihnen nichts, das sehe ich, Mademoiselle. Und dennoch – irgendwie glaube ich, dass Sie einiges sehen.‹[14]

Weder Katherine noch Poirot verraten, was sie »sehen«, und wir schreiten ins nächste Kapitel voran, aber Poirot hat recht: Haare sind ungemein nützliche Spuren, und es gibt viel zu sehen, wenn man weiß, wonach man suchen muss.

Haare finden sich absolut überall, und wenn Sie mir auch nur im Geringsten ähneln und sich Ihre Haare gerne in ungewöhnlichen Farben tönen, sind Sie der Traum eines jeden Kriminaltechnikers. (Für meinen Ehemann hingegen bin ich der absolute *Albtraum*! Er hasst es, rote, pfirsich- oder orangefarbene Haarknäuel aus dem Abfluss unserer Dusche zu fischen, und es ist auch nicht so, dass ich sonderlich gut behaupten könnte, es seien nicht meine.)

In Anbetracht dessen, dass sich Tierhaare von menschlichen unterscheiden, und da die Haare eines Menschen je nach Körperteil, von dem sie stammen, ebenfalls unterschiedlich beschaffen sind, suchen Experten nach bestimmten Eigenschaften, wenn sie versuchen, den Ursprung eines Haars zu rekonstruieren oder eine Übereinstimmung zwischen zwei Haarproben festzustellen. Diese materiellen Eigenschaften ergeben sich aus der Haarstruktur, die sich mit der eines Bleistifts vergleichen lässt: Jedes Haar setzt sich zusammen aus dem *Haarmark* im Inneren (die Graphitmine unseres Bleistifts), der *Haarrinde* (das Holz, aus dem der Stift zum größten Teil besteht) und der äußeren Schutzschicht, dem *Oberhäutchen* (der Farblackierung des Bleistifts). Die Eigenschaften dieser Elemente werden von den Experten dazu genutzt, ein Haar zu identifizieren und/ oder es mit einem unbekannten Exemplar abzugleichen:

Haarmark: Die innere Gewebesubstanz eines Haars, das Haarmark, verfügt im Hinblick auf die Forensik über einige wichtige Merkmale. Zunächst einmal ist da das Dickenverhältnis von Haarmark zu Haarrinde, das bei den meisten Säugetieren bei um die 0,5 liegt (das mag kompliziert klingen, bedeutet aber nur, dass das Haarmark die Hälfte des Durchmessers eines Haars ausmacht; 0,5 steht in diesem Fall für fünfzig Prozent). Bei Menschen ist das Haarmark mit einem Durchmesser von 0,3 jedoch besonders dünn (es nimmt also circa ein Drittel eines Haars ein), was es recht leicht macht, menschliches Haar von tierischem zu unterscheiden. Dieser dünne Bestandteil eines jeden Haars ähnelt also dem Blei im Bleistift. Außerdem enthält das Haarmark Zellen, und die Verteilung und Struktur dieser Zellen hilft ebenfalls dabei, festzustellen, von welcher Spezies ein Haar stammt.

Haarrinde: Diese Schicht, die das Haarmark umhüllt, macht den Großteil eines Haars aus (in Bezug auf die Masse) und ist so wie das Holz, das die Mine des Bleistifts umgibt. Sie enthält das Pigment, das dem Haar seine Farbe verleiht. Im Querschnitt kann man sie sich wie die farbige Iris eines Auges vorstellen, die die Pupille umschließt. Es gibt unglaublich viele verschiedene Pigmente, weswegen bei Menschen und anderen Säugetieren zahlreiche Haarfarben existieren. Die Form, der Farbton und die Verteilung der Pigmente ermöglichen es Kriminaltechnikern, sie zu Zwecken der Identifizierung zu nutzen.

Kutikula: Die Kutikula ist wahrscheinlich der Teil des Haars, der den meisten bekannt ist, da sie häufig in Werbespots für Haarpflegemittel erwähnt wird. »Die Kutikula wird geglättet, Haarfrizz reduziert« ist so ein typischer Slogan. In Wirklichkeit ist die Kutikula eine Zellschicht, die den Rest des Haarschafts wie Fischschuppen umgibt, die von der Wurzel weg in Richtung Spitzen zeigen (daher wird die Haaroberfläche geglättet und bekommt einen feinen Glanz, wenn man in diese Richtung föhnt, etwas, das mir ohne professionelle Hilfe einfach nie gelingen will). Auch die

Form dieser Zellen oder »Schuppen« ist je nach Spezies verschieden:

- Koronale, also »kronenähnliche« Zellen finden sich häufig auf Nagetier- oder Fledermaushaaren. Sie lassen die Struktur der Haarsträhnen wie aufgestapelte Kronen aussehen.
- Dreieckförmige »blätterähnliche« Zellen finden sich üblicherweise auf den Fellhaaren von Katzen und Hasen. Die Spitzen der Dreiecke ragen leicht aus dem Haar hervor.
- Ziegelförmige »abgeflachte« Zellen finden sich auf menschlichen Haaren und auch auf den Fellhaaren von Hunden und vielen größeren Säugetieren – sie liegen flach und glatt am Haarschaft an.

Unter Berücksichtigung all dieser Eigenschaften kann ein Tatorttechniker ein Haar an einem Tatort oder auf einem unbekannten Opfer identifizieren und es mit einer bereits vorliegenden Probe abgleichen: Nehmen wir einmal an, das Haar eines Opfers wurde in der Unterwäsche eines Verdächtigen gefunden oder das Haar eines Verdächtigen im Schlafzimmer eines Opfers, obwohl die beiden einander eigentlich nicht kannten. In *Kurz vor Mitternacht* konkretisiert Agatha Christie ebendies, als es um die Jacke eines Verdächtigen geht:

> Rote Haare auf dem Ärmel, blonde am Kragen? Mr Nevile Strange scheint tatsächlich ein Blaubart zu sein. Den Arm um eine Frau, die andere mit dem Kopf auf seiner Schulter.[15]

Natürlich hätte ein solcher »Beweis« vor Gericht keinen Bestand, da er auf einer einfachen Beobachtung der Haarfarbe beruht und nicht auf einer DNA-Analyse. Eine solche stand zu Christies Zeiten jedoch nicht zur Verfügung (nicht vor den 1980er-Jahren, um genau zu sein), ihren Ermittlern aber konnten Haarspuren auf einfache Weise dazu dienen, die Handlungen eines geschlossenen Personenkreises zu rekonstruieren, während sie auf aussagekräftigere Ergebnisse aus dem Labor warteten.

Bemerkenswert an Haaren ist darüber hinaus, dass sie selbst unter den widrigsten natürlichen Bedingungen, ja selbst bei starker Verwesung relativ beständig sind: Haare mögen sich durch die Zersetzung der Haut vom Schädel ablösen, aber solange der Körper nicht schutzlos den Elementen ausgesetzt ist, bleiben sie für einige Hundert Jahre erhalten und können weiterhin untersucht werden. Insbesondere Drogen und Gifte lassen sich noch lange Zeit nach Eintritt des Todes in den Haaren nachweisen.

Erde

Erdklumpen auf einem Möbelstück tragen dazu bei, den Mord an Aristide Leonides aus Agatha Christies Lieblingsbuch *Das krumme Haus* aufzuklären. Der Erzähler, Charles Hayward, und Chief Inspector Taverner von Scotland Yard bemerken auf der Sitzfläche eines Stuhls ein paar Klümpchen Erde. »›Seltsam‹, sagte Taverner. ›Jemand hat sich mit dreckigen Schuhen da draufgestellt. Warum wohl?‹«[16] Hayward kommt später noch einmal auf dieses überaus wichtige Beweismittel zu sprechen, wobei er sogar das Wort »Spur« verwendet: »Eine Spur hatte sie allerdings hinterlassen: die Klümpchen Erde auf der Sitzfläche des alten Stuhls in der Waschküche.«[17] Mit einem Schlag wird die Identität der Mörderin, die im »krummen Haus« lebt, offenbar.

Erde ist nicht einfach nur »Dreck«. Vielmehr handelt es sich dabei um eine vielschichtige Mischung verschiedener von Tieren, Pflanzen und Mineralien stammenden Substanzen ebenso wie um Mikropartikel menschengemachter Materialien wie Glas, Farbe und Beton. Die Zusammensetzung von Erde variiert stark; und genau diese Vielfalt unterschiedlicher Komponenten ermöglicht es herauszufinden, aus was für einem Gebiet sie stammt, das sich dann vielleicht sogar auf einen bestimmten Ort eingrenzen lässt. Im Folgenden ein paar Beispiele:

Tierhaar: Wenn Erde Partikel von Tierkot oder tierischem Haar aufweist, könnte sie aus der Umgebung eines Bauernhofs kommen (je nach Tierart). Menschengemachte Bestandteile wie Glas und Farbe sowie Bestandteile tierischer Herkunft könnten Hinweise auf einen innerstädtischen Zoo sein.
Sand: Er könnte auf einen Strand hindeuten und wäre vor allem dann auffällig, wenn er im Inland gefunden wird.
Pflanzen und Samen: Pflanzenpartikel können in allen Bodenarten nachgewiesen werden. Sie heranzuziehen, um Erde in einem rechtsmedizinischen Kontext zu identifizieren, ist eine Wissenschaft für sich, die häufig als forensische Botanik bezeichnet wird. Überreste von etwas wie Piniennadeln oder Samen können auf die in dem Gebiet dominierende Flora hinweisen, aus dem die Erde stammt. Unlängst haben sich robuste Pollenkörner im Rahmen viel beachteter forensischer Ermittlungen als ausschlaggebend erwiesen. Diese Teildisziplin der Untersuchung von Materialspuren ist als forensische Palynologie bekannt. Ich ziehe für all dies den Begriff »gepflanzte Beweismittel« vor ...

In der Kurzgeschichte *Auch Pünktlichkeit kann töten* werden wir mit Glas als Materialspur bekannt gemacht. Eine der Figuren stellt fest: »Komisch, [...], dass der Spiegel durch den Schuss zersplittert ist.«[18]

Wissen darüber, wie Glas bricht, kann sich als ungemein nützlich erweisen, wenn Fachleute feststellen wollen, aus welcher Richtung etwas aus Glas zerbrochen wurde. Dabei genügen bereits mikroskopisch kleine Partikel. Wie in *Das unvollendete Bildnis*, das meiner Meinung nach zu Agatha Christies besten Büchern zählt. Zwanzig Jahre nachdem der ebenso arrogante wie attraktive Maler Amyas Crale mit Koniin ermordet wurde (ein aus Geflecktem Schierling gewonnenes Gift), wird Poirot damit beauftragt, den Fall neu aufzurollen. Das tut er, und zwar unter Bezugnahme auf fünf Verdächtige – die im englischen Original titelgebenden »Five Little Pigs« (Fünf kleine Schweine). Eine der Figuren erinnert sich daran, dass man eine zerbrochene Glaspipette auf dem Weg hinauf zum Haus gefunden hatte, die zu einem wichtigen Hinweis wird in dieser fantastischen, von ihren Figuren vorangetriebenen Geschichte.

Glas hat durchaus Aussagekraft, beispielsweise, wenn es darum geht, ob ein Einbruch echt war: Wurde von außen eingebrochen, oder wurde der Einbruch fingiert und das Glas von innen zerbrochen? (Etwas, das Jessica Fletcher aus dem beliebten TV-Dauerbrenner *Mord ist ihr Hobby* öfter auffällt. Allerdings wird nie wirklich erklärt, warum die Polizei die Täuschung nicht so schnell bemerkt wie sie!)

Manchmal birgt auch das Glas selbst eine Spur: Die Zusammensetzung des Glases von Autoscheinwerfern kann so speziell sein, dass sie Ermittler zu einer bestimmten Automarke führt. Werden Bruchstücke einer Brille am Schauplatz eines Verbrechens gefunden, kann ein guter Tatorttechniker daraus schließen, woher die Gläser stammen, was wiederum in Richtung einer Person weisen kann.

Wird Glas an zwei unterschiedlichen Orten gefunden, können Sachverständige die Bruchkanten der beiden Proben daraufhin abgleichen, ob sie zusammenpassen. Genau darauf zielt in *Auch Pünktlichkeit kann töten* die Anspielung auf den Spiegel ab, der »durch den Schuss zersplittert ist«. Aber Poirot fällt noch mehr auf: ein winziger Splitter des Spiegels an einem eher unerwarteten Ort – auf dem Fuß einer Bronzestatue.

> Ich stellte mir die Frage: Wie kommt dieser Glassplitter dorthin? Die Antwort drängte sich mir von selbst auf. Der Spiegel war zerschmettert worden, aber nicht von einem Geschoß, sondern durch einen Schlag mit einer schweren Bronzefigur. Der Spiegel war vorsätzlich zerschlagen worden.[19]

Poirot nimmt hier zwar keinen Bruchkantenabgleich der Spiegelscherben vor, der Grundgedanke aber, das an zwei Stellen aufgefundene Glas mit einem Ursprungsort in Verbindung zu bringen, stellt eine rudimentäre Version eines Abgleichs dar und ließ sich von Poirot ganz bestimmt ohne Mikroskop bewerkstelligen.

Fasern

Stoff, der als Beweismittel dient, kommt in mehreren von Christies Büchern vor, beginnend mit ihrem ersten, *Das fehlende Glied in der Kette*. Es heißt, Poirot entdecke im Schlafzimmer des Opfers einen »kleine[n] grüne[n] Stofffetzen – nur ein oder zwei Fäden, aber erkennbar«[20]. Später dann versucht er herauszufinden, woher der Stofffetzen stammt. Nachdem er erfährt, dass eine der Damen des Hauses ein grünes Kleid besitzt, fragt er, ob der Stoff hell- oder dunkelgrün sei. Als man ihm sagt, es sei ein hellgrünes Chiffonkleid, antwortet er: »Schade, das suche ich nicht.«[21]

Poirot versucht hier, auf ausgesprochen primitive Weise eine verdächtige Person dem Tatort zuzuordnen, indem er die Person sucht, die ein Kleidungsstück aus dunkelgrünem Stoff besitzt (denn genau so einen hat er gefunden). Hellgrüner Chiffon ist nicht das Gleiche wie der »dunkelgrüne Stoff«, der im Buch beschrieben wird, daher lässt Poirot das Kleidungsstück unberücksichtigt und fährt damit fort, die Verdächtigen zu befragen.

Poirots Stofffetzen bestand fast nur noch aus Fäden, aber wie bei Glas können bei größeren Stoffstücken (die man am Tatort mit einer Pinzette oder Präzisionspinzette entnimmt) manchmal die Kanten miteinander abgeglichen werden. Wobei man der Größe nach vorgeht: Denn alle Stoffe, unabhängig davon, ob natürlich oder synthetisch, verlieren Fasern.

Kaum sichtbare Fasern können vorsichtig aufgesammelt und neben einer Untersuchung mit dem bloßen Auge auch einer Betrachtung mit einer weiteren Lichtquelle – wie beispielsweise ultraviolettem Licht – unterzogen werden. So können Chemikalien zutage gefördert werden, mit denen der Stoff beschichtet ist: etwa ein Färbemittel, ein Fleckenabweiser oder ein Flammschutzmittel. Diese Spurenart ist nicht auf Kleidung beschränkt; sie umfasst auch Heimtextilien in Häusern, Sitzbezüge in Autos und vieles mehr.

Die Geschichte der Sicherung mikroskopischer Spuren

Auch wenn es Mikroskope bereits seit dem 17. Jahrhundert gibt, ist ihre Verwendung in der Kriminalistik noch relativ neu. Erst vor dem Hintergrund einiger spektakulärer Fälle Anfang des 20. Jahrhunderts, bei denen die Untersuchung von Materialspuren eine wichtige Rolle spielte, wurde ihre Nutzung zur Routine. Zu Christies Schaffenszeit war es den Ermittlern in den noch jungen forensischen Wissenschaften gelungen, ihre Objektträger nicht mehr mithilfe eines kleinen Spiegels zu beleuchten, der dazu diente, das vorhandene Licht zu maximieren: Kriminalisten setzten jetzt Lichtmikroskope ein, bei denen Gegenstände mithilfe einer elektrischen Lichtquelle bis ums Tausendfünfhundertfache vergrößert werden konnten (ein gigantischer Fortschritt gegenüber herkömmlichen Mikroskopen, die gerade einmal um das Zehnfache vergrößern konnten, aber doch noch weit von der fünfhunderttausendfachen Vergrößerung der Rasterelektronenmikroskope entfernt, die ab den 1960er-Jahren zum Einsatz kommen sollten).

Von den Fällen, die Materialspuren in den Vordergrund rückten, sticht einer aus den Vereinigten Staaten besonders hervor. Zum einen spielten Materialspuren in diesem Fall eine zentrale Rolle; zum anderen sorgte er in der internationalen Presse für Aufsehen. Daher gehe ich fest davon aus, dass Christie über ihn im Bilde war.

Im New York der 1930er-Jahre schien Nancy Titterton einfach alles zu haben. Gemeinsam mit ihrem treu ergebenen Ehemann, dem gebürtigen Briten Lewis Titterton, den sie sieben Jahre zuvor geheiratet hatte und der ein hohes Tier beim Radiosender NBC war, lebte sie in einem eleganten Apartment in einem unter Künstlern und Intellektuellen beliebten Viertel. Sie galt als vielversprechende Schriftstellerin, deren

Geschichten im *Scribner's Magazine* veröffentlicht wurden. Zum damaligen Zeitpunkt arbeitete Nancy gerade an einem Roman und wurde, ähnlich wie Christie, als »krankhaft schüchtern, zurückhaltend und ruhig« beschrieben. Die Dinner Partys und Abendessen im Kerzenlicht, die in ihrer Wohnung abgehalten wurden, empfand sie als Eingriff in ihre Privatsphäre, hielt aber freundlich Hof und erfüllte gegenüber ihrem beliebten Ehemann ihre ehefraulichen Pflichten (wie sich das damals gehörte). Da sie in literarischen Kreisen recht bekannt war und im »piekfeinen« Beekman Place in Manhattan lebte, wurde ihr brutaler Mord zu einem großem Medienereignis – wie auch die Art und Weise, auf die er aufgeklärt wurde.

Am Morgen des 10. April 1936 brachten zwei Männer einer örtlichen Polsterei ein Zweisitzersofa zurück zur Wohnung der Tittertons in der vierten Etage, nachdem sie es für das Paar neu gepolstert und bezogen hatten. Bei ihrer Ankunft waren die beiden Männer – Theodore Kruger und sein Kaufmannsgehilfe John Fiorenza – überrascht, die Wohnungstür angelehnt vorzufinden. Als sie zögerlich in den Flur spähten und sich ankündigten, hörten sie, dass in der Dusche das Wasser lief … Doch die Badezimmertür stand offen, und ganz egal, wie laut sie auch riefen, erhielten sie keine Antwort.

Ihnen schwante, dass etwas Ungutes vorgefallen war, und sie stellten den Zweisitzer ab und beschlossen nachzusehen. Auf ihrem Weg zum Bad kamen sie am Schlafzimmer vorbei, das durch die offene Tür wirkte, als hätte dort ein Kampf stattgefunden. Am Boden verstreut lag zerrissene Unterwäsche, ebenso ein zerrissener grauer Rock, und das Bettzeug und die Möbel waren völlig durcheinander. Als sie schließlich das Badezimmer betraten, fanden sie die tote Nancy Titterton in der leeren Badewanne. Sie lag mit dem Gesicht nach unten und war nackt bis auf die Strumpfhosen, die ihr bis zu den Knöcheln hinuntergezogen worden waren. Und dann war da noch ihr rosaroter Pyjama, der ihr um den Hals geschlungen war: Er war dazu benutzt worden, sie zu erwürgen. An ihren Handgelenken hatte sie rote Striemen, doch die Fesseln, mit denen sie zusammengebunden gewesen waren, fielen nicht sofort ins Auge. Und dann war noch das Wasser, das zwar lief, die Badewanne aber nicht füllte, da der Stöpsel nicht steckte. Laut später angefertigter medizinischer Gutachten war sie entweder bevor oder nachdem ihr das Gesicht eingeschlagen worden war, »den vollen Strapazen der Lust des Mörders ausgesetzt gewesen«. Eine ziemlich euphemistische Art, um das, was eine brutale Vergewaltigung gewesen sein muss, zu dokumentieren. Eine Zeitung beschrieb ihren Körper als »befleckt«, »geschändet« hätte es wohl eher getroffen.

Von diesem unvorhergesehenen Anblick zutiefst erschüttert, riefen die Männer die Polizei, und da die Tittertons bekannt und hoch angesehen waren, wurde ein großes Team von rund fünfzig Beamten zusammengestellt, das den Mordfall unter der Aufsicht des stellvertretenden Polizeikommissars John Lyons untersuchen sollte. Aufgrund des medialen Drucks wuchs das Team schließlich sogar auf 65 Mann an. Bis zum heutigen Tag gilt es als die größte Mordermittlung in der Geschichte New Yorks. Dies und die Tatsache, dass die gebannte Presse über jede wissenschaftliche Wendung auf den Titelseiten der Zeitungen berichtete, lässt mich fest daran glauben, dass Christie der Fall bekannt war.

Die Ermittler entdeckten verschiedene Materialspuren: Auf das Bettzeug war grüne Farbe geschmiert worden, der Teppich im Flur war verschmutzt, und – wichtig – zwischen den zerwühlten Bettlaken fand man ein Haar. Noch wichtiger aber war, dass Nancy, als man ihren Körper schließlich bewegte und in die Leichenhalle des Bellevue Hospitals brachte, ein Geheimnis offenbarte: Unter ihr versteckt war eine knapp acht Zentimeter lange Kordel, die sehr dem Zugseil einer Jalousie ähnelte. Doch an keiner der Jalousien in der Wohnung fehlte die Kordel, dieser Fund war also ein echter Durchbruch, da sie zum Ort des Übergriffs mitgebracht worden sein musste und der Angreifer wohl davon ausging, sie wieder mitgenommen zu haben. Bei seinem Bemühen, so wenig Spuren wie möglich zu hinterlassen, hatte der Täter versucht, die Fesseln an Nancys Handgelenken zu entfernen … aber das Stück Seil *unter* ihrem Körper war ihm entgangen. Das Bestreben, alle Gegenstände zu beseitigen, die ihn mit dem Tatort in Verbindung bringen konnten, deutet darauf hin, dass der Täter um kriminaltechnische Verfahren wusste, und erklärt wohl auch, warum die Dusche angelassen worden war: um Beweise fortzuspülen.

Die Zeit verging wie im Fluge, während die Polizei die wenigen Spuren im Forschungslabor untersuchte, und Alexander Gettler vom Office of Chief Medical Examiner (OCME) gab schließlich Auskunft über die Befunde.

Man kam zum Schluss, dass die grüne Farbe auf dem Bettzeug wahrscheinlich doch nicht so wichtig war wie zunächst angenommen. Das Gebäude, in dem Nancy Titterton gewohnt hatte, wurde zu jener Zeit zwar mit der Farbe gestrichen, aber alle Maler hatten ein Alibi für die Tatzeit. Außerdem war es sehr gut möglich, dass Nancy selbst mit der Farbe in Berührung gekommen und sie so auf das Bett gelangt war. Das Einzige, was die Farbe verriet, war, dass jemand in dem Gebäude und dann in Nancys Schlafzimmer gewesen war – und das war bereits bekannt.

Ganz ähnlich verhielt es sich mit dem Schmutz auf dem Flurteppich. Dieser enthielt Spuren von Fusseln, wie man sie üblicherweise in Polstereibetrieben vorfindet, er stammte also höchstwahrscheinlich von den beiden Lieferanten, Kruger und Fiorenza – nicht von einem unbekannten Eindringling.

Die Bettlaken waren da schon interessanter. Nicht nur war ein Füllfederhalter geradezu wie das Symbol des Niedergangs einer aufstrebenden Schriftstellerin darauf zerbrochen und ausgelaufen, es fanden sich darauf auch Haare, von denen eines weiß und erstaunlich drahtig war. Bei genauerer Betrachtung unter dem Mikroskop konnte Gettler es als die Art Rosshaar identifizieren, die beim Aufpolstern von Mobiliar benutzt wird, ganz so wie bei dem Zweisitzersofa, das die Polsterer in die Wohnung der Tittertons gebracht hatten. Es wurde mit einem der Rosshaare aus dem Möbelstück verglichen, und man kam zum Ergebnis, dass sie mikroskopisch nicht voneinander zu unterscheiden waren – näher an einen Treffer können Wissenschaftler kaum kommen. Für alle unter uns, die wir keine Spurenexperten sind, mag das nicht sonderlich wichtig erscheinen, aber Rosshaar ist, verglichen mit anderen Haaren, relativ *schwer.* Auch wenn es durchaus wahrscheinlich war, dass die Lieferanten ein paar Rosshaare am Tatort im Flur hinterlassen hatten (wie auch den Schmutz) oder selbst im Badezimmer, das sie gemeinsam betreten hatten, ist ein Rosshaar zu schwer, als dass es einfach ins Schlafzimmer hätte geweht werden können – und außerdem waren die Männer überhaupt nicht im Schlafzimmer gewesen. Es musste also von jemand anderem *hineingetragen* worden sein: Jeder Kontakt hinterlässt eine Spur.

Mit einem Mal standen die Ermittlern vor einer völlig neuen Fragestellung: Wie war das Rosshaar in die Wohnung gelangt?

Neben der Haarspur hatte man auch die Kordel identifiziert, die unter Nancy Tittertons Körper gefunden worden war, bei der es sich in den Begriffen der Branche um eine »5-fädige 60er-Kordel« aus Jute und minderwertigem Hanf handelte. Nachdem das nun also geklärt war, klapperten die Ermittler die Kordel-Manufakturen in der und über die Region hinaus ab, um herauszufinden, wo das Seil hergestellt worden und womöglich auch, an wen es geliefert worden war. Das Garn war von der Hanover Cordage Company in York, Pennsylvania, produziert worden, und eine kurze Überprüfung der Geschäftsbücher verriet, dass eine Rolle davon just am Tag vor dem Mord an Theodore Krugers Polsterei in Manhattan gesandt worden war.

Diese Ergebnisse zeichneten ein unerwartetes Bild.

Die Ermittler standen wieder am Ausgangspunkt, und die von den Tittertons beauftragten Polsterer fanden sich im Fokus – doch diesmal nicht einfach nur als Zeugen. Theodore Kruger hatte ein Alibi für die fragliche Zeit am Tag vor der Lieferung des Zweisitzers in das Apartment im Beekman Place, nicht jedoch sein Gehilfe, John Fiorenza. Mit diesem »futuristisch« anmutenden, unwiderlegbaren Beweis konfrontiert, gestand Fiorenza die Vergewaltigung und den Mord. Anscheinend hatte er sich in Nancy Titterton verguckt, als er und Kruger das Sofa ursprünglich zur Reparatur abgeholt hatten. Er verließ sich darauf, dass er ihren Leichnam *gemeinsam mit* einem *Zeugen* »entdecken« und ihn das von jeglichem Verdacht freisprechen würde. Ein doppelter Bluff, wie er uns auf den Seiten eines Christie-Romans begegnen könnte. In welchem der Bücher, kann ich Ihnen selbstredend nicht verraten, ich will Ihnen ja nicht den Spaß verderben!

Nur zehn Tage nach dem Verbrechen wurde Fiorenza festgenommen. Doch die Arbeitsstunden, die in die Ermittlungen geflossen waren, entsprachen eher einem Monat. Die dabei angewandten wissenschaftlichen Methoden waren derart ungewöhnlich, dass täglich neue Einzelheiten in den Schlagzeilen auftauchten und die Öffentlichkeit so auf dem neusten Stand dieser erstaunlichen Wissenschaft gehalten wurde.

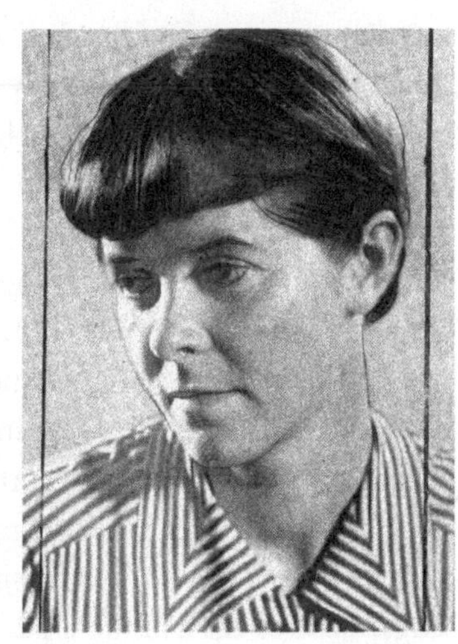

4 Porträt Nancy Tittertons

Fiorenza wurde 1937 auf dem elektrischen Stuhl hingerichtet, was jedoch weit weniger Aufmerksamkeit auf sich zog als die spektakuläre kriminaltechnische Untersuchung, die ihn dorthin gebracht hatte.

In der Anfangszeit von Facebook konnten Nutzer ihren Beziehungsstatus auf ihren Profilen auf unterschiedliche Weise definieren. Sie konnten Singles sein oder verheiratet, das Übliche eben, aber man konnte sich auch für ein eher rätselhaftes »Es ist kompliziert« entscheiden. Als ich damit begann, mich eingehender mit Hercule Poirots Beziehung zu forensischen Beweismitteln – vor allem zu Materialspuren – zu beschäftigen, fiel mir auf, dass auch diesbezüglich ein solches »Es ist kompliziert« zutrifft.

In Agatha Christies zweitem Buch, *Mord auf dem Golfplatz*, erfahren die Leser vermittels Hastings' Erzählung, dass Poirot »greifbaren Indizien wie Fußspuren oder Zigaretten eine gewisse Verachtung entgegen[brachte]«[22], und er glaubt, dass diese Art Spuren allein es einem Detektiv niemals ermöglichen würden, einen Fall zu lösen. (Was insofern, als er im ersten Buch seinen eigenen Tatortkoffer zur Hand hat, ein wenig widersprüchlich erscheint!) Als Hastings Poirots Ansicht infrage stellt und darauf hindeutet, sie seien durchaus wichtig, erwidert jener darauf beschwichtigend: »Natürlich. Ich habe niemals etwas anderes behauptet. Das geschulte Auge eines Experten ist ohne Frage hilfreich.«[23] Nur um dann mit der ihm eigenen, so ungemein liebenswerten Selbstgefälligkeit fortzufahren: »Die anderen jedoch, die Hercule Poirots, sind über jeden Experten erhaben!«[24] Im Verlauf einer amüsanten Unterhaltung mit Hastings, in der Poirot die Detektivarbeit mit einer Fuchsjagd vergleicht, erklärt er Hastings, dass es die Hunde sind, die den Geruch des Fuchses aufspüren, nicht die Menschen.

Dies führt er folgendermaßen aus:

> ›Und doch‹, Poirot wedelte mit dem Finger, ›sind Sie nicht vom Pferd gestiegen, haben am Boden geschnüffelt und dabei laut gejault.‹[25]

Gegen seinen Willen prustet Hastings los. Poirot fährt fort: »Na bitte. Sie überlassen die Arbeit der H…, der Jagdhunde den Jagdhunden«[26], und fragt schließlich, warum er sich lächerlich machen und am Boden entlangkriechen soll, um nach mutmaßlichen Spuren zu suchen.

Kurioserweise beschreibt sich Poirot in anderen Büchern jedoch selbst als Jagdhund! In *Tragödie in drei Akten* sagt er: »Ich folge der Spur wie ein *chien de chasse*, und ich bin aufgeregt, und wenn ich die Witterung erst einmal aufgenommen habe, bringt mich nichts mehr davon ab.«[27] In der Tat, diese Analogie zieht er immer wieder heran und bezeichnet sich selbst einmal sogar als »einen ausgezeichneten Hund«.

Natürlich sind diese Aussagen rein metaphorischer Natur,

lassen Sie uns also einmal sein Verhalten in *Der Tod auf dem Nil* betrachten, das 1937, drei Jahre nach *Tragödie in drei Akten,* veröffentlicht wurde. Als er die Kabine der Ermordeten, die junge Erbin Linnet Doyle, in Augenschein nimmt, steht da ausdrücklich: »Er kniete sich auf den Boden und untersuchte jeden Zentimeter.«[28] Das ist ganz bestimmt nicht metaphorisch gemeint und klingt ganz so wie das Verhalten, das er so oft verhöhnt. Es ist ein seltsames Gebaren, das Poirot mehr als einmal in seinen Geschichten an den Tag legt, doch wir können uns glücklich schätzen, ihm auf seinen Abenteuer folgen zu dürfen.

Anders als sein Vorgänger Sherlock Holmes – oder seine ebenfalls Christies Feder entsprungene Rivalin Miss Marple –, trägt Poirot keine Lupe bei sich. Es scheint ganz so, als würde er weit mehr Nutzen aus seiner überdimensioniert klobigen Uhr ziehen. Poirot betrachtet Sachbeweise nur als ein *Teil* des Puzzles – und der Rest wird unter Zuhilfenahme »der Psychologie« zusammengesetzt. Vielleicht rührt dies daher, dass Christie selbst eine bekennende Menschenbeobachterin war und mehr über die Leidenschaften und Gefühle wusste, die Menschen zu so extremen Taten wie einen Mord treiben als über die fachlichen Aspekte der Fallaufklärung.

Ist die Untersuchung von Spuren jedoch absolut unentbehrlich für einen Plot, lässt sie Poirot eine andere Tonart anschlagen. Und trotz seiner Verachtung für handfeste Indizien tauchen diese doch in zahlreichen Poirot-Büchern auf und machen deutlich, dass ihm das alte Sprichwort – »Der Teufel steckt im Detail« – durchaus bekannt ist. Christie verfasste phänomenale 66 Kriminalromane und schaffte es, ihre Geschichten in ihrer fünfzig Jahre andauernden Laufbahn nie langweilig werden zu lassen. Vor diesem Hintergrund ist es dann wohl verständlich, dass ihr eifrigster Detektiv seine Ermittlungsmethoden hin und wieder ein wenig verändert.

Poirot tritt in 33 Büchern, in zwei Theaterstücken und über fünfzig Kurzgeschichten auf, Miss Marple hingegen nur in zwölf Büchern und um die zwanzig Geschichten. Miss Marple hat nicht so viel Zeit, ihre Methoden zu variieren, und war selbst nie professionelle Ermittlerin wie Poirot, insofern ergibt es Sinn, dass Letzterer zahlreiche Verfahren zum Einsatz kommen lässt und sich als Detektiv stetig weiterentwickelt.

In *Mord im Orientexpress* reist Hercule Poirot als Passagier an Bord der berühmten transkontinentalen Bahn, die ihn von Istanbul in der Türkei bis zu seinem Zuhause in London transportiert. Es ist Winter, und ein Teil der Strecke führt den Zug durch schneereiche Regionen auf dem Balkan. Was für ein Pech, dass der Zug in einer Schneewehe stecken bleibt und zum Stillstand gezwungen wird, und größeres Pech noch, dass dann jemand ermordet wird, während alle an Bord des Zuges gefangen sind.

Auch dieses Buch zeigt Poirots widersprüchliche Haltung hinsichtlich von Sachbeweisen. Zum Beispiel, als er zwei abgebrannte Streichhölzer im Aschenbecher in dem Abteil des ermordeten Samuel Ratchett betrachtet und bedeutungsschwanger sagt: »Es sind zwei Zündhölzer von unterschiedlicher Form … Sehen Sie her, das eine ist flacher als das andere.«[29] Bis dahin ist das niemandem aufgefallen, aber es ist typisch für Poirot, den Detektiv, der die kleinen Dinge sieht, die kein anderer bemerkt. Auf diese Weise untersucht er mehrere Spuren und speichert die Einzelheiten in seinen kleinen grauen Zellen. Später erläutert er: »Ich kümmere mich mehr um Psychologie als um Fingerabdrücke oder Zigarettenasche. Aber in diesem Fall könnte ich ein wenig kriminalistische Technik gut gebrauchen«[30], und meiner Meinung nach gibt es dafür einen guten Grund.

In diesem Buch sind Poirot und die anderen Figuren auf besonders drastische Weise von der Welt abgeschnitten – in einem Eisenbahnwaggon, der im Schnee feststeckt, ohne eine Möglichkeit, mit der Außenwelt zu kommunizieren. Das bedeutet, dass ihm keine »Hunde« zur Verfügung stehen, die die Fährte für ihn aufnehmen und Spurenmaterial erschnüffeln könnten, und ist wahrscheinlich auch der Grund dafür, dass Poirot in diesem Buch sein erstes und einziges forensisches Experiment durchführt. (Es ist ziemlich aufregend und beinhaltet ein verbranntes Dokument, worauf wir später noch zurückkommen werden.)

In anderen Geschichten kann diese besondere Art der Isolation jedoch nicht als Entschuldigung herangezogen werden. Als wir Poirot in *Das fehlende Glied in der Kette* zum ersten Mal begegnen, hat er mehr von einem Tatortermittler als in den späteren Büchern, und wie bereits erwähnt, hat Christie ihn mit etwas ausgestattet, das einem Tatortkoffer ähnelt, lange bevor diese für reale polizeiliche Ermittlungen zur Verfügung standen. Er inspiziert den Raum, in dem die betagte Emily Inglethorp zu Tode kam:

> Plötzlich schien etwas am Riegel selbst seine Aufmerksamkeit zu fesseln. Er untersuchte ihn sorgfältig, zog dann geschickt eine Pinzette aus seinem Köfferchen und holte damit einen winzigen Gegenstand hervor, den er sorgfältig in ein kleines Kuvert tat […].[31]

Eine Pinzette und ein kleines Kuvert! Sind das nicht etwa Hilfsmittel der Spurensicherung? Gewiss wird man uns nachsehen, wenn wir nun denken, Poirot sei in Wirklichkeit durchaus ein Kenner von Materialspuren, wobei man allerdings bedenken sollte, dass *Das fehlende Glied in der Kette* Christies erstes Buch war. Mehr noch als ihre späteren Erzählungen ist dieser Text von Arthur Conan Doyles »Sherlock« beeinflusst, und es ist davon auszugehen, dass Hercule Poirots

Charakter noch nicht gänzlich entwickelt war. Weil es ihr erster Kriminalroman ist, verlässt sie sich möglicherweise stärker auf Conan Doyles kriminaltechnisches Wissen als auf ihr eigenes.

Im nächsten Buch, *Mord auf dem Golfplatz,* fokussiert sich Poirot allerdings erneut auf eine Materialspur, und zwar in Form eines Haars. Tja, womöglich, weil es seine Aufmerksamkeit erregte und seinen Ordnungssinn verletzte:

> Als wir im Begriff waren, das Zimmer zu verlassen, sagte Poirot wie nebenbei:
> ›Monsieur Renauld hat seine Besucherin gestern Abend in diesem Raum empfangen, ja?‹
> ›Das schon – aber woher wissen Sie das?‹
> ›Deshalb. Das habe ich an der Sessellehne gefunden.‹ Und zwischen Daumen und Zeigefinger hielt er ein langes schwarzes Haar hoch – ein Frauenhaar![32]

Später findet Monsieur Giraud of the Sûreté – Poirots intellektueller Rivale – ebenfalls ein Haar von derselben, offenbar massiv Haare lassenden Frau.

Im weiteren Verlauf der Geschichte gleicht Giraud das Haar mit denen auf dem Kopf einer Verdächtigen ab und sagt: »Darf ich nachsehen, ob es passt?«[33] Wie wir bereits wissen, entspricht das nicht dem korrekten forensischen Vorgehen, insofern, als wichtige Eigenschaften wie die Medulla nicht mit bloßem Auge gesehen werden können, aber wir befinden uns im Jahr 1923, und Fälle wie die Ermordung Nancy Tittertons mussten erst noch in die Schlagzeilen geraten. Erst im Jahr 1931 wurde ein bahnbrechendes Lehrbuch über die mikroskopische Analyse von Haaren veröffentlicht.[34] Darin riet der schottische Rechtsmediziner John Glaister:

> Medikolegale Ermittlungen erfordern eine gründliche Untersuchung von Tier- und Menschenhaaren […]. Zum Zwecke der Identifizierung ist es unerlässlich, dass dem amtlichen Leichenbeschauer eine umfassende Sammlung bekannter Haare zum Abgleich zur Verfügung steht.

Sicherlich ist es sehr wahrscheinlich, dass Gettler, der wissenschaftliche Pionier des Titterton-Falls, das Buch während seiner Untersuchung des entscheidenden Rosshaars (wenn nicht gar davor) las.

In *Der blaue Express* führt Poirot einen ganz ähnlichen Haarabgleich durch. Als er das Abteil des unglückseligen Mordopfers Ruth Kettering durchsucht, trägt er eine Decke zum Fenster, um sie sich im Licht näher anzusehen, und bemerkt vier rotbraune Haare, die, wie er glaubt, vom Opfer stammen.

Einmal mehr handelt es sich um einen einfachen Abgleich mit bloßem Auge, aber die Grundidee der Sicherung von Materialspuren wird an dieser Stelle bereits deutlich: Er entdeckt die rotbraunen Haare und vergleicht sie mit dem Haar auf dem Kopf des Opfers. Was uns an dieser Stelle jedoch vorenthalten wird, ist, dass er auch den *Fundort* der Haare bedenkt und warum der den Fall auf einmal in einem ganz anderen Licht erscheinen lässt.

Agatha Christies Kriminalroman *Kurz vor Mitternacht*, der etwa 15 Jahre später erschien, zeigt, dass sie zwischenzeitlich sehr viel besser im Bilde ist, was Haare im gerichtsmedizinischen Kontext betrifft, und in Abwesenheit der Figur Poirots scheint es ganz so, als würde sie in diesem Buch mit allen möglichen Arten von Materialspuren nur so um sich werfen. Gleich zu Beginn werden Haare zum Schlüsselelement der Handlung. Der Gegenstand, der offenbar als Waffe benutzt wurde, um die weißhaarige Lady Tressilian zu ermorden,

»ein schwerer Niblick« (ein Golfschläger), ist nicht nur blutbesudelt, sondern es kleben auch ein oder zwei Haare daran. Der Polizeiarzt lässt uns wissen: »Ich werde das Blut analysieren, sicherstellen, dass es die Blutgruppe der Toten ist – die Haare untersuchen.«[35] »Analysieren« und »untersuchen« klingt schon wissenschaftlicher, als Haare einfach an einen Kopf zu halten, um sie miteinander zu vergleichen! Auch wenn wir nicht sicher wissen, was eine »Untersuchung« in dieser Geschichte umfasst, handelt es sich wahrscheinlich um einen Abgleich unter einem Lichtmikroskop, was auf einen Fortschritt in Christies rechtsmedizinischem Kenntnisstand deutet. Natürlich hätte 1944, als das Buch geschrieben wurde, noch kein Rasterelektronenmikroskop verwendet werden können. Das Voranschreiten der Wissenschaft im echten Leben sowie in Christies Geschichten jedoch ist offensichtlich. Zum damaligen Zeitpunkt war so etwas wie eine wissenschaftliche Haaranalyse allerdings noch etwas Besonderes, selbst für die Polizei. Superintendent Battle sinniert: »Sie ist mit einem schweren Gegenstand getroffen worden – dieser hier ist schwer. Es sind Blutspuren und Haare darauf, vermutlich also ihr Blut und Haar. Ergo – das war die Tatwaffe.«[36] Ganz so einfach ist es dann aber nicht. Später wird vermutet, der Niblick sei überhaupt nicht die Waffe gewesen und dass die Haare vielleicht bewusst darauf gepflanzt wurden. Bei einem gewieften Mörder helfen einem Materialspuren eben doch nur bis zu einem gewissen Punkt.

Wenn schon der Superintendent keine Ahnung vom mikroskopischen Potenzial eines Haars hat, tappt der Laie *erst recht* im Dunkeln. Als einer der Verdächtigen in *Kurz vor Mitternacht* mit einem weiteren belastenden Beweis in Form von Haaren konfrontiert wird, ist er jedenfalls völlig ahnungslos, was mittels einer einfachen Untersuchung alles ermittelt werden kann:

›Das dunkelblaue Jackett, das Sie am Abend des Mordes trugen, wies innen am Kragen und auf den Schultern blonde Haare auf. Wissen Sie, wie die dort hinkamen?‹

›Ich nehme an, es sind meine Haare.‹

›O nein, gewiss nicht, Sir. Es sind Frauenhaare, und auf dem Ärmel befand sich ein rotes Haar.‹

›Das wird von meiner Frau sein – Kay. Sie wollen wohl andeuten, dass die anderen von Audrey waren. Sehr wahrscheinlich sind sie das auch. Ich bin eines Abends auf der Terrasse mit dem Manschettenknopf in ihrem Haar hängen geblieben, wie ich mich jetzt erinnere.‹

›In diesem Fall‹, murmelte Inspektor Leach, ›befänden sich die blonden Haare auf dem Ärmel.‹[37]

Das sieht aber gar nicht gut aus für den Verdächtigen … Vielleicht hätte er besser einmal John Glaisters Buch zur Hand genommen. Genanntes Zitat gibt einen wichtigen Hinweis: Wenn Battle sagt, die Haare stammten von einer Frau, kann er zu diesem Schluss nicht auf Grundlage des damaligen wissenschaftlichen Kenntnisstandes gekommen sein. Der Blick durch das Mikroskop verrät uns nicht, ob ein Haar von einer weiblichen Person stammt, aber selbst ohne optische Hilfsmittel hätte Superintendent Battle durchaus die Länge der Haare und ihre Farbe und ihren Geruch heranziehen können, um festzustellen, dass es sich dabei mit großer Wahrscheinlichkeit um die einer Frau handelte.

Hinter dem Merksatz »Jeder Kontakt hinterlässt eine Spur« steht die Grundidee, dass eine Person anhand von Materialspuren (ebenso wie von Fingerabdrücken) einem Tatort zugeordnet werden kann. Oder dass die Spuren zumindest darauf hinweisen, dass er oder sie mit jemandem in Berührung gekommen ist und seine oder ihre Angaben dadurch gestützt oder widerlegt werden. Beweisen, dass jemand schuldig ist, kann man so jedoch nicht. Diese Unterscheidung ist für den Mordverdächtigen James Bentley aus *Vier Frauen und ein Todesfall* entscheidend. Bezichtigt, seine Vermieterin Mrs McGinty brutal ermordet zu haben, scheint sich der Verdacht gegen ihn mit jedem der sich häufenden forensischen Beweise zu erhärten. Es heißt, auf der Kleidung von Bentley seien Blut und Haare gefunden worden und dass die Haare mit denen von Mrs McGinty identisch seien (auch die Blutgruppe stimmt zufälligerweise mit der von Mrs McGinty überein, worauf wir in einem späteren Kapitel zurückkommen werden). All das ist überaus belastend, doch Poirot, hellwach wie immer, vermag eine wichtige Unterscheidung zu treffen: Die Beweismittel legen zwar nahe, Bentley habe Kontakt zum Körper der Toten gehabt, aber sie beweisen nicht zwingend, dass er die Frau *umgebracht* hat. Materialspuren sind ein wichtiges Werkzeug im Instrumentarium eines Ermittlers, müssen jedoch im Einklang mit anderen Faktoren betrachtet werden. Zum Beispiel: Wo wurde Mrs McGinty gefunden? Die Antwort lautet: in ihrem Haus, das ebenfalls das Zuhause des verdächtigten James Bentley ist, da er als Untermieter bei ihr wohnt. Vielleicht kamen Blut und Haare auf seine Kleidung, weil der Mörder beides im ganzen Haus verteilte und Bentley unabsichtlich daran entlangstreifte? Oder vielleicht ganz einfach, weil er die Tote fand und sein Ärmel mit ihr in Berührung kam, als er prüfte, ob sie noch am Leben war? Eine solche Spur wäre aussagekräftiger, hätte James Bentley zwei Städte weiter gelebt und der Polizei erzählt, er habe Mrs McGinty vor ihrem Tod noch nie gesehen.

Außerdem geschieht es recht schnell, dass man ganz unbeabsichtigt irgendwo Materialspuren hinterlässt. Wichtiger noch: Eine kürzlich durchgeführte Studie von der Northumbria University hat gezeigt, dass Textilfasern auch ganz ohne Kontakt von einem Kleidungsstück auf ein anderes übertragen werden können.[38] Wir sprechen hier nicht von Kilometern, aber in einem Aufzug ist es möglich, dass winzige Fasern durch die Luft von einer Person auf eine andere übertragen werden. Befänden Sie sich also mit einem Mörder in einem kleinen Raum oder Aufzug, wäre es möglich (obgleich nicht sehr wahrscheinlich), dass winzige Partikel seiner Kleidung auf die Ihre gelangen. Diese Forschungsergebnisse haben nicht viel mit dem Stand der Forschung zu Christies Zeiten zu tun, machen jedoch deutlich: Je exakter wissenschaftliche Methoden werden, desto wichtiger wird es, sie korrekt auszuführen. In der Kurzgeschichte *Das Verschwinden Mr Davenheims* ist Poirots Antwort – oder sollte es heißen, die Agatha Christies? – auf Inspektor Japps Frage, ob er den Stellenwert von Materialspuren als Indizien herunterspiele, insofern perfekt:

> ›Durchaus nicht. Diese Kleinigkeiten sind alle sehr nützlich. Die Gefahr ist nur, dass man ihnen zuviel Gewicht beimisst. Die meisten Details sind unwichtig; das eine oder andere ist aber absolut lebenswichtig. Auf das Gehirn, die kleinen grauen Zellen‹ – er klopfte an seine Stirn – ›muss man sich verlassen.‹[39]

Oder mit den Worten Paul Leland Kirks: Materialspuren sollten stets unter Zuhilfenahme des gesunden Menschenverstands betrachtet werden.

Glücklicherweise bleiben die Dinge in Christies Geschichten recht einfach. Sie nutzt Substanzen wie Erde, Sand und Ruß, um die Ermittler auf die richtige Fährte zu bringen. Meist begnügen sich ihre Spürnasen damit, die Gegenwart der Substanzen am Tatort oder auf einem Verdächtigen zu identifizieren und zu versuchen, herauszufinden, wie sie dort hingelangt sein könnten, ohne sie in ihre molekularen Bestandteile zu zerlegen.

In *Auch Pünktlichkeit kann töten* schenkt Poirot der Fußbekleidung einer der Verdächtigen große Aufmerksamkeit. Er nimmt ein kleines Stück Erde, das von den Schuhen von Ruth Chevenix-Gore gefallen ist, betrachtet es einen Moment lang nachdenklich und lässt es dann auf die für ihn typische Art mit Bedacht in den Papierkorb fallen.

> ›Ich gratuliere Ihnen, Madame [...]. Weil Sie für alles eine Erklärung haben: für die Erde an Ihren Schuhen, für Ihre Schuhabdrücke im Blumenbeet ...‹[40]

An dieser Stelle erkennt Poirot, dass Ruth Chevenix-Gore unschuldig an dem Mord ist, da er auf diese »Erklärung« hört und anhand der Erde rekonstruiert hat, wann und warum sie in dem Blumenbeet war. Etwas in mir jedoch fragt sich, ob er wirklich aus diesem Grund ihre Schuhe betrachtet hat. Poirots Persönlichkeit entfaltet im Werk Christies verschiedene Facetten, und eine der überraschendsten Entwicklungen ist wohl seine ungezügelte Leidenschaft für Damenfüße, -schuhe und -strümpfe! In dieser und vielen anderen Geschichten führen Schuhe zur Auflösung des Falls. Weitere, bedeutsamere Strumpf- und Damenschuhmomente gibt es in *Das Geheimnis der Schnallenschuhe*, *Mit offenen Karten* und *Die Morde des Herrn ABC*, auf die ich hier allerdings nicht näher eingehen möchte.

Wie bei Fingerabdrücken kann das Fehlen solcher Materialspuren manchmal jedoch mindestens ebenso wichtig sein, um eine Aussage zu untermauern. In der Kurzgeschichte *Das*

Abenteuer des Kreuzkönigs lässt Poirot Hastings wissen, die Schuhe einer bestimmten Frau hätten sein Misstrauen geweckt. Man hat ihm erzählt, sie sei in panischer Angst durch den Garten gerannt, doch das stimmt nicht mit den Materialspuren überein, die Poirot mit eigenen Augen sehen kann: Die Schuhe sind sauber.

Wir wollen uns nun von Schuhen abwenden, an dieser Stelle aber festhalten, dass Spuren überall gefunden werden können. Dies gilt auch für *Das Sterben in Wychwood*, eines der wenigen Bücher Christies mit einem durch und durch verrückten, gemeingefährlichen Mörder. Im Verlauf der Geschichte kommt es zu etwa zehn Todesfällen, die meist für »Unfälle« gehalten werden. Aufgrund der geringen Bevölkerungszahl des Dorfes mit dem gar entzückenden Namen Wychwood wird dem spontan ermittelnden Erzähler Luke Fitzwilliam bald klar, dass hinter den reetgedeckten Häuschen und Rosenbüschen ein mordendes Genie lauert.

In dem Buch erzählen Materialspuren, die an einer Wunde kleben, eine andere Geschichte als die, die allen glauben gemacht werden soll – nämlich, es habe sich um eine unbeabsichtigte Kopfverletzung gehandelt: »Weißt du, was ich an Rivers' Hinterkopf gefühlt habe – mit dem Blut und der ganzen Schweinerei vermischt? Sandkörner! Hier gibt es weit und breit keinen Sand.«[41] Wo also kam er her? Angedeutet wird hier, dass es sich in Wirklichkeit um einen Mord handelt und dass ein Sandsack die Mordwaffe war. (Sandsäcke scheinen in Christies Welt eine recht weitverbreitete Waffe zu sein und kommen beispielsweise auch in *Das Geheimnis von Sittaford* und *Die Katze im Taubenschlag* vor. Wahrscheinlich waren sie damals häufiger im Einsatz als heute, möglicherweise infolge des Krieges – sie wurden oft zur Befestigung von Wehranlagen benutzt. Vielleicht kommt es aber auch ganz einfach daher, dass sie in ländlichen Gegenden üblicher sind und viele ihrer Bücher in kleinen Dörfern spielen.) Christie zieht den Grundsatz »Jeder Kontakt hinterlässt eine Spur« hier nicht nur heran, um den Ermittler der Geschichte darüber zu informieren, dass da etwas faul ist, sondern auch den Leser. Und damit ein solcher Hinweis von Otto Normalbürger oder Lieschen Müller bemerkt wird, darf er nicht so klein sein, dass Spezialgerät benötigt wird, um ihn zu sehen: Wäre die Wunde in einem Labor auf winzige Blütenstaubteilchen hin untersucht worden, hätte das die Handlung einfach nicht schnell genug vorangetrieben.

In anderen Geschichten bedient sich Christie zur Rekonstruktion von Verbrechen auch feinerer Substanzen als Sand. In der Kurzgeschichtensammlung *Poirot rechnet ab* sagt Poirot zu Hastings: »Würden Sie mir bitten den Ärmel des Jacketts [...] ausbürsten. Er hat etwas weißen Puder abgekriegt. [...] Ich würde sagen, es war französischer Kalk.«[42] Und in *Kurz vor Mitternacht* verwendet der scharfsinnige Superintendent Battle sogar das Wort »Spur«, als er über das Jackett von Neville Strange spricht; ein Jackett, das zusammen mit den bereits erwähnten Haaren ein wahrer Quell forensischer Beweismittel zu sein scheint:

> An der Innenseite des Kragens haben wir auch Puderspuren gefunden, erklärte Battle. Primavera Naturelle No. 1 – ein sehr wohlriechender, teurer Puder [...].[43]

Battle weiß, dass Neville Strange natürlich keinen Gesichtspuder verwendet, und auch, dass Nevilles sonnengebräunte Ehefrau Kaye Strange »Orchid Sun Kiss« benutzt, was ihn zur Annahme führt, Nevilles Ex-Frau, Audrey Strange, habe den Mantel zu einem bestimmten Zweck getragen.

Natürlich kann das von Battle verwendete Wort auch bloß »Spur« bedeuten, aber wäre es nicht großartig, wenn sich

Christie nach weiteren Recherchen zum Thema und vor allem, weil sie sie in ihrem ersten Roman nicht erwähnt hat, explizit auf Materialspuren bezieht?

Jedenfalls ist es solide Polizeiarbeit. Eine Erklärung dafür, warum sich Superintendent Battle so gut mit Gesichtspuder für Frauen auskennt, wird uns allerdings vorenthalten – ob er am Ende womöglich eine Monographie darüber verfasst hat, vergleichbar mit der Sherlock Holmes', nur dass jener Tabakasche bevorzugte?

Eine recht ungewöhnliche Art von Materialspur, die Agatha Christie zum Einsatz bringt, sind »Duftspuren«, die in der Luft am Tatort hängen. In *Dreizehn bei Tisch* wirft Poirot diese mit weiteren gängigen Beweisarten in einen Topf:

»Leider! Weder Zigarettenasche noch ein Fußabdruck noch ein Damenhandschuh – nicht einmal der leiseste Hauch eines Parfüms! Nichts von all dem, was der literarische Detektiv so nützlicherweise zu finden pflegt.«[44]

Selbst heute kann Geruch nicht wissenschaftlich erfasst werden (wobei Forschungsgruppen daran arbeiten, die flüchtigen Bestandteile, die ein toter Körper hinterlässt, mit hoch entwickelten Apparaturen wie an Massenspektrometer gekoppelte Gas-Chronomatografiegeräte (GC-MS) zu identifizieren.) Im etwas profaner anmutenden Alltag jedoch werden viele Wissenschaftler und Mitarbeiter der Spurensicherung von ihrer Nase geleitet: Der Gestank eines verwesenden Körpers ist unverkennbar und kann Ermittler direkt zu einem Leichnam führen. In Leichenhallen ist es verboten, sich Menthol unter die Nase zu reiben, wie es so oft in Krimis getan wird. Der Grund dafür: Tote setzen olfaktorische Hinweise darüber frei, *wie* sie gestorben sind, und es ist wichtig, dass die Untersuchenden diese riechen können. Der Geruch bei mit Alkohol in Verbindung stehenden Todesfällen kann aufgrund des hohen Zuckergehalts von Alkohol und aufgrund dessen, wie er vom Körper abgebaut wird, sehr süß sein. Besser bekannt ist, dass Zyanid von einigen Menschen in Form von Bittermandelgeruch erschnuppert werden kann. Genetisch bedingt können jedoch nicht alle Menschen diesen Geruch wahrnehmen. Bei einer Autopsie sind wir auf alle Nasen angewiesen. Und natürlich gibt es auch noch Hunde, die speziell darauf abgerichtet sind, den Geruch toter Körper, brennbarer Flüssigkeiten und den von Drogen zu erschnüffeln, je nachdem, für welche Abteilung der Strafverfolgung sie eingesetzt werden. Selbst wenn sie für eine menschliche Nase nicht riechbar sein mögen, bleiben in der Luft am Tatort zweifelsohne Gerüche zurück.

Parfüm kann auf die Anwesenheit einer unter Verdacht stehenden Person hinweisen, so wie das bei der »schönen Brünetten« Mrs Vanderlyn in *Der unglaubliche Diebstahl der Bomberpläne* der Fall ist. In der Kurzgeschichte heißt es: »Puh, diese Person benützt viel Parfüm«[45], aber wie es scheint, hat sie aus gutem Grund zu viel Parfüm aufgelegt, und nicht nur, um andere grundlos zu belästigen. Dies führt kurz darauf zu der Frage, ob sie im Raum war, als wichtige Papiere verschwanden. Daraufhin heißt es: »Man würde es sofort riechen, wenn sie im Zimmer gewesen wäre.« Vielleicht ist das vorerst beweiskräftig genug. Auch in *Das Böse unter der Sonne* und in der Bühnenadaption von *Das Eulenhaus* spielen Düfte eine Rolle, und der Geruch von Mottenkugeln, der in *Der Mann im braunen Anzug* in einem Stück Stoff hängt, ist ebenfalls eine Spur.

Kann ein bedeutender Detektiv diese Art von Beweis ernst nehmen? Agatha Christie führt diesen Gedanken in späteren

Büchern wie *Vier Frauen und ein Mord* weiter aus. Poirot und seine Kriminalromane schreibende Kollegin Ariadne Oliver tun sich zusammen, um herauszufinden, wer die Verantwortung für den Tod der armen Mrs McGinty und den eines weiteren Mordopfers trägt.

Am Tatort des zweiten Mordes, zufälligerweise das Haus, in dem Ariadne untergekommen ist, riecht sie ein bestimmtes Parfüm. Poirot ordnet dieses einer Verdächtigen zu, die schreit: »Es ist lächerlich [...]. Völlig lächerlich! Jedermann könnte mein Parfüm dort verspritzen.«[46] Tja, wer weiß, vielleicht war es genauso. Sollte der Lippenstift derselben Frau auf einer Tasse am Tatort zurückgelassen worden sein, ist sie entweder äußerst unvorsichtig, oder jemand versucht tatsächlich, sie auf recht plumpe Art anzuschwärzen ... Lippenstift ist übrigens eine weitere Spurenart. (Wie bedauerlich, dass die Abnahme von Lippenspuren erst ab 1952 gebräuchlich war – vielleicht wären Poirot und Mrs Oliver der Wahrheit sonst recht fix auf die Schliche gekommen.) Wie in zahlreichen anderen Büchern Agatha Christies gilt es, auch das Fehlen eines Hinweises – in diesem Fall den Mangel eines jeden Geruchs – zu bedenken. In der Kurzgeschichte *Mord in der Bardsley Gardens Mews* beginnt Poirot gleich nach Ankunft am Tatort damit, »diskret zu schnuppern«. In für ihn typischer Manier tappt der begriffsstutzige Inspektor Japp im Dunkeln und hat keine Ahnung, warum Poirot dies getan hat, was zu einem lustigen Wortwechsel führt:

›Geruch, eh? War das der Grund, weshalb Sie so herumgeschnüffelt haben, als wir die Leiche zum ersten Mal sahen? Ich habe Sie beobachtet – und gehört. Schnüffel, schnüffel, schnüffel. Dachte schon, Sie seien erkältet.‹

›Da befanden Sie sich vollkommen im Irrtum.‹

Japp seufzte. ›Ich dachte immer, es seien die kleinen grauen

Gehirnzellen. Sagen Sie bloß, Ihre Nasenzellen sind denen von uns Normalsterblichen genauso überlegen.‹
›Nein, nein, beruhigen Sie sich. [...] Ich versichere Ihnen, meine Nase hat damit überhaupt nichts zu tun. Meine Nase hat überhaupt nichts registriert.‹
›Aber die Gehirnzellen, die haben jede Menge registriert?‹[47]

Um zu erfahren, was Poirot nun wahrgenommen hat oder nicht, müssen Sie die Geschichte aber schon selbst lesen!

Poirots Persönlichkeit ist widersprüchlich. Doch das rührt vermutlich von seiner allumfassenden »Genialität«. In *The Life and Crimes of Agatha Christie* nimmt der Autor Charles Osborne Bezug auf diese Widersprüchlichkeit:

> Wenn es ihm passt, ist Poirot jedoch keineswegs abgeneigt, herumzuschnüffeln und den Zigarettenstummel und das heruntergefallene Streichholz aufzusammeln. Er ist so selbstsicher und selbstgefällig, dass er sich selbst widerspricht, wann immer ihm danach ist.[48]

So viel ihm auch an Präzision liegt und auch wenn er zu den akribischsten forensischen Untersuchungen mehr als fähig wäre, genügt es ihm nicht, einfach durch ein Mikroskop zu blicken und Tatsachen zu konstatieren. Dafür liegt ihm einfach zu viel an der Psychologie. Der legendäre Kriminologe Hans Gross beschrieb sein Tätigkeitsfeld einmal folgendermaßen:

> In gewissem Sinn ist ein großer Teil der Arbeit des Kriminalisten nichts anderes als ein Kampf gegen die Lüge; er soll die Wahrheit erforschen und hat sich daher wider ihr Gegenteil zu wehren. Die Lüge tritt ihm auf jedem Schritt entgegen [...].[49]

Diese Beschreibung trifft auch auf Poirot zu, vor allem in den Geschichten, in denen ihm keine Sachbeweise vorliegen. In *Das unvollendete Bildnis* sagt er: »Die greifbaren Dinge sind verschwunden – die Zigarettenstummel und die Fußabdrücke und die umgeknickten Grashalme. Danach können Sie nicht mehr suchen.«[50] In *Mit offenen Karten* lässt er uns wissen: »Es gab keine konkreten Spuren: keine Fingerabdrücke, keine belastenden Papiere oder Dokumente«[51], und in *Der Tod auf dem Nil bemerkt er*:

> Mein Freund, wir haben kein Glück. Der Mörder war nicht entgegenkommend. Er hat keinen Manschettenknopf für uns fallen lassen, keine Zigarettenkippe, Zigarrenasche – oder falls es eine Mörderin ist, kein Taschentuch, keinen Lippenstift, keine Haarspange.[52]

Hat man keine handfesten Spuren, müssen andere Ermittlungsmethoden herangezogen werden. Das kommt Poirot gelegen, denn es macht ihm Spaß, mit Verdächtigen zu reden; es gefällt ihm, seine kleinen grauen Zellen anzustrengen, und es liegt ihm viel daran, das Gesamtbild zu betrachten – nicht nur einen Teil, der unter der Linse eines Mikroskops vergrößert wird.

Da das Wort »Spur« zahlreiche Bedeutungen hat, ist es nur wenig überraschend, dass Agatha Christie es bereits zu Beginn ihrer Laufbahn verwendete. Ob man sich damit auf Fußspuren oder geringe Mengen eines Produkts wie Gesichtspuder bezieht oder ob man davon erzählt, wie die Polizei die Spur eines Menschen aufnimmt, der am Tatort gesehen wurde, das Wort ist im forensischen Sprachgebrauch gang und gäbe. Der Ausdruck »Materialspur« wiederum ist fachlicher und geht sicherlich auf die Locard'sche Regel zurück. In ihrer Autobiographie stellt Agatha Christie ausdrücklich fest: »Wer Kriminalromane schreibt, wird sich zwangsläufig für das Studium der Kriminologie interessieren.«[53] Ich habe keinerlei Zweifel, dass sie Locards Arbeiten wie auch die seiner Vorgänger Bertillon und Lombroso gelesen und sein Prinzip der Spurenübertragung voll durchdrungen hat. Schließlich war Locard, der zehn Jahre vor Christie im Jahr 1966 verstarb, ihr Zeitgenosse. Trotz aller Verweise auf Spuren wie Geruch, Haar, Erde, Sand und so weiter lässt Agatha Christie eine Art von Materialspur jedoch scheinbar aus: Schmauchspuren. Warum das so ist, nun, damit werden wir uns im folgenden Kapitel befassen.

Kapitel 3

FORENSISCHE BALLISTIK (SCHUSSWAFFEN)

Geschossen hatte Colonel Luttrell [...]. Doch, nein, das war absurd. Es gab schließlich Methoden, zweifelsfrei festzustellen, aus welcher Waffe eine Kugel abgefeuert worden war. Die Kratzspuren am Geschoss mussten mit den Zügen des Laufs übereinstimmen.[1]

Im Gegensatz zu »Pistole« klingt das Wort »Revolver« herrlich nostalgisch – eine Waffe, wie eigens für Kriminalromane und den Film noir gemacht. Der altmodische Charme eines Revolvers lässt sich vielleicht damit erklären, dass er zu den Waffen des Detektivspiels schlechthin zählt: zu Cluedo, das 1949 auf den Markt kam. Diejenigen, die wie ich sowohl Fans von Cluedo als auch von Agatha Christie sind, werden sich wahrscheinlich darüber freuen, dass Cluedo teils durch Agatha Christies Locked-in-Meisterwerk *Und dann gab's keines mehr* inspiriert wurde, das in einem großen isolierten Haus auf einer Insel vor der Küste Devons spielt. Als Anthony E. Pratt das Spiel 1943 entwickelte, hatte es zunächst zehn Gastfiguren, die gleiche Anzahl wie die der bedauernswerten Gäste auf der Insel. Es gab auch mehr Waffen als in der endgültigen Ausgabe, von denen viele auch in *Und dann gab's keines mehr* eine Rolle spielen. In der Originalversion des Spiels gab es eine Flasche mit Gift, eine Axt und eine Spritze – allesamt ebenfalls Todbringer in Agatha Christies Buch. Wie erfreulich, dass Christie in ihren geheimen Notizbüchern[2], die von John Curran akribisch durchgearbeitet und transkribiert wurden, sogar die Idee für eine sich thematisch an Cluedo orientierende Kriminalgeschichte festhielt! Schade nur, dass sie diese nie geschrieben hat.

Aufgrund ihres umfangreichen Wissens über Gifte war die Waffe ihrer Wahl in ihren Büchern häufig pharmakologischer Natur. Vielleicht erging es ihr wie ihrem Inspektor Curry in *Fata Morgana*: »Gift übt eine gewisse Faszination aus [...]. Es hat nicht die jähe Brutalität der Revolverkugel oder der blanken Waffe.«[3] Oder vielleicht jagten ihr die in ihrer Autobiographie erwähnten Albträume einer Figur namens »Pistolenmann« Angst vor Schusswaffen ein. Sie beschreibt diesen immer wiederkehrenden Traum mit den Worten: »Seine blassblauen Augen begegneten den meinen, und ich erwachte schreiend.«[4]

Nichtsdestotrotz schreckte sie keineswegs vor solch »brutalen« Waffen zurück. An ihren Geschichten kann man ablesen, wie ihre Waffenkenntnisse zunahmen und sich die Entwicklungen der damaligen Zeit darin wiederfanden. Obgleich Agatha Christie zögerte, in ihren Geschichten Schusswaffen vorkommen zu lassen, und sie gemäß der Autorin Kathryn Harkup »selbst zugab, nichts über Ballistik zu wissen«[5], verfügte sie doch über Grundkenntnisse in Sachen Schusswaffen und recherchierte das Thema ausgiebig, um ihren Horizont zu erweitern. In ihrem ersten Buch, *Das fehlende Glied in der Kette*, kam zwar noch keine Pistole vor, in ihrem zweiten aber, *Ein gefährlicher Gegner*, gab es einen Revolver. Doch erst im 1930 verfassten *Mord im Pfarrhaus* wird deutlich, dass Christie die Informationen verinnerlicht hatte, die sie sich nebenbei, wenn nicht gar im Rahmen gezielter Recherchen zum Zweck literarischer Akkuratesse, zu Gemüte geführt hatte. Zieht man einige ihrer Kurzgeschichten aus den 1920er- und 1930er-Jahren heran, kann man leicht feststellen, dass sie trotz ihres Zögerns, Waffen als Mordinstrumente einzusetzen, recht früh in ihrer Laufbahn damit begann, Menschen durch gezielte Schüsse zu Tode kommen zu lassen. Harkup zufolge, die sowohl inner- als auch außerhalb der Handlung liegende Todesursachen berücksichtigt, bringt es Christie auf 42 Todesopfer durch Erschießen. Das ist eine ganze Menge, bedenkt man, dass Agatha Christie üblicherweise eher mit Arsen in Verbindung gebracht wird, und das, obwohl sie sich in ihrem ganzen Œuvre gerade einmal 13 Figuren auf diese Weise entledigt.

Im Gegensatz zu anderen Teilgebieten der Forensik ist ersichtlich, dass Christie in puncto Waffen zwar um Korrektheit bemüht ist, nicht aber immer ganz ins Schwarze trifft. Dabei war ihr Verständnis der Mechanik und Funktionsweise von Schusswaffen einwandfrei. Auch was Schussbahnen betrifft, hatte sie Grundkenntnisse, wie in *Fata Morgana* und *Mord im Pfarrhaus* deutlich wird. Wie wir noch sehen werden, lag sie terminologisch jedoch manchmal daneben und brachte die Namen unterschiedlicher Waffen durcheinander – was umgangssprachlich durchaus normal war. Bewegen wir uns durch ihr Werk, so wird ersichtlich, dass ihr Wissen immer umfangreicher wurde. In *Ein gefährlicher Gegner* trägt der forsche Amerikaner Julius P. Hersheimmer eine Waffe bei sich, die als »lebensmörderisch aussehende Halbautomatik« beschrieben wird und die er – auf eher Freud'sch anmutende Weise – »kleiner Winnie« [im Original »little Willie«, wobei »Willie« umgangssprachlich auch für das männliche Geschlechtsteil steht, Anm. d. Ü.] getauft hat. Später im Buch beschreibt Christie Winnie fälschlicherweise als Revolver – ein völlig anderer Waffentyp. Gleichwohl sorgt es für einen eher komischen Moment, als er jemanden am liebsten erschießen würde und ausruft: »Klein Winnie lechzt danach, mal wieder was von sich zu geben!«[6]

Die forensische Ballistik ist ein kompliziertes, doch zugleich faszinierendes Thema. Agatha Christie wird wohl zunächst die Grundlagen erlernt haben und dann tiefer eingestiegen sein, um den Gebrauch von Schusswaffen in ihren Geschichten handhaben zu können.

Worum es sich bei der forensischen Ballistik handelt

Forensische Ballistik ist ein Sammelbegriff, mit dem die Untersuchung von mit Handfeuerwaffen in Verbindung stehenden Beweismitteln am Tatort beschrieben wird, obwohl sich »Ballistik« allein eigentlich nur auf die Untersuchung der Flugbahn von Projektilen bezieht. Wird eine Pistole abgefeuert, explodieren Beweismittel förmlich in alle Richtungen. Am Tatort ist das erste – und tödlichste – Beweismittel das Projektil oder die »Kugel«. Das zweite ist die Patronenhülse (manchmal auch nur »Hülse«), die üblicherweise von der Waffe ausgeworfen wird. Drittens verteilt sich ein Gemisch teilweise verbrannter Schussrückstände (Schmauch) explosionsartig vom Lauf der Pistole sowie den Munitionsresten und schlägt sich unter anderem auf dem Schützen oder auf Schutzkleidung nieder. Jedes dieser Elemente kann Ermittlern behilflich sein, daher besteht ihre Arbeit am Schauplatz einer Schießerei darin, so viele wie möglich zu sichern. Ein Ballistik- oder Schusswaffenexperte kann dann:

- Patronen und Patronenhülsen vom Tatort analysieren, um zu bestimmen, was für eine Waffe abgefeuert wurde;
- eine Patrone und Patronenhülse mit einer Waffe oder einer Probe von einem anderen Tatort abgleichen, um gegebenenfalls eine Verbindung zwischen zwei Tatorten herzustellen;

- dabei helfen, den Tatort zu rekonstruieren, indem er die Entfernung ermittelt, aus der die Waffe abgefeuert wurde, oder die Flugbahn der Patronen berechnet.

Um sich auf dem Gebiet der forensischen Ballistik zurechtzufinden, ist es hilfreich, zunächst die verschiedenen Waffentypen zu betrachten und etwas über ihre Funktionsweise zu erfahren, da man so am besten versteht, wie sie für Ermittlungszwecke genutzt werden können. Was hier nun folgt, gleicht einer Recherche, wie sie Agatha Christie selbst durchgeführt hätte.

Pistolen

Alle modernen Schusswaffen funktionieren auf ähnliche Weise: Wenn man den Abzug betätigt, wird der Schlagbolzen ausgelöst, der auf eine winzige stoßempfindliche Ladung Zündmasse im hinteren Teil der Patrone trifft. Diese wiederum löst das Schießpulver im Projektil aus und katapultiert dieses aus der Kammer (ein Loch im »Körper«) der Pistole, entlang des Laufs und auf das Ziel zu. Vereinfacht ausgedrückt, gibt es drei verschiedene Schusswaffenarten: Handfeuerwaffen, Gewehre und Flinten.

Handfeuerwaffen

Diese Kategorie ist, wie der Name nahelegt, so konzipiert, dass sie mit einer Hand gehalten und abgefeuert werden kann. Handfeuerwaffen, auch Pistolen genannt, untergliedern sich in drei Subkategorien: den so gerne in Western und natürlich auch in Krimis eingesetzten Revolver; die halbautomatische Pistole und die Maschinenpistole. Revolver und halbautomatische Pistolen sind Waffen mit kurzem Lauf. Sie

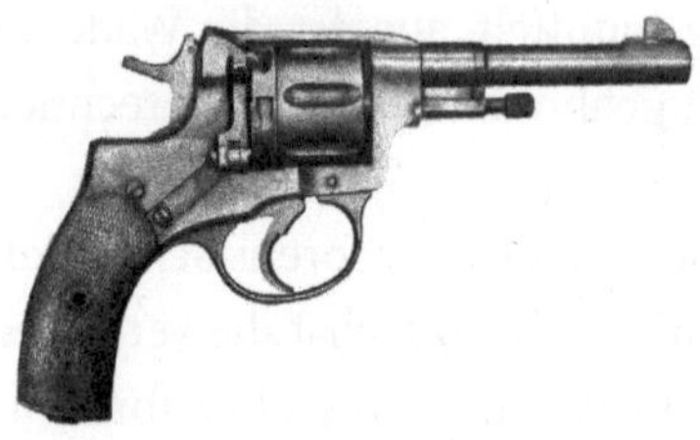

5 Modell eines historischen Revolvers

unterscheiden sich durch die Art und Weise, wie das Projektil in die Kammer gelangt.

Revolver verfügen über einen Zylinder mit mehreren Kammern, die händisch mit je einem Projektil beladen werden – üblicherweise sind es fünf oder sechs, wobei manche Modelle bis zu zwölf Projektilen Platz bieten. Um einen Schuss abzufeuern, wird der Zylinder gedreht (im Englischen »to revolve«), sodass jeweils eine Patrone vor den Lauf geschoben wird – daher also der Name »Revolver«. Der Zylinder dreht sich, wenn der Hahn gespannt wird, entweder mithilfe des Daumens des Schützen (bei einem »Einzelabzug-Revolver«) oder über den Abzug (bei einem »Spannabzug-Revolver«). Die abgefeuerte Patronenhülse bleibt in der Trommel und muss händisch entfernt werden. Der Revolver feuert ein Projektil nach dem anderen ab, bis alle Kammern des Zylinders leer sind. Dies ermöglicht auch das grausame Spiel russisches Roulette: Der Zylinder dreht sich, aber keiner weiß, ob die Kammer leer ist oder eine Kugel enthält … In Christies Werk gibt es massenhaft Revolver, vor allem in ihren Krimis aus den 1920er- und 1930er-Jahren und Thrillern wie *Dreizehn bei Tisch*, *Der Tod auf dem Nil* und *Das Geheimnis von Chimneys*. Wahrscheinlich haftet ihnen genau deswegen so etwas Altmodisches an.

Halbautomatische Pistolen (manchmal fälschlicherweise »Maschinenpistolen« oder »Automatik« genannt) unterscheiden sich insofern von Revolvern, als ihr Patronenlager mittels eines Magazins mit mehreren Kugeln geladen wird und nicht durch einen sich drehenden Zylinder, außerdem werden die leeren Patronenhülsen automatisch aus der Waffe ausgeworfen. Wie Revolver feuern auch sie eine Kugel nach der anderen ab – je eine Kugel pro Betätigung des Abzugs. Da das Magazin vollständig mit Kugeln bestückt ist, eignen sie sich nicht fürs russische Roulette, da das große Überraschungsmoment – kriegt man eine Kugel ab, oder nicht – ausbleibt!

Christie kannte sich mit Waffen aus, bei denen Magazine verwendet werden. In *Das Eulenhaus* schlägt die exzentrische Lady Angkatell vor, wie man einen Mord als Unfall tarnen könnte: »Und man könnte doch ein paar Kugeln auf die Zielscheibe abgeben, aber eine steckt noch im Magazin – aus lauter Leichtsinn natürlich.«[7]

Maschinenpistolen sind wirklich vollautomatische Waffen. Auch sie haben ein Magazin und werfen die Patronenhülsen auf ähnliche Weise aus wie halbautomatische Pistolen; der große Unterschied liegt jedoch darin, dass sie immer weiter feuern, so lange der Abzug betätigt wird und Munition vorhanden ist – man muss also nicht immer wieder den Abzug ziehen wie bei einer Halbautomatik. Die Folgen einer Runde russisches Roulette muss ich an dieser Stelle wohl nicht weiter ausführen …

Gewehre

Bei Gewehren handelt es sich um Langwaffen, die darauf ausgelegt sind, mit zwei Händen abgefeuert zu werden. Die leere Patronenhülse wird ausgeworfen und eine frische Patrone für den nächsten Schuss entweder händisch nachgeladen (wie beim Unterhebelrepetierer) oder durch einen halbautomatischen oder automatischen Mechanismus.

Poirot scheint Gewehren nicht sonderlich viel abzugewinnen. In *Der entführte Premierminister*, einer Kurzgeschichte, die zum ersten Mal 1923 erschien, sagt er über einen mit einem Gewehr verübten Mordanschlag: »Kindisch! [...] Das ist doch nicht ernst zu nehmen. Man schießt doch nicht – das verspricht doch keinen Erfolg. Das ist altmodisch.«[8] Im Licht der hohen Präzision und Durchschlagskraft, die Gewehren im Gegensatz zu anderen Schusswaffen eigen sind, wirkt diese Ansicht geradezu befremdlich. Nicht ohne Grund ist das Gewehr seit dem 19. Jahrhundert die Standardwaffe der Infanterie! Vielleicht hatte Christie das Schnellfeuer der erst kürzlich entwickelten halbautomatischen Pistolen vor Augen, im Gegensatz zum eher unhandlichen und langsam feuernden Unterhebelrepetierer. Gewiss, unterschiedliche Waffen eignen sich für verschiedene Zwecke. Ein klassisches Beispiel ist die im Folgenden beschriebene Schrotflinte, deren Munition auf völlig andere Weise verschossen wird als die eines Gewehrs und die genau deswegen für einen völlig anderen Zweck zur Hand genommen wird.

Schrotflinten

Anders als die oben genannten Pistolen feuern Schrotflinten nicht eine einzelne Kugel. Stattdessen sind die Projektile, mit denen sie geladen werden – man nennt sie Schrotpatronen –, üblicherweise aus Plastik (zu Christies Zeit aus Papier), haben einen Messing- oder Stahldeckel und sind mit vielen kleinen Blei- oder Stahlkügelchen gefüllt, die man Schrot oder Pellets nennt. Das heißt, die Projektile fliegen nicht gezielt in eine Richtung, sondern flächendeckend in Form einer Wolke. Im Kontext der Bücher Agatha Christies wären Schrotflinten wahrscheinlich mit sehr feinem Schrot namens »Vogeldunst« geladen gewesen, den man zum Jagen oder Tontaubenschießen benutzt und der, wie wir noch sehen werden, insofern wenig geeignet ist, einen Menschen zu ermorden. Mit Schrotflinten können ganz unterschiedliche Munitionsarten verschossen werden. Dazu zählen auch »Posten« oder »Slugs«, deren zerstörerische Kraft in etwa jener entspricht, die entsteht, wenn man alle Schrotkugeln einer handelsüblichen Patrone in ein einzelnes, massives Geschoss füllen würde.

Munition

Alle modernen Munitionsarten (im Gegensatz zur Munition für antike »Schießpulver«-Waffen oder Reproduktionen derselben) haben, unabhängig vom Waffentyp, die Form einer Patrone. Der Ursprung der Patrone liegt in einer einfachen Papierhülse, die eine Ladung Schießpulver enthielt und bei den ersten Vorderladern zum Einsatz kam. Dazu kam das Projektil beziehungsweise kamen die Projektile, sodass uns jetzt nur noch die Zündquelle fehlt. Bis zum Zeitalter der Patrone war diese ein Teil der Waffe, beispielsweise in Form eines Zündsteins. Der endgültige Durchbruch bei der Entwicklung der Patrone war eine Hülse, die sich ausdehnen konnte und so die Kammer versiegelte, wozu sich Messing aufgrund seiner Dehnbarkeit hervorragend eignet. So entstand die moderne Einheitspatrone, die aus Treibladung, Zündhütchen sowie Geschoss besteht, die alle in einer wetterbeständigen

Hülse untergebracht sind, welche auf den jeweiligen Mechanismus der Waffe angepasst ist. Eine Patrone kann entweder ein einzelnes Projektil enthalten (die Kugel, die von einer Handfeuerwaffe oder einem Gewehr verschossen wird) oder Schrot (die vielen Kügelchen, die von einer Schrotflinte verschossen werden):

Schrot: Schrotflintenpatronen enthalten Hunderte von Schrotkügelchen – weswegen die Schrotflinte im Englischen, wo Schrot »shot« heißt, »shotgun« genannt wird – sowie eine Treibladung und ein Zündhütchen. Es kann passieren, dass die Patrone klappert, wenn man sie schüttelt. Wird die Patrone abgeschossen, öffnet sich das Ende unter der Krafteinwirkung, und die Schrotgarbe breitet sich trompetenförmig aus, was bedeutet, dass der Schütze nicht so präzise schießen muss wie mit Kugeln. Aus diesem Grund werden Schrotflinten beispielsweise dazu benutzt, um Vögel vom Himmel zu schießen.

Kugeln: Das englische Wort »bullet« stammt vom französischen *boulet* oder »kleiner Ball«, da die ersten Kugeln runde Bleigeschosse waren. Aerodynamischere zylindrische Projektile mit spitz zulaufendem Frontteil wurden im 19. Jahrhundert entwickelt, und als die Pistolen diese mit höherer Geschwindigkeit abschießen konnten, erforderte dies einen härteren Metallmantel. Das Blei aber war weiterhin vonnöten, damit die Kugeln ausreichend Gewicht hatten (Kugeln, die zu leicht sind, können zu Streuverlusten führen und/oder weniger Schaden anrichten). Allerdings musste der Mantel jetzt auch dafür sorgen, das Blei in Form zu halten, andernfalls hätten Hitze und Druck es verformt oder gar zerstört. Der Mantel kann das Projektil vollständig oder teilweise umhüllen, weswegen Sie möglicherweise schon einmal den Ausdruck »full metal jacket«

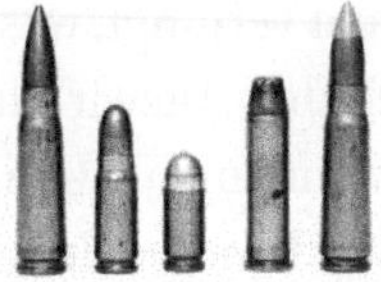

6 Projektile unterschiedlicher Kaliber

(Vollmantelgeschoss) gehört haben. Munition, die mit weniger Druck verschossen wird, wie Schrotpatronen oder Kaliber 22, kommt weiterhin ohne Mantel aus.

Flintenlaufgeschosse: Sie sind letztlich nichts anderes als Kugeln für Schrotflinten. Es sind große, massive Projektile, üblicherweise aus Blei oder Kupfer fabriziert. Sie können auch selbst gefertig werden, sind dann aber recht primitiv, oder man erwirbt sie bei einem der zahlreichen Hersteller. Eingesetzt werden sie bei der Jagd auf Großwild und bei ähnlich strapaziösen Tätigkeiten, beispielsweise wenn man Autos zum Halten zwingt, indem man auf ihren Motorblock schießt! Eine mit einem Flintenlaufgeschoss geladene Schrotflinte ist wie eine moderne Muskete; Dank der zeitgenössischen Ingenieurskunst zwar zielgenauer, nicht jedoch so präzise wie ein Gewehr.

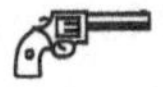

Waffen, aus denen die Munition abgefeuert wird, die wir als »Kugeln« bezeichnen, haben schraubenförmig in das Laufinnere geschnittene Züge. Ein solcher Lauf wird als »gezogener Lauf« bezeichnet und verleiht dem Geschoss einen Drall, der es stabilisiert, sodass die Flugbahn sehr viel präziser und gerader ist. Schrotflinten erfordern keine solche Stabilisierung, daher sind ihre Läufe glatt. Dafür ist das Mündungsende von Schrotflinten meist leicht verjüngt, was man als »Drossel« bezeichnet. Die »drosselnde« Auswirkung kann dabei helfen, den Schrot länger zusammenzuhalten, je nachdem, ob man beispielsweise versucht, kleinere oder größere Vögel zu schießen.

Morde werden in Agatha Christies Büchern mit ganz unterschiedlichen Schusswaffen begangen. Es gibt so viele verschiedene Waffengattungen, weil sie unterschiedlichen Zwecken dienen. Angenommen, ich hätte vor, jemanden aus der Entfernung zu erschießen, so würde ich dafür eine Waffe mit Drall wählen, der die Kugel stabilisiert und auch über lange Distanz auf Kurs hält. Ein Scharfschützengewehr ist dafür das perfekte Beispiel. Allerdings ist es nicht sonderlich wahrscheinlich, dass wir in Agatha Christies Büchern einem Scharfschützen begegnen, zumal Gewehre zu ihrer Zeit nur selten als Mordwaffe verwendet wurden. Wenn ich andererseits etwas Kleines erschießen wollte – wie einen Hasen oder einen Vogel – und der tödliche Schuss nicht so viel Durchschlagskraft bräuchte, würde ich mich für eine Schrotflinte entscheiden. Die Schrotkugeln würden zwar streuen und mein Ziel mit geringerer Geschwindigkeit treffen als eine einzelne Kugel, ihren Zweck aber würden sie dennoch erfüllen, und ich müsste dabei nicht ganz so präzise sein. In Christies Büchern wird jedoch kein Mord mit einer Schrotflinte verübt, die Art Figur, die in ihnen häufig eine Rolle spielt – Vertreter des Landadels –, würde eine Schrotflinte allerdings durchaus als Sportausrüstung bei einer Jagdgesellschaft benutzen.

Revolver und halbautomatische Pistolen finden in Christies Büchern am meisten Erwähnung. Da sie üblicherweise verwendet werden, um Menschen aus kurzer Distanz zu erschießen, kommen Opfer dieser Waffen in ihren Geschichten immer wieder vor.

Kaliber vs. Bohrung

In der Welt der Schusswaffen stehen zwei Möglichkeiten zur Verfügung, den Innendurchmesser des Laufs einer Waffe und damit die Größe oder Menge der Munition zu ermitteln, die damit verschossen werden kann. Sie heißen: Kaliber und Bohrung, Letztere auch »Seele«.

Kaliber: Bei Christie findet nur das Kaliber Erwähnung. Es bezeichnet den Innendurchmesser – die »Bohrung« – des Laufs in hundertstel Zoll. Das jeweilige Kaliber entspricht dem Durchmesser der Munition, die daraus abgeschossen werden kann. So hat eine Handfeuerwaffe mit Kaliber .45 (auch als »Fünfundvierziger« bekannt) einen Innendurchmesser von 45/100 Zoll, und die dafür erforderliche Munition hat einen Durchmesser von 0,45 Zoll, nach angloamerikanischer Schreibweise als ».45« bezeichnet. Es liegt nahe, dass je kleiner die Zahl, desto kleiner das Kaliber und die Munition; eine .22, was 22/100 eines Zolls entspricht, ist also kleiner als eine .45. Dies wird in *Mord im Pfarrhaus* greifbar, als der untersuchende Arzt Dr. Haydock bemerkt: »[A]ller Wahrscheinlichkeit wurde die Kugel aus einer kleinkalibrigen Pistole abgefeuert – sagen wir eine Mauser .25«[9], eine Annahme, die er allein durch einen Blick auf die Größe der Wunde trifft. Interessant an diesem Zitat ist, dass es keinen Hinweis darauf gibt, wie ».25« ausgesprochen wird. Üblicherweise wird die Dezimalstelle ausgelassen, sodass es nach britischer Lesart eine Mauser »twenty-five« oder »two-five« wäre. Doch als Dr. Haydock die Kugel Colonel Melchett überreicht, fragt der Colonel: »Point two five?« Dabei würde kein Angehöriger des Militärs jemals »point two five« sagen.
Sieben Jahre später schreibt Christie in *Der Tod auf dem*

Nil: »Eine sehr kleine Kugel – ich würde sagen Kaliber zweiundzwanzig«[10], und dann später: »›Zweiundzwanzig‹, murmelte Race. Er zog das Magazin heraus. ›Zwei Kugeln abgefeuert.‹«[11] Hier zeigt sich deutlich, dass sie ihren zuvor begangenen Fehler korrigiert, was wohl bedeutet, dass sie ihre Kenntnis von Waffen weiter ausgebaut hat. Vielleicht legen die älteren Zitate, die das Wort »Punkt« enthalten, nahe, dass sie etwas über Pistolen gelesen hat; ihre richtige Aussprache später wiederum könnte daher stammen, dass sie tatsächlich mit jemandem über Waffen gesprochen und dabei die richtige Ausdrucksweise gelernt hat.
Bohrung: Bei der Bohrung handelt es sich um ein älteres Maß, das früher einmal für alle Schusswaffen galt, heute traditionellerweise jedoch nur noch für Schrotflinten und für einige der massiven Großwildbüchsen herangezogen wird. Im Endeffekt wird der Durchmesser des Laufs anhand des Gewichts der Kugel bemessen. Eine Schrotflinte mit Spurweite 12 [im Englischen »bore« oder »gauge«, häufig auch als »Flintenkaliber« bezeichnet, Anm. d. Ü.] entspricht theoretisch einer soliden Bleikugel, die ein Zwölftelpfund wiegt (1/12). Eine Schrotflinte mit Spurweite 10 wiederum entspricht einem Zehntelpfund (1/10). Im Gegensatz zum Kaliber bedeutet das verwirrenderweise, dass je kleiner die Spurweite, desto schwerer die Ladung. Eine Schrotflinte mit Spurweite 16 feuert also leichtere Munition als die am häufigsten verwendete Schrotflinte mit Spurweite 12. Am einfachsten kann man sich das vor Augen führen, wenn man sich klarmacht, dass »Spurweite 12« einem Zwölftel entspricht und »Spurweite 10« einem Zehntel und »Spurweite 16« einem Sechzehntel. Beim Bruchrechnen ist ein Sechzehntel von etwas ja bekanntlich kleiner als ein Zehntel. Zum Glück müssen wir uns den Kopf darüber nicht allzu sehr zerbrechen, da Schrotflinten

in Agatha Christies Büchern, wie bereits erwähnt, nicht sonderlich verbreitet waren!

Obgleich recht fachspezifisch, dienen diese Informationen dazu, die an Tatorten am häufigsten aufgefundenen Waffen und die dazugehörige Munition einzuführen. Sie bilden das notwendige Fundament, bevor wir uns mit den Grundsätzen der forensischen Ballistik vertraut machen. Wie all diese Komponenten zueinander in Beziehung stehen, gehört zu den wichtigsten Aspekten der Fachrichtung und ist der Grund dafür, dass wir Zitate wie das folgende aus Christies Kurzgeschichte *Das Mysterium von Hunter's Lodge* zu lesen bekommen: »Die Kugel war untersucht worden, sie musste von einem Revolver stammen, welcher der Waffe glich, die die Polizei in Hunter's Lodge mitgenommen hatte.«[12] Das Laden und Abfeuern einer Pistole sorgt für eine ganze Bandbreite einzigartiger Spuren auf der Munition, und auch verschiedene Teile der Waffe lassen Abdrücke auf dem Mantel des Projektils zurück: Das Magazin könnte es zerkratzen; der Stoß des Schlagbolzens eine charakteristische Delle im Metallüberzug über der Zündvorrichtung hinterlassen, und die Explosion, die folgt, verpasst dem Projektil einen seitenverkehrten Abdruck der Kennzeichen auf dem Verschluss. Und schließlich wird die Patronenhülse vom Mechanismus, der sie auswirft, auch noch zerkratzt. Kratzer auf der Kugel stammen von den Zügen im Inneren des Laufs der Waffe und deuten auf Abstände, Größe, Winkel und Richtung der Züge hin – das heißt, ob sie im oder gegen den Uhrzeigersinn gewunden sind. Einige von Ihnen haben bestimmt schon einmal einen Ermittler in einer Fernsehserie gesehen, der eine verdächtige Pistole aufhebt, indem er einen Bleistift oder Kugelschreiber in den Lauf schiebt, offensichtlich, um keine Fingerabdrücke auf dem Griff zu hinterlassen. Dabei handelt es sich jedoch um einen forensischen Fauxpas, der dem Inneren des Laufs Schaden zufügen könnte, etwas, das selbst zu Christies Zeiten bekannt war. In seinem 1935 erschienenen Buch *Modern Criminal Investigation* schreibt Autor Harry Soderman: »Wenn Sie die Waffe sicherstellen, sollten Sie keinen Bleistift oder ähnliches in den Lauf stecken, um sie aufzuheben, wie es manchmal empfohlen wird. Durch eine solche Handhabung könnten wichtige Hinweise zerstört werden.«[13] Auch wenn so etwas bei Christie keine Erwähnung findet, relativiert es doch die archaisch anmutende forensische Vorgehensweise, die manchmal selbst heute noch im Fernsehen gezeigt wird. Verglichen damit können Christies Werke als geradezu fortschrittlich betrachtet werden!

Mitsamt der Größe und Form der Kugel ermöglichen es die genannten Informationen dem, der die Kugel untersucht, den Waffentyp zu ermitteln, mit dem sie abgefeuert wurde, und sogar, eine sichergestellte Kugel genau einer Waffe zuzuordnen. Hierbei handelt es sich um eine Mischung aus Individual- und Gruppenmerkmalen, wie sie uns auch in anderen Teilbereichen der Forensik begegnet: Anhand der allgemeineren Gruppenmerkmale lässt sich beispielsweise sagen, dass eine Kugel von einem Gewehr mit Kaliber .30 abgeschossen wurde. Die Individualmerkmale verraten uns, dass die Kugel aus John Smiths Gewehr mit Kaliber .30 gefeuert wurde, da sich auf jeder Kugel, die mit dieser einen speziellen Waffe verschossen wird, ein und derselbe Kratzer findet. Ein Ballistik-Experte kann all diese Informationen ebenso mühelos lesen wie wir einen Zeitungsartikel, und in den meisten Fällen gelingt es ihm auch, die am Tatort aufgefundenen Gegenstände einer bestimmten Waffe zuzuordnen. Dies veranschaulicht Christies Roman *Auch Pünktlichkeit kann töten* ganz wunderbar, in dem Major Riddle, der im Mordfall Gervaise Chevenix-Gore ermittelt, den untersuchenden Arzt fragt, ob er das Geschoss gefunden habe. Der Arzt bejaht dies, und Major Riddle erklärt: »Gut […], wir werden es später mit der Pistole vergleichen.«[14]

Die Geschichte der forensischen Ballistik

Die eher bescheidenen Anfänge der damals noch recht unhandlichen Schusswaffen liegen im 16. und 17. Jahrhundert, lange bevor sie zu den uns heute bekannten, effektiven Tötungsmaschinen wurden. In militärischen Waffen wurden manchmal Papierpatronen benutzt, üblicherweise jedoch bestand Munition aus verschiedenen Komponenten: Man leerte Schießpulver in den Lauf, dann kam das Projektil in Form einer Bleikugel, die mit einem Ladestock hineingedrückt wurde, und schließlich wurde Füllmaterial hinzugefügt (Papier, Pflanzenfasern, ja selbst eine eilig gepflückte Handvoll Gras!), um das kugelförmige Geschoss an Ort und Stelle zu fixieren. Ließ man den letzten Teil aus, so rollte die Kugel aus dem Lauf – etwas, das Berichten der damaligen Zeit zufolge tatsächlich passierte und gelinde gesagt doch eher nervenaufreibend klingt. Gewehrkugeln wurden meist mit einem sogenannten Schusspflaster, einem gefetteten Stück Tuch, als Füllmaterial geladen, das den Kugeln einen stärkeren Drall verlieh. Um die Waffe scharf zu machen, wurde weiteres Pulver, die Treibladung, in eine Vertiefung namens »Pfanne« im hinteren Teil des Laufs vor oder über eine kleine Öffnung namens Zündloch gefüllt. Entfachte man die Treibladung in der Pfanne, entwickelten sich eine Rauchwolke und eine mächtige Flamme. Ins Zündloch gelenkt, wurde diese zu einem heißen, gezielten Flammenstrahl, der die Hauptladung zündete, rasch eine große Menge heißes Gas erzeugte und damit genügend Druck, um die Bleikugel aus dem Lauf der Waffe und aus der Mündung herauszukatapultieren. Manchmal, wenn das Zündloch verstopft oder die erste Zündung zu schwach war, ging nur die Treibladung los. Daher stammt der Ausdruck »a flash in the pan«, was im Deutschen einem »Strohfeuer« entspricht – eine Leidenschaft, die schnell entflammt und bald wieder erlischt.

Vor der Massenproduktion von Waffen waren diese und ihre Bestandteile, wozu im Wesentlichen Läufe und Gussformen für die Geschossherstellung zählten, von Hand gefertigt. Die abgefeuerten Kugeln wiesen daher immer ein paar ganz bestimmte Abdrücke auf, die genau einer Waffe entsprachen.

Dies führte zu den ersten Fällen, bei denen einzelne Projektile genau untersucht wurden, um sie zu der Waffe zurückzuverfolgen, mit der sie abgefeuert worden waren. Dabei konnten nicht nur Bleikugel, Lauf und weitere der fixen Bestandteile einer Waffe auf einzigartige Merkmale hin untersucht werden, sondern auch die etwas loseren, leicht zu übersehenden Komponenten.

Die Mordermittlungen, die als erste in die Geschichte eingehen sollten, bei denen ein Fall durch einen ballistischen Vergleich aufgeklärt wurde, trugen sich angeblich 1784 in England zu; etwas mehr als hundert Jahre vor Christies Geburt. Einem Schreiner namens Edward Culshaw wurde von einem Dieb in den Kopf geschossen, der ihm folgte, als er auf einer Landstraße in der Nähe Liverpools entlangging. Der örtliche Chirurg führte Culshaws Autopsie durch. Bei seiner Untersuchung des Schädels fand der Chirurg nicht nur die Kugel, die aus einem Vorderlader abgefeuert worden war, sondern auch die Überreste eines Papierfetzens, der als Füllmaterial benutzt und zeitgleich aus der Pistole geschossen wurde – weswegen er sich in der Wunde befand. Wie sich herausstellte, war der Papierfetzen Teil eines Gesangblatts.

Nachdem die Gendarmerie Erkundungen vor Ort eingeholt

hatte, nannte ein Informant einen möglichen Verdächtigen, den achtzehnjährigen John Toms. Toms wurde festgenommen und augenblicklich durchsucht. In seiner Hosentasche fand man ein zerrissenes Gesangblatt. Das zusammengeknüllte Papier aus Culshaws Kopf passte perfekt zu den Überresten des Blattes, und als man Toms dieses unwiderlegbare Beweisstück vorlegte, gestand er. In den Zeitungen stand damals: »Am 26. März 1784 wurde John Toms dem Richter Willes vor dem Schwurgericht in Lancaster vorgeführt und für den vorsätzlichen Mord an Edward Culshaw aus Prescot für schuldig befunden. Am darauffolgenden Montag wurde er hingerichtet.«

Beim Fall Culshaw wurde das Füllmaterial aus der Wunde mit den Überresten des Gesangblatts abgeglichen, der erste Fall, bei dem Kugeln miteinander verglichen wurden, trug sich 1835 zu. Die Ermittlungen wurden von Henry Goddard von den Bow Street Runners geleitet, die allgemein als erste professionelle Polizeieinheit des Vereinigten Königreichs galten und 1749 in London gegründet wurden.

Scheinbar handelte es sich bei diesem Fall um den versuchten Einbruch in einen Herrensitz, und auf Joseph Randall, den mutigen Butler des Hauses, war geschossen worden, als er das Grundstück gegen die bewaffneten Eindringlinge verteidigte. Doch war auf ihn nicht nur geschossen worden (die Kugel hatte ihn allerdings verfehlt), sondern auch er hatte auf die Diebe geschossen und es geschafft, sie zu verjagen, ohne dass jemand zu Schaden kam. Aufmerksam begutachtete Detective Goddard alle Kugeln am Tatort und kam zum Schluss, dass die, die Randall aus seiner Waffe abgefeuert hatte, um das Haus und sich selbst zu verteidigen, einen ganz speziellen Makel hatten – »einen winzigen runden Knubbel« –, doch den hatten auch die anderen Kugeln am Tatort. Wie aber konnten die Kugeln, die vermeintlich aus den Waffen der Eindringlinge abgefeuert worden waren, den identischen

Makel haben wie die aus Randalls Waffe? Bei seiner Untersuchung kam Goddard zu dem Schluss, dass der Defekt von ihrer Herstellung herrührte, und er machte sich daran, die Gussform der Kugeln zu suchen. Goddard wusste bereits, dass alle Kugeln vom selben Hersteller stammten – zur damaligen Zeit eher eine Person als eine Maschine –, und er hatte so eine Ahnung, wer diese Person sein könnte. Mit der Gussform, das wurde ihm klar, hätte er einen handfesten Beweis gegen seinen Hauptverdächtigen, und da der Verdächtige natürlich nichts von den Fortschritten wusste, die in der Ballistik zum damaligen Zeitpunkt gemacht worden waren, hielt er mit seiner Gussform auch nicht hinterm Berg. Diese Person war kein anderer als Randall, der Butler. Alle Kugeln hatten den gleichen Makel und ergo denselben Ursprung. Jawohl, der Butler war's.

Als man ihn mit diesem wissenschaftlichen Beweis konfrontierte, gestand Randall, er habe den vorgetäuschten Raub organisiert, nicht aus Gier, sondern weil er hoffte, »die Gunst« von Mrs Maxwell, der Dame des Hauses, für seinen Heldenmut bei der Verteidigung ihres Eigentums zu gewinnen.

Erst in der zweiten Hälfte des 19. Jahrhunderts begann die Munition den heutigen Projektilen zu ähneln, die Schießpulver und Kugel mit einer Zündvorrichtung in einer kompakten Hülse oder einem »Mantel« kombinieren. Dies war für die Massenproduktion entscheidend und ebnete den Weg für modernere Handfeuerwaffen, die viel schneller geladen und weit effektiver eingesetzt werden konnten. Ebenjene Waffen und Munition wurden in Agatha Christies Büchern benutzt: massenproduzierte Gewehre, Revolver und Pistolen, die entweder legal im Geschäft gekauft oder aus einem der Weltkriege mitgebracht worden waren.

Dank der Massenfertigung waren inzwischen auch die Züge günstiger geworden, die Spiralmuster also, die in das

Metall des Laufinneren geschnitten werden, um die Kugel in Rotation zu versetzen und so die Geschossflugbahn zu stabilisieren. Das Muster besteht aus »Feldern« und »Rillen«, wobei die Felder jene zwischen den Rillen stehen gebliebenen Teile im Inneren des Laufs sind (so wie die Papillarleisten die erhobenen Teile der Hautoberfläche beim Fingerabdruck). Wörter wie »Züge« und »Geschossflugbahn« mögen gewöhnungsbedürftig und verwirrend klingen, aber in Wirklichkeit haben wir wohl alle schon einmal die Züge eins Pistolenlaufs gesehen: Und zwar in Form des spiralförmig gewundenen Musters in der runden Silhouette, die in der Anfangssequenz eines jeden James-Bond-Films auf den jeweils 007 verkörpernden Schauspieler zielt.

Die Idee, die Läufe von Pistolen mit Zügen zu versehen, um die Zielgenauigkeit der Kugel zu verbessern, stammt übrigens aus der zweiten Hälfte des 15. Jahrhunderts, sollte in der Forensik jedoch erst ein paar Hundert Jahre später eine Rolle spielen. Alexandre Lacassagne, ein französischer Kriminalist, der in etwa verstarb, als Agatha Christie mit dem Schreiben begann, begriff, dass die Züge im Waffenlauf wie letztlich alle Unebenheiten im Laufinneren tatsächlich Abdrücke auf dem Mantel der Projektile hinterließen: Abdrücke, die dazu benutzt werden konnten, um die Waffe, aus der sie abgefeuert wurden, zu identifizieren. Er war 1899 der Erste, der die Streifenabdrücke auf einer Kugel, die im Körper eines Mordopfers gefunden worden war, mit den Zügen in den Handfeuerwaffen verschiedener Verdächtigter verglich; aufgrund seiner innovativen Beweisstücke wurde der Mörder verhaftet und schließlich verurteilt. In der Welt der Kriminologie war Lacassagne übrigens Cesare Lombrosos Hauptrivale und widerlegte zahlreiche von dessen atavistischen Theorien, außerdem war er Mentor unseres alten Bekannten Edmond Locard.

Auf der anderen Seite des Atlantiks wurde das Vergleichsmikroskop – durch dessen Linse zwei Präparate betrachtet und miteinander verglichen werden können – in den 1920er-Jahren von den amerikanischen Kriminalisten Calvin Goddard und Philip Gravelle weiterentwickelt. Das Gerät eignete sich geradezu ideal dafür, Projektile und Patronenhülsen nebeneinanderzulegen und miteinander zu vergleichen, etwas, das in meiner Vorstellung einer extrem vergrößerten Version von »Finde den Fehler« entspricht.

Das Vergleichsmikroskop revolutionierte die Forensik, und insbesondere Goddard erlangte als einer der »Väter« der forensischen Ballistik Bekanntheit. In einem wissenschaftlichen Aufsatz schrieb er:

> Jeder Pistolenlauf [...] weist minimale Ungleichmäßigkeiten auf, die ihm allein eigen sind und durch keinen anderen reproduziert werden können. Diese Ungleichmäßigkeiten hinterlassen auf jeder Kugel, die durch diesen Lauf abgefeuert wird, ihre Spuren und liefern so im Grunde den Fingerabdruck dieses einen, spezifischen Laufes.[15]

Es ist durchaus bemerkenswert, dass Christie diese noch relativ neue Methode gerade einmal zehn Jahre später, als *Der Tod auf dem Nil* veröffentlicht wurde, bereits zum Teil ihrer Geschichte gemacht hat. Bei einer Diskussion darüber, was für eine Waffe an Bord abgefeuert wurde, sagt der Mitreisende Dr. Bessner: »Die Kugel muss natürlich herausoperiert werden, bevor wir das endgültig sagen können.«[16] Vielleicht hatte Christie Goddards Aufsatz gelesen, und wenn nicht den Aufsatz selbst, dann zumindest einen Bericht über seine Resultate. So wie wir heute, wenn wir wieder einmal einen Zeitungsartikel mit der Überschrift »Neue Studie belegt ...« lesen. Außerdem gab es den Detection Club zu der Zeit seit beinahe zehn Jahren, und solche Neuigkeiten wären für alle Mitglieder von größtem Interesse gewesen.

Goddard und Gravelle forschten weiter und gründeten 1925 das legendäre New Yorker Bureau of Forensic Ballistics. Seinen legendären Ruf erhielt das Bureau, weil es bei den Ermittlungen in einem der brutalsten Mafiamorde eine zentrale Rolle spielte.

Am Valentinstag 1929 wurden sieben Männer an die Wand einer Autowerkstatt in Chicago gestellt und bei einem Blutbad, das als »Valentinstag-Massaker« in die Geschichte einging, erschossen. Die meisten der Opfer starben noch vor Ort – wenig überraschend, da jeder im Durchschnitt zwanzig Kugeln abbekommen hatte –, nur einer hielt bis zum Krankenhaus durch, wo er seinen Verletzungen erlag. Berichten zufolge gehörten die sieben Männer der »Bugs«-Moran-Gang an und wurden von fünf Männern mit Thompson-Maschinenpistolen, besser bekannt als »Tommy-Guns«, erschossen, einer Waffe, die auch Christie überraschend vertraut war. Bei einer Unterhaltung über den Ausdruck »umgelegt« im 1944 erschienenen Krimi *Blausäure* sagt eine der Figuren namens Lucilla Drake: »Und dieses schreckliche Wort bezieht sich, meiner Kenntnis nach, auf Gangster, die sich gegenseitig mit Maschinenpistolen erschießen. Ich bin so dankbar, dass dergleichen nicht in England vorkommt.«[17]

Der Ehrenkodex der Mafia gilt im Bandenkrieg auf vielerlei Weisen, weswegen das Valentinstag-Massaker bis zum heutigen Tag unaufgeklärt ist. Als die Polizisten damals an dem blutigen Tatort eintrafen, fanden sie einen Mann, der noch lebte. Sie baten darum, ihnen die Täter zu nennen. Doch der Sterbende antwortete: »Ich werde nicht reden – niemand hat auf mich geschossen!« Die vierzehn Kugeln, die bei der Autopsie in seinem Körper gefunden wurden, stützten diese Aussage jedoch nicht gerade …

Im Jahr darauf wurden im Zusammenhang anderer Ermittlungen in Michigan zwei Tommy-Guns im Haus eines bekannten Auftragsmörders namens Frank Burke sichergestellt. Aus einem Gefühl heraus verglich Calvin Goddard die Kugeln von dem Blutbad in Chicago mit den Tommy-Guns, und sie passten. Es waren die Waffen, mit denen Bugs Morans Männer ein Jahr zuvor beim Valentinstag-Massaker hingerichtet worden waren. Dies legte nahe, dass es sich um einen Mafiaanschlag gehandelt hatte, höchstwahrscheinlich von Morans Erzrivalen angezettelt, dem berühmt-berüchtigten Al Capone. Burke und seine Bande wurden allerdings nie für das Verbrechen belangt – diversen Theorien zufolge aufgrund der zur damaligen Zeit grassierenden Korruption. Auch wenn der Fall »offiziell« nie aufgeklärt wurde, verhalf Goddards ballistische Analyse immerhin zu einem wissenschaftlichen Abschluss des Falls.

Mir scheint es etwas befremdlich, dass sich die ansonsten hinreißende Musicalkomödie *Bugsy Malone* aus den 1970er-Jahren, in der Kinder »Gangster« spielen, die einander mit Sahneschaum erschießen, diese düstere und blutige Ära der amerikanischen Geschichte zum Vorbild genommen hat.

Normalerweise wird Agatha Christie nicht mit Mafiosi in Verbindung gebracht, dabei hat sie öfter über sie geschrieben, als man vielleicht annimmt. So findet in der Kurzgeschichtensammlung *Poirot rechnet ab* die »Mafia, oder die Camorra« Erwähnung, und in *Mord im Orientexpress* heißt es: »Tonio mag ein Ausländer sein, Sir, aber er ist ein sanftmütiger Mensch – ganz anders als diese widerlichen italienischen Mordgesellen, von denen man immer wieder liest.«[18] Es wird angedeutet, der Name des Bösewichts der Geschichte, »Mr Ratchett«, sei ein Pseudonym, weil er Verbindungen zur Mafia hätte (Übrigens heißt »ratchet« übersetzt »Trommelsperrklinke« und ist Teil eines Revolvers – ob Christie das wohl wusste?). In *Dreizehn bei Tisch* kommt es zu einem amüsanten Wortwechsel, bei dem die amerikanische Schauspielerin Jane Wilkinson den Mangel an Gangstern in London beklagt, als sie laut darüber sinniert, wie sie ihren Ehemann aus dem Weg schaffen lassen könnte: »Natürlich, wären wir in Chicago, könnte ich ihn problemlos kaltmachen lassen, aber hierzulande ist es offenbar nicht so üblich, sich an Killer zu wenden.« Woraufhin Poirot trocken erwidert: »Hierzulande hängen wir der Vorstellung an, dass jeder Mensch ein Recht zu leben hat.«[19] Insofern Agatha Christies Bücher häufig dem Genre »Cozy-Crime« zugerechnet werden, erwartet man in ihnen keine Mafiabanden. Doch ihr unersättlicher Nachrichtenkonsum, der begann, als sie ein Mädchen war, hatte auch eine Schattenseite. In ihrer Autobiographie erzählt sie, dass sie ihrer Großmutter jeden Tag die Neuigkeiten aus der Zeitung vorlas: »die Schrecken von Vergewaltigungen und Kindermord, geheime Laster und all die Dinge, die alten Menschen das Leben verschönern«[20]. Wer weiß, vielleicht wurde Agatha Christie ihrer Großmutter mit den Jahren immer ähnlicher – ebenso wie ihrer freundlichen alten Detektivin Miss Marple: stets interessiert an der dunklen Seite der menschlichen Natur.

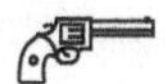

Etwa zur Zeit des Valentinstag-Massakers kam es im Vereinigten Königreich in Essex zu einem äußerst ungewöhnlichen und brutalen Mord. Um circa vier Uhr in der Früh verabschiedete sich Police Constable George Gutteridge von seinem Partner Constable Sydney Taylor, um sich nach der gemeinsamen Schicht auf seinen langen Heimweg zu machen. Doch er kam nie zu Hause an. Um sechs Uhr früh bemerkte ein Postbote einen großen Gegenstand am Straßenrand. Als er näher heranfuhr, um ihn sich genauer anzusehen, erkannte er, dass es ein Mensch war. PC Gutteridge saß in gekrümmter Haltung an eine grasbewachsene Böschung gelehnt da, seinen Stift in der einen, das Notizbuch in der anderen Hand, seine Beine ragten auf die Straße. Ganz offensichtlich war er durch Schüsse zu Tode gekommen, da er zwei Eintrittswunden unter dem rechten Ohr hatte und zwei damit übereinstimmende Austrittswunden auf der rechten Seite seines Halses. Doch wie entsetzlich: Man hatte ihm darüber hinaus aus nächster Nähe in die Augen geschossen. Diese Schändung galt als böswilliger Akt, und die Barbarei schockierte die Nation. In Wirklichkeit jedoch beruhte das Handeln des Mörders wohl auf einem eher altertümlichen Aberglauben, demzufolge sich das Letzte, was ein Mensch vor seinem Tode sieht, auf seiner Netzhaut »einbrennt« und man dieses Bild abfotografieren könne – ein Vorgehen, das als Optografie bekannt ist. Um ein solches Bild zu zerstören, wurde PC Gutteridge von seinem wohl minder intelligenten Angreifer in die Augen geschossen, der wahrscheinlich in einem Auto gesessen hatte und nach der Tat davongefahren war. Zwei Kugeln wurden von Ermittlern am Tatort aus dem Straßenbelag geklaubt und zwei weitere bei der anschließenden Autopsie seinem Leichnam entnommen.

Zur gleichen Zeit wurde ein gestohlenes Auto zehn Meilen vom Ort des Verbrechens entfernt im Londoner Stadtteil Brixton gefunden – es war blutverschmiert. (Interessanterweise ein Morris Cowley, die Marke von Agatha Christies erstem Auto, dem liebsten Gegenstand, den sie sich je angeschafft hatte. Nachdem sie die Vorabdruckrechte für *Der Mann im braunen Anzug* 1924 für fünfhundert Pfund verkauft hatte – damals eine beträchtliche Geldsumme, die heute etwa dreißigtausend Pfund entsprechen würde! –, hatte sie sich das Auto von den Erlösen gekauft.) Langsam fügten sich die Teile des Puzzles zusammen: Es schien, als hätte das Auto auf seinem Weg von Essex nach London einiges von PC Gutteridges Blut abbekommen. Natürlich mussten die Blutspritzer erst noch analysiert werden, aber es gab noch ein wichtiges Indiz, eine Patronenhülse, die im Inneren des Autos gefunden wurde und einen einzigartigen Fehler aufwies, der wahrscheinlich von einer Pistole herrührte, die durch einen Putz- oder Ladestock beschädigt worden war. Diese Pistole musste kurz zuvor abgefeuert worden sein, andernfalls hätte man die leere Patronenhülse nicht in dem Auto finden können.

Zu jener Zeit galt Robert Churchill, der Neffe des Pistolenherstellers und Scotland-Yard-Beraters Edwin Churchill (keine verwandtschaftliche Verbindung zu Winston!) im Vereinigten Königreich als fundierter Schusswaffenexperte; seit 1911 wurden er und sein Onkel zu Kriminalfällen hinzugezogen. Im Fall Gutteridge untersuchte er die Patronen noch am Tatort und konnte anhand ihrer Gruppenmerkmale – wie beispielsweise ihrer Drallspuren – die Mordwaffe als Webley-Revolver identifizieren. Das gab den Ermittlern einen Ansatzpunkt, und in den Folgemonaten wurden zahlreiche Webleys konfisziert und analysiert, doch keiner kam als Tatwaffe infrage. Sie verursachten nicht diesen spezifischen Defekt auf den daraus abgeschossenen Patronenhülsen; oder anders gesagt: Sie wiesen nicht die eigentümliche Besonderheit auf, die mit der Patronenhülse in dem gestohlenen Wagen übereinstimmte. Ein Zeugenaufruf und eine Belohnung von zweitausend Pfund – 1927 ebenfalls eine große Summe Geld, die heute etwa 127 000 Pfund entspricht! (Wer hätte gedacht, dass in den 1920er-Jahren so viel Geld unters Volk gebracht wurde?!) – führten dazu, dass die Polizei schließlich die bekannten Autodiebe Frederick Browne und Patrick Kennedy verhaftete. Den Rest erledigten dann die bahnbrechenden Verfahren der Forensik. Browne und Kennedy gestanden, PC Gutteridge erschossen zu haben, nachdem er sie in dem gestohlenen Fahrzeug angehalten hatte. Nach ihrer Hinrichtung im Mai 1928 titelte eine Zeitung: »Von Mikroskop an den Galgen gebracht«, und bezog sich damit auf die neuen wissenschaftlichen Ermittlungsmethoden, mit denen die beiden Mörder dingfest gemacht worden waren.

Agatha wusste über diesen Fall sicherlich gut Bescheid, bei all dem Wirbel, den er verursachte; insofern erstaunt es mich, dass die Optografie in keiner ihrer Geschichten vorkommt, obwohl sie häufig auf ähnlich esoterische Phänomene Bezug nimmt: Seancen, Tischrücken, Ektoplasma und so weiter. Meines Erachtens wäre es ein wunderbares Handlungselement für eine Schriftstellerin gewesen, die ihre Freude daran hatte, ihre Leserinnen und Leser mit dem »Übernatürlichen« auf falsche Fährten zu locken.

Interessanterweise bereiste Robert Churchill Amerika in dem Jahr, in dem Goddard für seine Verwendung des Vergleichsmikroskops bei ballistischen Untersuchungen die Aufmerksamkeit der Presse auf sich zog. Bei seiner Rückkehr ins Vereinigte Königreich ließ Churchill sein eigenes Gerät herstellen, das als »The Silent Detective« bekannt wurde. So wie die Bilder unter einem Vergleichsmikroskop entwickelte sich auch die forensische Ballistik im Vereinigten Königreich und den Vereinigten Staaten nebeneinander weiter.

Bereits früh nimmt Agatha Christie in ihren Geschichten erstaunlich oft Bezug auf die forensische Ballistik. Vielleicht hatte sie überhaupt nicht so viel Angst vor Waffen, wie allgemein angenommen wird, oder sie überwand diese Angst, weil ihr klar war, dass Schusswaffen für besonders viel Dramatik in ihren Geschichten sorgen würden.

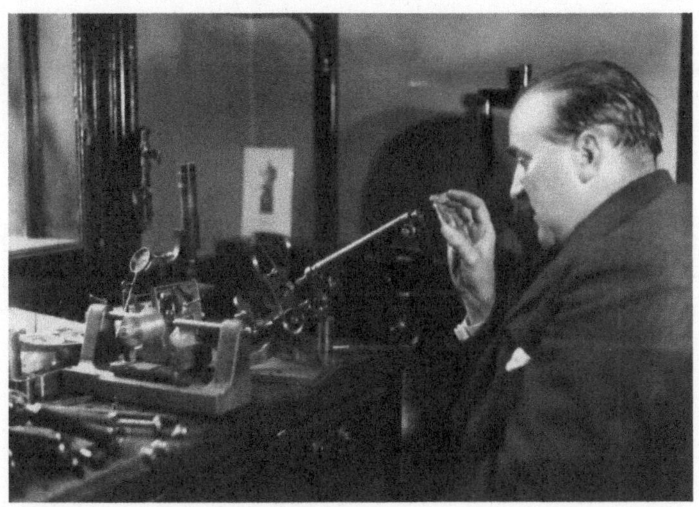

7 Robert Churchill und das Vergleichsmikroskop

Christies in puncto forensischer Ballistik reichhaltigster Krimi ist wohl *Der Tod auf dem Nil*; vielleicht eines ihrer bekanntesten Bücher. Es war Hercule Poirots fünfzehnter Fall, und Krimiautor Robert Barnard hält ihn für »einen der zehn besten« Kriminalromane aller Zeiten.[21] Die Geschichte handelt von mehreren Morden, die auf einem Nilkreuzer namens SS Karnak verübt werden, als dieser auf dem berühmten Fluss in Ägypten entlangschippert. Unter den Reisenden befinden sich die schöne und ungemein reiche amerikanische Erbin Linnet Doyle, ihr frisch angetrauter Gatte Simon Doyle und Simons verbitterte, eifersüchtige Ex-Freundin Jacqueline de Bellefort, die glaubt, Linnet habe ihr Simon gestohlen. Sie ist ihnen in ihre Flitterwochen gefolgt und belästigt und plagt die beiden unentwegt. Zwei der abgegebenen Schüsse sind tödlich, stammen jedoch aus unterschiedlichen Waffen, und das erste Opfer – angesichts von Jacquelines unverhohlenem Hass vielleicht nicht allzu überraschend – ist Linnet Doyle, die mit einem Kopfschuss aus nächster Nähe umgebracht wurde. Die anderen Opfer sind wohl nur Kollateralschäden. Erschwerend kommt hinzu, dass offenbar fast jeder auf diesem angeblich so stilvollen und glamourösen Schiff »'ne Knarre« dabeihat. Mehrere der Frauen sind mit kleinen Pistolen mit Perlmuttgriff bewaffnet, die wie niedliches Damenspielzeug aussehen. Eine davon, die Jacqueline de Bellefort gehört, wird von Poirot wie folgt beschrieben: »Da sind die eingearbeiteten Ornamente – und da sind auch die Initialen J.B. Es ist ein *article de luxe*, ein sehr femininer Gegenstand zwar, aber trotzdem eine tödliche Waffe.«[22] Das genügt, damit der entnervte Ermittler Colonel Race ausruft: »Schleppt hier eigentlich jedes Mädchen auf diesem verflixten Schiff eine Spielzeugpistole mit Perlmuttgriff mit sich rum?«[23] Tja, das ist durchaus möglich! Es war definitiv sehr viel einfacher, an eine Waffe zu kommen, und Waffen waren sehr viel weiter verbreitet vor dem Schusswaffengesetz von 1937 – das Jahr, in dem *Der Tod auf dem Nil* veröffentlicht wurde –, und Frauen schienen eine Vorliebe für kleine und schmuckvolle Waffen zu haben, die in eine Handtasche passten und auch neben einer Puderdose nicht fehl am Platz wirkten. Tatsächlich gab es Hersteller von Silberwaren wie die Weidlich Bros, die ab den 1920er-Jahren Make-up-Dosen in Form von Pistolen produzierten, bei denen das Puder im Griff und der Lippenstift – geformt wie ein Projektil – im Lauf steckten. Im acht Jahre zuvor veröffentlichten *Der letzte Joker* heißt es, Lorraine Wade …

> … zog […] die Schublade ihres Frisiertischs auf und nahm die kleine Pistole mit Elfenbeingriff heraus, die fast wie ein Spielzeug wirkte. Sie hatte sie am vergangenen Tag bei Harrods gekauft und war sehr stolz auf sie.[24]

Heutzutage kann man sich kaum noch vorstellen, dass das berühmte Luxuskaufhaus Harrods tatsächlich Waffen verkaufte (und wahrscheinlich auch pistolenförmige Make-up-Dosen). In den 1920er- und 1930er-Jahren hingegen gab es in der Oxford Street im Londoner Kaufhaus Selfridges sogar einen Schießclub nur für Frauen auf dem Dach des Kaufhauses!

Auf dem Nilkreuzer aber tragen nicht nur die Frauen Pistolen; ein weiterer Passagier, Mr Pennington, führt eine eher große Schusswaffe bei sich, die als »großer Colt« beschrieben wird – eine Waffe, die später gestohlen und dazu benutzt wird, noch jemanden zu erschießen. Als Poirot herauszufinden sucht, wie das geschehen konnte, und dazu die Reisegäste befragt, erfahren wir, dass Pennington unvorsichtigerweise damit prahlte, auf Reisen stets einen Revolver dabeizuhaben.

Was für eine seltsame Unterhaltung für eine Gruppe wohlhabender Menschen aus der feinen Gesellschaft! Bei all den Pistolen im Gepäck und dem Schusswaffen-Geplapper könnte man glatt meinen, man habe es eher mit einem Treffen der amerikanischen National Rifle Association zu tun als mit einer Vergnügungsreise. Der Firearms Act, der dazu führte, dass den Briten eine der strengsten Schusswaffenvorschriften der Welt auferlegt wurde, war jedoch gerade erst verabschiedet worden, was an diesem Buch deutlich wird.

So langatmig die Einführung auch sein mag, beruht die Raffinesse dieses kriminalistischen Meisterwerks auf fundierten wissenschaftlichen Erkenntnissen und einem soliden Kenntnisstand in Sachen Ballistik. Zunächst einmal geht, so viel die sitzen gelassene Jacqueline auch davon redet, ihre ehemals beste Freundin Linnet Doyle umbringen zu wollen, niemand davon aus, ihre Pistole sei die Mordwaffe: »Dass ihre Pistole benutzt wurde, ist erst nach Obduktion und ballistischer Untersuchung *absolut* gesichert«[25], heißt es in einem

Moment, in dem sich die Ermittler nicht zu schnellen Schlüssen verleiten lassen und abwarten, bis mehr Informationen nach der Leichenschau verfügbar sind. Für einen Krimi des Goldenen Zeitalters ist dieser Ansatz fortschrittlich. Anstatt aus der Situation heraus Vermutungen anzustellen, handeln Agatha Christies Figuren hier eher wie echte Ermittler und ermuntern die Leser, das Gleiche zu tun.

Auch die Wunde, die Linnet Doyle durch den Kopfschuss erlitten hat, wird äußert realistisch beschrieben:

> Sehen Sie mal – hier über dem Ohr –, da ging die Kugel hinein. Eine sehr kleine Kugel – ich würde sagen Kaliber zweiundzwanzig. Der Schuss war aufgesetzt, sehen Sie hier, da ist es schwarz.[26]

Wenn eine Pistole abgefeuert wird, schießt nicht nur das Projektil aus ihrem Lauf, sondern auch Rauch und Gase zusammen mit nicht verbranntem und verbranntem Treibmittel in unterschiedlichen Anteilen. Kommt die Mündung mit einer Oberfläche, auf die geschossen wird, in Berührung oder nahe genug an sie heran, bleibt dieses rußige Gemisch darauf zurück. Bei Haut kommt es dann zu der oben beschriebenen Schwärzung; gelangen Rußpartikel unter die Haut, spricht man in der Forensik von einer »Tätowierung«. Einer der Gründe für diesen Namen liegt darin, dass das Ergebnis einer kosmetischen Tätowierung mit einer Nadel ziemlich ähnlich ist. Nicht vom Aussehen her, aber weil sich Kohlepartikel in der Epidermis ablagern, so wie das auch bei der Tinte eines Tattoos der Fall ist. Anhand der Intensität der Schwärzung – also der Tätowierung – können Ballistiker feststellen, aus welcher Entfernung der Schuss abgegeben wurde. Wenn eine Waffe abgefeuert wird, gelangen die Rückstände des Mündungsfeuers auch auf die Hände des Schützen, sei es direkt auf seine Haut oder auf seine Handschuhe. Interessanterweise findet sich bei Christie keine Erwähnung der Sicherung von Schmauchspuren, was daher rührt, dass das Verfahren erst in den 1970er-Jahren zum Standardvorgehen wurde. Auch wenn es zu Lebzeiten Agatha Christies bereits Testverfahren gab, waren diese umständlich und primitiv.

Auch in einigen ihrer anderen Bücher ist von kleinen geschwärzten Einschusslöchern die Rede, so beispielsweise in *Das Geheimnis der Schnallenschuhe*, wo es der Geschichte einen realistischen Anstrich verleihen soll. Aber in *Der Tod auf dem Nil* beschreibt Christie die Wunde nicht nur, um uns Lesern ein anschaulicheres Bild der Verletzung zu vermitteln, die Linnet erlitten hat; vielmehr handelt es sich um einen wichtigen Hinweis zur Lösung des Rätsels, zumindest, wenn man ihn zusammen mit weiteren Entdeckungen betrachtet, wie in folgendem Wortwechsel zwischen Hercule Poirot und Colonel Race angedeutet wird:

> ›Trotz allem‹, murmelte er, ›es ist doch merkwürdig …‹
> ›Was denn?‹
> Sanft sagte Poirot: ›Cette pauvre Madame Doyle. Liegt ganz friedlich da ... mit einem kleinen Loch im Kopf. Sie wissen doch noch, wie sie aussah?‹[27]

Colonel Race weiß bestimmt, dass Poirot versucht, ihm mit dieser Bemerkung etwas mitzuteilen, aber er kann sich einfach keinen Reim darauf machen, was …

Eine weitere dieser Entdeckungen ist eine nasse Samtstola, die benutzt wurde, um eine der Damenpistolen darin zu verbergen, und die jetzt etliche kleine Löcher hat und versengt ist. Wie Poirot zu bedenken gibt, diente die Stola aber auch noch einem anderen Zweck. Dem Colonel erklärt er, sie sei wahrscheinlich auch dazu verwendet worden, das Geräusch eines Pistolenschusses zu dämpfen. Einzig Poirot ist klarsichtig genug, die Bedeutung hiervon zu verstehen, und erläutert später:

> Sie, Dr. Bessner, haben Linnet Doyles Leiche untersucht. Sie werden sich erinnern, dass die Schusswunde teilweise versengt war – das heißt, die Pistole wurde vor dem Schuss direkt auf dem Kopf aufgesetzt.[28]

Dr. Bessner bejaht dies, und Poirot zeigt den Widerspruch auf: Wäre die Pistole in eine Samtstola gewickelt gewesen, die als Schalldämpfer diente, hätte es keine Rußspuren an Linnets Schusswunde gegeben.

Damit hat Poirot absolut recht. Auch wenn Dr. Bessners pathologische Untersuchung völlig korrekt war, hat er die Bedeutung des provisorischen Schalldämpfers nicht verstanden und das eine nicht mit dem anderen in Verbindung gebracht wie Poirot. Wer oder was aber wurde durch die Stola hindurch erschossen, wenn nicht Linnet Doyle? Mehr von der Geschichte werde ich nicht verraten, denn sollten Sie das Buch – übrigens eines meiner liebsten – noch nicht gelesen haben, möchte ich es Ihnen nicht verderben. Nur so viel: Ein wenig Fachwissen über forensische Pathologie und ein Verständnis davon, wie Munition in eine Waffe gelangt, sind beim Lösen dieses besonders schlau konstruierten Plots von großem Vorteil.

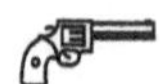

Doch selbst Agatha Christie schrieb nicht gänzlich ohne Übung einen in Bezug auf forensische Ballistik fachlich glänzenden Krimi, und Schusswaffen finden sich in unterschiedlichem Ausmaß bereits in ihren frühsten Werken. In *Das Haus an der Düne* aus dem Jahr 1932 wird die Geschichte sogar von einer Kugel ins Rollen gebracht. Es ist Poirots sechster Fall, den Agatha Christie in einer besonders fruchtbaren Phase ihres Lebens verfasste, als sie gerade zu akzeptieren begann, dass das Schreiben von jetzt an ihre Vollzeitbeschäftigung war und ihr Selbstvertrauen in ihr Können zweifelsohne wuchs. Das Buch beginnt damit, dass Poirot und Hastings die junge unbeschwerte Magdala »Nick« Buckley und ihre Freunde im Urlaub in Cornwall kennenlernen. Nach einer Reihe von Ereignissen – darunter ein Felsbrocken, der Nick nur knapp verfehlt, ein Ölgemälde, das sie beinahe erschlägt, und ein Einschussloch in ihrer Hutkrempe (zunächst glaubt sie, die Kugel wäre nur eine Wespe gewesen, die an ihrem Kopf vorbeigesaust war), kommt Poirot zu dem Schluss, das Mädchen brauche Schutz. Die Methode, anhand derer geschlossen wird, welche Pistole das Loch verursacht hat, wird im Buch nicht näher beschrieben. Poirot findet die leere Patronenhülse und gelangt so und aufgrund der Beschaffenheit des Einschusslochs zu der Behauptung, es sei eine Mauser gewesen. Hastings beschreibt das Loch in der Hutkrempe als »kleines, exaktes Loch, kreisrund«[29], darüber hinaus werden jedoch keine weiteren Einzelheiten genannt. Da Poirot in seiner Zeit als Polizeibeamter und Privatdetektiv jedoch sicherlich jede Menge Einschusslöcher gesehen hat, können wir davon ausgehen, dass ihm dies bei seiner Einschätzung half. Da das Loch in Nick Buckleys Hut als »klein« beschrieben wurde und für eine Mauser C96 typischerweise Kaliber .30 verwendet wird, könnte auch das dabei geholfen haben, das Modell der Pistole zu bestimmen, mit der geschossen wurde. Gut möglich, dass Poirot auf eine Mauser C96 schloss, weil die Waffe zur damaligen Zeit äußerst beliebt war und noch beliebter wurde, nachdem Winston Churchill sie als »best thing in the world« bezeichnet hatte. Später wird uns etwas von einer vermissten Mauser erzählt: »[...] die Waffe gehörte Vater. Er brachte sie aus dem Krieg mit«[30], womit angedeutet wird, dass viele Männer eines bestimmten Alters zu jener Zeit diese Art Pistole besaßen. Die Mauser C96, oder wie sie auch genannt wurde: »broom handle« (zu Deutsch: Besenstiel), ist heute Kult und diente sogar als Vorbild für Han Solos Blasterpistole in den *Star-Wars*-Filmen.

Die Mauser findet in Agatha Christies Büchern immer wieder Erwähnung, beispielsweise in *Mord im Pfarrhaus*, in *Das Eulenhaus* und in *Der Mord auf dem Nil*. In *Ein Mord wird angekündigt* und dem Theaterstück *Ein unerwarteter Gast* können wir gleich mehrfach folgern, dass von einer Mauser die Rede ist: »Eine ausländische Marke, wie sie auf dem Kontinent häufig vorkommt«[31]; »Sie [die Pistole] stammt aus Deutschland«[32]; »Aber unser Land ist voll von Waffen, die vom Kontinent stammen«[33], und dann wird die Waffe schließlich auch noch als »Kriegserinnerung«[34] bezeichnet. Ich denke nicht, dass diese Häufung zustande kam, weil die Mauser C96 Christie besonders gut gefiel – insofern sie einmal einräumte, sich nicht allzu sehr für Waffen zu erwärmen, scheint es eher abwegig, dass sie eine Vorliebe für ein bestimmtes Modell hatte. Ich nehme an, es ist einfach nur ein Hinweis darauf, wie weitverbreitet die Waffe damals war.

Zurück zu *Das Haus an der Düne*: Wenn das Einschussloch aus nächster Nähe erzeugt worden wäre – nehmen wir einmal an, jemand hielt eine Pistole an Miss Buckleys Hut und feuerte durch den Stoff –, hätte die Mündung, so wie bei dem Schuss, mit dem Linnet Doyle in *Der Mord auf dem Nil* getötet wurde, höchstwahrscheinlich einen Abdruck auf dem Hut zurückgelassen, den ein Ballistik-Experte auf eine Mauser hätte zurückführen können. Wie auf der Haut hinterlassen Pistolen auch auf Stoffen und anderen Materialien ihre Spuren. In *Das Haus an der Düne* spielt dies zwar keine Rolle, aber Christie kannte das Phänomen bereits und spielt darauf in ihrem weit früher, 1925, erschienenen Thriller *Das Geheimnis von Chimneys* an. Meines Erachtens macht Christie uns Leser in *Das Haus an der Düne* ganz bewusst darauf aufmerksam, dass der Schuss auf Miss Buckleys Hut scheinbar aus weiter Entfernung abgegeben wurde, da es für den Plot wichtig ist. Wäre uns das Glück eines Schusses aus kurzer Distanz beschieden gewesen, hätte der Mündungsabdruck auf dem Stoff Poirot zwar geholfen, die Waffe zu identifizieren, allerdings hätte das nicht zur Handlung gepasst.

Bilder der vielfältigen Spuren, die aufgesetzte Schüsse hinterlassen, werden seit Anfang des 20. Jahrhunderts in einer Datenbank gesammelt. Heutzutage ist uns daher eine große Fülle an Informationen zugänglich. In den 1930er-Jahren waren die Datenbanken jedoch bei Weitem nicht so umfassend wie heute, und sie waren nicht allgemein bekannt.

Die Frage, was für eine Pistole benutzt wurde, um in *Das Haus an der Düne* auf Nick zu schießen, wird daher in bester Krimi-Manier des Goldenen Zeitalters beantwortet. Als man feststellt, dass die Mauser C96 einer Figur gestohlen wurde, hält man dieses Indiz für ausreichend, um daraus zu folgern, Poirot habe mit seiner Annahme, welche Waffe auf Miss Buckley gerichtet wurde, recht gehabt.

Dies ist in Christies früheren Geschichten öfter der Fall: Ein Schuss wird ganz nebenbei mit einer Waffe in Verbindung gebracht, wenn diese Waffe in der Nähe gefunden oder entdeckt wird, dass sie an anderer Stelle vermisst wird. Das lässt sich auch an der Kurzgeschichte *Das Mysterium von Hunter's Lodge* ablesen, in der Hastings allein loszieht, um einen Mord aufzuklären, und Poirot seine Fortschritte vom Krankenbett aus verfolgt.

›Und die Waffe?‹ [, fragte Hastings].
›Ja – ich habe lediglich eine Vermutung, Captain Hastings. An der Wand hingen zwei Revolver meines Mannes. Einer davon fehlt. Ich machte auch die Polizei darauf aufmerksam, und sie nahm dann den anderen Revolver mit.‹[35]

Später heißt es, die Kugel sei entfernt und bewiesenermaßen mit einem Revolver abgefeuert worden, der mit dem identisch ist, den die Polizei verwahrt. Das ist insofern von Bedeutung, da Christie hier nicht einfach schreibt, die Kugel sei aus *dieser einen, bestimmten* Waffe abgefeuert worden, sondern nur mit der *gleichen Art* Waffe.

Daraus geht hervor, dass Agatha Christies Wissen stetig wuchs, wahrscheinlich aufgrund ihrer langjährigen Mitgliedschaft im Detection Club und eigenständiger Recherchen. Bewegen wir uns chronologisch durch Christies Werk, wird deutlich, wie sie der wissenschaftlichen Fortschritte auf dem Gebiet der forensischen Ballistik gewahr wurde und sie die auf Indizien beruhenden Beweise hinter sich ließ.

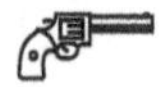

In *Der Mord auf dem Nil* liegt der forensische Fokus hauptsächlich auf Schusswunden, wohingegen im neun Jahre später erschienenen Kriminalroman *Das Eulenhaus* die Identifizierung von Schusswaffen im Mittelpunkt steht, was den Verdacht nährt, Christie habe ihre Leser gezielt über diese außergewöhnlichen Verfahren in Kenntnis setzen wollen, nachdem sie diese für sich entdeckt hatte. Nach der Erschießung des treulosen Dr. John Christow auf dem Landsitz namens *Das Eulenhaus* bricht Chaos aus, als die vermeintliche Mordwaffe, ein Revolver, von einem unaufmerksamen Familienmitglied in den Swimmingpool geworfen wird. Er wird als Beweismittel gesichert, weil, wie der ermittelnde Polizeibeamte Grange sagt, auf der Tagesordnung der Ermittler steht, dass »als Nächstes [...] der Revolver identifiziert werden [muss]«[36]. Anders als in früheren Geschichten Christies wird nach und nach jedoch klar, dass die Schusswaffe am Tatort nicht für das Verbrechen verwendet wurde. In diesem Buch findet eine Verschiebung statt vom Indizienbeweis der früheren Krimis hin zu einer sehr viel wissenschaftlicheren evidenzbasierten Vorgehensweise, und es fällt zum ersten Mal das Wort »Ballistik«. So heißt es bei einer Unterhaltung über die Hauptverdächtige: »Vielleicht weiß sie nicht, dass wir aus ballistischen Spuren die Tatwaffe identifizieren können.« Poirot grübelt: »Wie viele Leute das wohl überhaupt wissen?« Inspector Grange darauf: »Ich habe das Sir Henry gefragt. Er fand, dass eine ganze Menge Leute das wissen müssten – wegen all der Kriminalromane, die so geschrieben werden.«[37]

Wichtig ist an dieser Stelle, dass Christie den Fachbegriff »ballistische Spuren« benutzt und sich damit auf die Abdrücke der spiralförmigen Nuten im Inneren des Laufs einiger Schusswaffen bezieht und eine Figur sogar im englischen Original ein Ballistik-Gutachten erwähnen lässt, was eindeutig eine Entwicklung ihres Kenntnisstands in Sachen Schusswaffenermittlungen beweist; Wissen, das sie ab 1946 mit ihren Lesern teilt. Ob ihre Leser selbst bereits über diesen Wissensstand verfügten oder ob es sich für sie um neue Informationen handelte, darüber können wir nur spekulieren. Sie wäre aber nicht die erste Schriftstellerin gewesen, die anderen mit ihren fiktionalen Geschichten Zugang zu wissenschaftlichen Erkenntnissen ermöglichte. Über Arthur Conan Doyle, der dies mit seinen Sherlock-Holmes-Geschichten tat, habe ich mich ja bereits geäußert. Dieser Hinweis ist insofern von Bedeutung, als die Mörderin in *Das Eulenhaus* aufgrund von etwas, das sie kürzlich in einem Kriminalroman gelesen hatte, beinahe ungeschoren mit ihrer Tat davonkommt:

> [...] ich hatte doch in dem Kriminalroman da gelesen, dass die Polizei feststellen kann, aus welcher Waffe eine Kugel abgefeuert worden ist. Und Sir Henry hatte mir ja an dem Nachmittag selbst gezeigt, wie man einen Revolver lädt und schießt. Ich musste zwei Revolver besorgen. Ich musste John mit einem erschießen und den verstecken [...].[38]

Kurz zuvor, Anfang der 1940er-Jahre, hatte Christie ihr Buch *Vorhang* geschrieben, das der letzte Roman mit Poirot und Hastings sein sollte. (Da sie befürchtete, der Krieg könne ihrem Leben und damit ihrer Schriftstellerlaufbahn ein Ende bereiten, wollte sie den Poirot-Fans ermöglichen, mit ihrem Helden abzuschließen. Sie verfasste also ein finales Abenteuer der beiden – und ebenso ihr »finales« Miss-Marple-Buch, das aus demselben Grund entstand. Beide wurden bis zu ihrer jeweiligen Veröffentlichung im Jahr 1975 und 1976 im Schließfach einer Bank verwahrt. In der Zwischenzeit erschuf sie zahlreiche weitere Bücher mit Miss Marple und Hercule Poirot, hatte aber immer die Absicherung, dass deren Ende, sollte ihr etwas zustoßen, bereits auf Papier gebannt war.)

Auch in *Vorhang* werden wieder ballistische Fachbegriffe verwendet, diesmal von Captain Hastings, der über einen Mann grübelt, der versehentlich seine Frau erschoss:

> Geschossen hatte Colonel Luttrell [...] Doch, nein, das war absurd. Es gab schließlich Methoden, zweifelsfrei festzustellen, aus welcher Waffe eine Kugel abgefeuert worden war. Die Kratzspuren am Geschoss mussten mit den Zügen des Laufs übereinstimmen.[39]

Auch wenn das Buch erst 1975, kurz vor Christies Tod, veröffentlicht wurde, ist uns bekannt, dass sie es in den 1940er-Jahren verfasste und daher bereits zu jener Zeit Kenntnis von ballistischen Spuren hatte. Bewegen wir uns auf der Zeitachse weiter nach vorn, lesen wir in *Ein Mord wird angekündigt* aus dem Jahr 1950 eine akkurate Beschreibung forensischer Ballistik: Bei einem Stromausfall wird ein Einbrecher mit zwei Schüssen ermordet. In den auf das Verbrechen folgenden Tagen heißt es: »Die zwei Einschusslöcher waren gut zu sehen. Die Kugeln hatte man entfernt, um sie mit dem Pistolenkaliber abzugleichen.«[40] Der Revolver wird nach dem Vorfall auf dem Boden gefunden, und auch hier geht man nicht einfach davon aus, dass es sich um die Waffe handelt, mit der die Schüsse abgegeben wurden. Im 1965 veröffentlichten *Bertrams Hotel* untermauert Christie diesen Punkt erneut: »Die Experten für Ballistik haben sie untersucht, und Sie verstehen genug von Feuerwaffen, um zu wissen, dass ihr Befund zuverlässig ist.«[41] Im Lauf der Jahre wurde Christie also offensichtlich bewusst, dass sich ihre Kriminalromane inzwischen an der Wissenschaft messen lassen mussten, um glaubhaft zu sein.

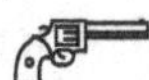

Kehren wir nun zu den Tagen vor dem Schusswaffengesetz der 1930er-Jahre zurück: *Mord im Pfarrhaus* ist der Roman, in dem uns der vielschichtige Charakter meiner Lieblingsdetektivin Miss Marple zum ersten Mal begegnet. Als alte viktorianische Dame mit schneeweißem Haar und durchdringenden blauen Augen beschrieben, scheint Miss Jane Marple mit ihrer ruhigen Art, ihrer Freude am Stricken und ihrer dunklen, durchaus zynischen Ader eine äußerst ungewöhnliche

Gegenspielerin für Verbrecher zu sein – und ist vielleicht ein ganz klein bisschen weit hergeholt.

Was Christie nicht ahnen konnte, war, dass eine ihrer bekanntesten Kreationen in Form einer brillentragenden Amerikanerin älteren Semesters namens Frances Glessner Lee auch in Wirklichkeit existierte. Ms Glessner Lee – wie Miss Marple zur Zeit des Viktorianismus geboren – war Erbin eines großen Vermögens (ihr Vater besaß Anteile an einer Landmaschinenfirma), doch ihr Interesse an forensischer Pathologie wurde von ihrer Familie nicht gefördert. Ihrem Bruder war es erlaubt, in Harvard zu studieren, ihr jedoch blieb dies versagt. Also befriedigte sie ihre Faszination für Verbrechen durch die Lektüre von Sherlock-Holmes-Geschichten – genau wie es Agatha Christie getan hatte. Nach dem Tod ihres Bruders 1930 unternahm die zwischenzeitlich zweiundfünfzigjährige Glessner Lee erste Schritte in Richtung Forensik. Da sie das Familienvermögen geerbt hatte, besaß sie ausreichend Geld, ihre Leidenschaft zu finanzieren, und wurde für ihre Nutshell Studies of Unexplained Death berühmt.

Während man älteren Damen gemeinhin nachsagt, sich eher klischeebehafteten gemeinnützigen Zwecken zuzuwenden und ihr Geld an Heime für notleidende Esel oder Katzen zu spenden, zog Frances Glessner Lee es vor, ihr Vermögen für puppenhausgroße Nachbildungen von Tatorten echter Morde auszugeben. Ihre Idee war es, angehende Ermittler im neu gegründeten Studiengang für Forensik – für dessen Gründung sie einen großen Teil ihres Erbes gestiftet hatte – an der Universität Harvard zu schulen. Die detailgetreuen Dioramen, die sie zwischen 1944 und 1948 realen Tatorten nachempfand, heißen deswegen Nutshell Studies, weil sie Mordermittler darin ausbilden wollte, »die Schuldigen zu überführen, die Unschuldigen zu entlasten und die Wahrheit auf einen Blick« – »in a nutshell« – zu erkennen. Sie sind der-

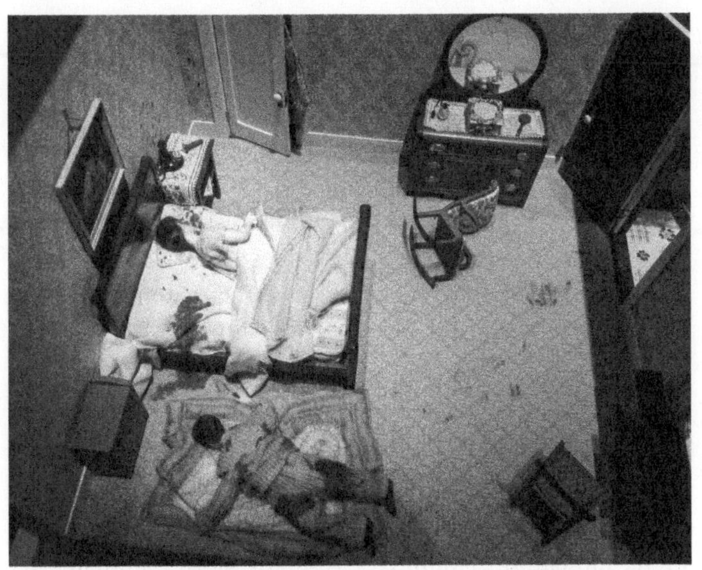

8 Eine der Nutshell Studies of Unexplained Death, die von der »realen Miss Marple«, Frances Glessner Lee, angefertigt wurden

art realitätsgetreu, dass sie sogar Glühbirnen, Einschusslöcher in verschiedenen Winkeln, funktionierende Mausefallen und der Wirklichkeit genau nachgebildete, blass gefärbte Leichen enthalten. Die Herstellungskosten eines der Dioramen beliefen sich damals auf dreitausend bis 4500 Dollar – heutzutage wären es etwa vierzigtausend Dollar! Auch wenn sich die Dioramen an echten Fällen orientierten, entwarf Glessner Lee die jeweilige Einrichtung so, dass sie dem Originalschauplatz zwar ähnelte, ihn aber nicht eins zu eins kopierte, und schmückte sie mit Elementen aus ihrer Fantasie und Lebenswelt. Auch heute noch werden sie zu Schulungszwecken eingesetzt.

Tatorte in Miniaturgröße passen ausgesprochen gut zu einem Buch über Agatha Christie, da sie als Erwachsene eine große Leidenschaft für reale Häuser hatte, die sie auf ihre kindliche Begeisterung für Puppenhäuser zurückführte. In ihrer Autobiographie schreibt sie, als Kind sei ihr Puppenhaus ihr liebster Zeitvertreib gewesen.[42] Dann führt sie aus, ihr gesamtes Taschengeld außer für Bonbons – und hier und da einem Penny für die Sammelbüchse für verwahrloste, heimatlose Kinder – für die Einrichtung und Ausstattung ihres Puppenhauses ausgegeben zu haben.

Vielleicht sollte an dieser Stelle angemerkt werden, dass Glessner Lee nicht die Erste war, die Miniaturmodelle verwendete, wenn es darum ging, Schuldige zu überführen und Unschuldige zu entlasten. Auch im britischen Rechtswesen wurden Dioramen verwendet, die als »English crime-scene miniatures« bekannt sind.[43] Ein nennenswertes Beispiel stammt aus den 1920er-Jahren, als Bernard Spilsbury in dem in der Einleitung erwähnten Crumbles-Mord ermittelte. Der gesamte Tatort wurde in liliputanischem Maßstab nachgebaut, da er den Geschworenen vor Augen geführt werden sollte, die zu beurteilen hatten, ob die Aussage des Angeklagten Patrick Mahon glaubhaft war.

Glessner Lee erschuf jedoch nicht nur die Nutshell Studies. Sie gab auch eine Reihe von Brustplatten aus Keramik in Auftrag, die die typischen Wundmuster veranschaulichen, die durch Schüsse aus einer Vielzahl an Waffen und aus unterschiedlicher Entfernung zustande kommen. Auch die Brustplatten, die in den 1940er-Jahren hergestellt wurden und sowohl Eintritts- als auch Austrittswunden zeigen, werden noch heute als Unterrichtshilfen und Referenzmaterial herangezogen. Aufgrund ihres Beitrags für die Förderung der forensischen Wissenschaften wurde Glessner Lee zum ersten weiblichen Ehrenhauptmann der Vereinigten Staaten ernannt und gilt als »Mutter der Forensik«. Mit einer schnellen Auffassungsgabe, einem starken Gerechtigkeitssinn und der Zeit und / oder den Mitteln können die unwahrscheinlichsten

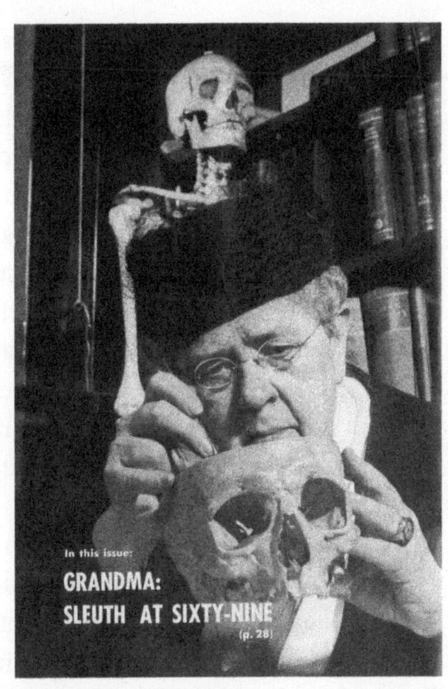

9 Frances Glessner Lee, die reale Miss Marple

Menschen zu Meisterdetektiven werden – ganz wie Miss Marple!

Dennoch scheint Miss Marples Wissen über Schusswaffen in *Mord im Pfarrhaus* doch ein bisschen übertrieben: unter anderem setzt Christies schlauer Mörder einen Schalldämpfer ein, um die Zeugen abzulenken und zu verwirren. Was nicht so recht ins Bild passen will, ist, dass es sich bei der Person, die darauf kommt, dass es zwischen dem Schuss, den die Dorfbewohner gehört haben, und dem tatsächlichen Todeszeitpunkt eine Abweichung gibt, ausgerechnet um die freundliche alte Dame mit dem schlohweißen Haar handelt, die da sagt: »Es gibt, glaube ich, eine Erfindung, die Maximalschalldämpfer heißt«[44] – und das, obwohl ein Armeeoberst und diverse Polizeibeamte in dem Fall ermitteln! Miss Marple, und damit auch Agatha Christie, hat in gewisser Hinsicht recht: Der Maxim Silencer war der erste kommerziell erfolgreiche Schalldämpfer und wurde 1909 patentiert, und doch, mit ein paar Kleinigkeiten lag sie falsch. Diese Art Schalldämpfer wurde für Gewehre mit Starrlaufsystem verwendet, nicht für Pistolen. Uns ist jedoch bekannt, dass es sich bei der Waffe, die in diesem Fall zum Einsatz kam, um eine Pistole handelt, weil eine der Dorfbewohnerinnen über den Verdächtigen erzählt: »Geht einfach hinein, wirft die Pistole auf den Tisch und sagt: ›Ich war es.‹ Einfach so.«[45] In den Originalwerbeanzeigen für den Maxim Silencer heißt es: »Revolver und automatische Pistolen sind nicht darauf ausgelegt, gedämpft zu werden, und können daher nicht verwendet werden.«

Miss Marple erklärt, sie habe vom Maxim Silencer aus Detektivgeschichten erfahren und – auf ungewöhnlich selbstreferentielle Art lenkt Christie damit die Aufmerksamkeit darauf, dass diese Art Geschichten nicht immer zu hundert Prozent korrekt sind und es oft ein wenig künstlerischer Freiheit bedarf. Vielleicht fielen ihr, als ihre Kenntnis über Waffen wuchs, die früheren Fehler auf.

Immerhin lässt sie Poirot in *Der Tod auf dem Nil* feststellen: »Ein Mann – natürlich einer, der viel Umgang mit Feuerwaffen hatte – wüsste das. Eine Frau dagegen [...] hätte ihre Bildung aus Detektivgeschichten, die es mit den Details nicht immer sehr genau nehmen.«[46]

Für unsere Zwecke sind die Details stimmig genug. Agatha Christie mag eine Kugel aus einem Revolver für primitiv gehalten und Gift bevorzugt haben, aber auf die Realität trifft das nicht zu. Tatsächlich kommen in unserer modernen Welt mehr Menschen durch Handfeuerwaffen zu Tode als durch jede andere Mordmethode. Heutzutage müssen die Ballistik-Experten ihre Verfahren immer wieder anpassen und sich weiterbilden, um mit den Entwicklungen der Waffenindustrie Schritt zu halten – so wie Christie, die immer versuchte, mit ihrer Ballistik-Expertise auf dem Laufenden zu bleiben.

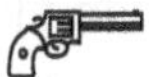

Allem Anschein nach mochte Christie keine Schusswaffen, und doch entledigte sie sich in ihren Geschichten Dutzender Figuren mithilfe genau dieser. Zu Beginn war ihr Wissen begrenzt, doch mit der Zeit vergrößerte sich ihr Wortschatz, wurde ihre wissenschaftliche Kenntnis tiefer, und wir erleben sogar, dass sie einen Fehler aus einem früheren Buch anhand eines Kommentars in einem späteren korrigiert!

Erinnern Sie sich noch daran, dass Julius P. Hersheimmers »kleiner Winnie« in *Ein gefährlicher Gegner* von 1922 sowohl als Halbautomatik als auch als Revolver bezeichnet wird, also als zwei völlig unterschiedliche Waffentypen? Man kann nur mutmaßen, dass Christie dachte, »Revolver« und »Halbautomatik« wären zwei unterschiedliche Wörter für »Pistole«, und dass sie nichts von den komplizierten Mechanismen wusste, die sie zu komplett verschiedenen Waffen machen. Vierundzwanzig Jahre später jedoch wird in *Das Eulenhaus* das Ballistik-Gutachten erwähnt sowie der Fachbegriff »ballistische Spuren«, und obendrein ist da auch noch ein Wortwechsel zwischen Inspector Grange und dem Butler Gudgeon:

> Grange behielt Gudgeons Gesicht fest im Auge und erklärte: ›Das ist eine automatische Pistole, kein Revolver.‹
> Gudgeon hustete. ›Tatsächlich, Sir? Ich bin leider gar nicht gut in Feuerwaffen. Ich habe den Begriff Revolver vielleicht etwas leichtfertig benutzt.‹[47]

Gesteht Agatha Christie damit etwa ein, dass sie diesbezüglich früher selbst etwas leichtfertig war? Christie hat Schusswaffen benutzt, um Chaos zu stiften und für falsche Fährten zu sorgen – und natürlich, um fiktive Selbstmorde und Morde zu begehen. In mehreren Geschichten wird das Geräusch einer Pistole durch den Lärm eines Feuerwerks getarnt oder auf irgendeine Art gedämpft, und die Waffe selbst dient zur Ablenkung und sorgt für Verwirrung. Was Waffen angeht, scheute sich Christie definitiv nicht davor, ihren Finger an den Abzug zu legen.

Kapitel 4

DOKUMENTE UND HANDSCHRIFTEN

Langsam kamen Wörter zum Vorschein – Wörter aus Feuer.[1]

Zu den Forschungsgegenständen der forensischen Wissenschaften zählen so offensichtlich faszinierende Dinge wie Knochen, Projektile und verkohlte Leichen; ich mache mir daher keinerlei Illusionen, dass Sie nach diesem Buch gegriffen haben, weil Sie sich so ungemein auf das nun Folgende freuen: *das Kapitel über forensische Schriftuntersuchung.* Papier? Tinte? Handschriften?

Verglichen mit den anderen forensischen Teilgebieten klingt das womöglich trocken und uninteressant, und häufig wird das Thema in Büchern über strafrechtliche Ermittlungen ausgelassen, weil es als zu speziell betrachtet, es für zu banal gehalten wird. Dabei ist die forensische Analyse fraglicher Dokumente und zugehöriger Beweise unglaublich spannend. Drohbriefe beispielsweise kommen in zahlreichen Kriminalromanen vor; sowohl Agatha Christie als auch ihre Detection-Club-Kollegin Dorothy L. Sayers nutzten sie, um die Handlung voranzutreiben. Erpresserbriefe gehören wohl zu den beängstigendsten Beweisstücken überhaupt und erfordern eine unmittelbare fachliche Begutachtung, denn schließlich geht es darum, kostbare Leben zu retten.

Darüber hinaus wurden einige der bedeutendsten Fälle der Kriminalgeschichte dadurch gelöst, dass wissenschaftlich erprobte Verfahren auf fragliche Dokumente und Kommunikationsmittel angewandt wurden – und nicht durch die Analyse brutal verwüsteter Tatorte voller Blutspritzer und zerbrochenem Glas. Bekanntermaßen wurde Al Capone nicht für elf Jahre hinter Gitter gebracht, weil er während der Prohibition mit Alkohol handelte oder aufgrund der brutalen Mafiamorde wie dem Valentinstag-Massaker, sondern weil er Steuern hinterzogen hatte. Etwas, das die Untersuchung von vergleichsweise langweiligen Rechnungsbüchern und gefälschten Steuererklärungen erforderte. Der Furcht einflößende BTK-Killer – die Buchstaben stehen für »Bind Torture Kill« (»Fesseln Foltern Töten«) –, der in den 1970er-Jahren in Kansas mordete, wurde in den 1990er-Jahren mittels einer Diskette gefasst, die er einer lokalen Fernsehstation zukommen ließ, um sich mit seinen Verbrechen zu brüsten. Nach seiner Festnahme sagte er: »Die Diskette hat mich erledigt.« In britischen Gefilden wurde der berüchtigte Giftmörder Dr. Harold Shipman, der im Lauf von über 23 Jahren 250 Morde mit Diamorphin und Betäubungsmitteln beging, nur gefasst, weil er versuchte, das Testament seines letzten Opfers, Kathleen Grundy, zu fälschen: Es war das erste Mal, dass er so etwas tat, denn eigentlich gehörte es nicht zu seinem Tatmuster, sich finanziell zu bereichern.

In ähnlicher Weise wurden einige der bekanntesten ungeklärten Mordfälle und ihre Täter aufgrund der mit ihnen verknüpften Dokumente zum Stoff für Legenden. Jack the Ripper und der Zodiac-Killer erlangten durch mutmaßlich von ihnen verfasste Briefe, die bei der Polizei eingingen, traurige Berühmtheit. Dennoch konnten beide Mörder bis zum heutigen Tag nicht gefasst werden. Der Zodiac-Killer war in den 1960er- und 1970er-Jahren in Nordkalifornien aktiv und nannte sich in einer Reihe von Briefen und Kryptogrammen, mit denen er die Polizei der Bay Area verhöhnte, selbst »Zodiac«. Auf dem Höhepunkt seines Blutrauschs im Jahr 1888 erhielt das Scotland Yard zahlreiche Schreiben, die angeblich von Jack the Ripper selbst verfasst worden waren. Allerdings konnte nie bewiesen werden, dass auch nur eines wirklich von ihm stammte, und ein paar wurden auf psychisch labile Menschen zurückgeführt, die seine Verbrechen für sich beanspruchten. Die Briefe – von denen einer den Namen »Jack the Ripper« begründete – stehen bis heute für seine Schreckensherrschaft über das Londoner Armenviertel Whitechapel.

Das sind nur ein paar der bekanntesten Beispiele: Es ist durchaus üblich, dass Mörder die Aufmerksamkeit auf sich ziehen wollen oder dass sie die Polizei verlachen, und bei öffentlichkeitswirksamen Fällen kann es durchaus vorkommen, dass sich zahlreiche Personen melden, die für ein bisschen Aufmerksamkeit behaupten, das Verbrechen begangen zu haben. Agatha Christie selbst verweist in ihrem Kriminalroman *Blausäure* auf dieses Phänomen, wenn Colonel Race sagt: »Wenn Sie wüssten, wie viele garstige Briefe voller Verleumdungen nach jedem Ereignis geschrieben werden, das nur ein bisschen Publizität in der Presse bekommen hat!«[2]

Jack the Ripper und viele andere Mörder haben dazu beigetragen, Agatha Christie zu *Die Morde des Herrn ABC* zu inspirieren, und er wird in dem Buch sogar mehrfach erwähnt: »Denken Sie doch nur an die langanhaltende unaufgeklärte Mordserie von Jack the Ripper«, sagt Poirot, als die Alphabet-Morde beginnen,[3] und später klagt eine Figur, dass sie die Zeitungsschlagzeilen nicht mehr lesen möchte, weil es »wie damals [ist,] bei Jack the Ripper«[4].

Wie so vielen anderen waren auch Agatha Christie die berüchtigten Morde des Rippers bekannt, und sie griff die Idee provokativer Briefe an die Behörden auf, die das Unwesen des »ABC-Mörders« befeuern sollten. (Ob auch nur einer der historischen Ripper-Briefe wirklich von dem Serienmörder selbst verfasst wurde, spielt in diesem Zusammenhang keine

Rolle.) Ihr ABC-Mörder ist dem Anschein nach ein Serienmörder, auch wenn dieser Begriff nicht im Buch auftaucht. Es heißt dort jedoch, eine der Figuren, Dr. Thompson, sei sehr an diesen »chain or series type of murders« (Anm. d. Ü.: Bedeutet in etwa »ketten- oder serienartigen Morden«) interessiert. Das liegt daran, dass Christie das Buch auf die ihr eigene bereits erwähnte hellseherische Weise mindestens 25 Jahre vor der ersten Erwähnung des Begriffs »Serienmörder« schrieb, der frühestens in den 1960er-Jahren fiel.

Und Agatha Christie war nicht die Einzige, die an das Thema rührte. Trotz des behaglichen, vorhersehbaren und gefahrlosen Rufs, der der Kriminalliteratur des Goldenen Zeitalters heute anhaftet, betont Martin Edwards, die Bücher hätten bereits in den 1930er-Jahren »Justizirrtümer, Gerichtsmedizin und Serienmorde behandel[t], lange bevor diese Themen in Mode kamen (und bevor der Begriff »Serienmörder« gebraucht wurde).«[5]

Typisch Agatha Christie, schreckte sie nicht vor solch grauenhaften Themen zurück. Trotz der allgemein verbreiteten Auffassung, sie habe nur über »Wohlfühlmorde« geschrieben, rührte sie in Wirklichkeit durchaus an einige der dunkelsten Seiten der menschlichen Natur.

In der Einleitung einer 2014 erschienenen Ausgabe von *Der Wachsblumenstrauß* schreibt die britische Autorin Sophie Hannah, Agatha Christie

> … versteht die Verdorbenheit, die Unbarmherzigkeit und die gefährliche Schwäche der Menschen. Sie weiß alles über verzerrte Vorstellungswelten, lang gehegten Groll, qualvolle Bedürftigkeit; all ihren Romanen liegt eine Vertrautheit mit den Nachtseiten der menschlichen Psyche zugrunde.[6]

In meinen Augen sind Urkundenprüfungen, Schreibmaschinen, handgeschriebene Nachrichten und Drohbriefe daher genauso spannend wie andere forensische Facetten ihrer Geschichten, und in einigen ihrer besten Bücher dienen sie sogar als Schlüsselbeweis. Gefälschte Briefe und Kommunikationswege sind zentral, um die zehn Inselgäste im bahnbrechenden *Und dann gab's keines mehr* zusammenzutrommeln.

Ohne diese Einladungen hätten wir nie zu lesen bekommen, wie ein Opfer nach dem anderen auf so raffinierte Weise auf der einsamen Insel vor Devon daran glauben muss. In *Alibi*, dem Roman, der Agatha Christie in die obere Liga der Krimiautoren beförderte, hängt der gesamte Plot an einem Brief, den der titelgebende Roger (Im englischen Original heißt das Buch *The Murder of Roger Ackroyd*) von einer Frau erhält, die später Selbstmord begeht – ein Brief, für den der Mörder tötet. Und in *Mord im Orientexpress* ist es ein winziger verkohlter Schnipsel eines Briefes – von Hercule Poirot höchst kompetent mit improvisierten Mitteln sichergestellt –, der ihm den einen entscheidenden Hinweis gibt und es ihm ermöglicht, den *gesamten Fall* zu lösen. Über den Schnipsel sagt er: »Wenn meine Mutmaßung stimmt, wurde der Brief vom Mörder verbrannt. Warum? Weil das Wort ›Armstrong‹ darin vorkam, das den Schlüssel zu dem Rätsel bildet.«[7]

Worum es sich bei der forensischen Dokumentenuntersuchung handelt

Im Englischen auch als »Questioned document examination« (QDE) bekannt, [was so viel bedeutet wie »Prüfung fraglicher Dokumente«, also solcher Dokumente, die möglicherweise vor Gericht angefochten werden, Anm. d. Ü.] umfasst dieses forensische Teilgebiet zahlreiche Aspekte, darunter:

- die Unterscheidung gefälschter Dokumente von echten;
- die Identifizierung und Interpretation von Änderungen, Löschvorgängen und Zusätzen zu Dokumenten;
- die Wiederherstellung oder das Aufspüren gelöschter Texte;
- die Analyse von Tinte, Papiersorten, Geräten oder Chemikalien, die bei der Dokumentenerstellung eine Rolle gespielt haben;
- die Zuordnung von Handschriften, Unterschriften, Drucken und anderen Schriftformen zu Einzelpersonen, um diese auszuschließen oder zu Vergleichszwecken.

Aus den aktuellen Richtlinien für forensische Urkunden- und Schriftprüfer geht hervor, dass das wissenschaftliche Fachgebiet vier Bereiche umfasst. Es heißt, ein Schriftsachverständiger führe wissenschaftliche Prüfungen, Vergleiche und Analysen von Dokumenten durch, um:

1. die Echt- oder Falschheit festzustellen oder um eine Fälschung offenzulegen oder um Änderungen beziehungsweise Löschvorgänge sichtbar zu machen;
2. Einzelpersonen als Urheber der Handschrift zu identifizieren oder sie davon auszuschließen;
3. den Ursprung maschinengeschriebener Schrift oder anderer Einprägungen, Abdrücke oder vergleichbarer Spuren zu identifizieren oder auszuschließen;
4. Berichte zu verfassen oder als Zeuge auszusagen und um bei Bedarf diejenigen, die die Hilfe des Sachverständigen in Anspruch nehmen, dabei zu unterstützen, die Untersuchungsergebnisse zu verstehen.

Die Liste der Gegenstände, auf die Besagtes angewandt werden kann, ist äußerst vielfältig. Beinhalten könnte sie die folgenden Fragestellungen: ob ein Lotterielos verändert wurde, ob ein Autogramm auf einem Sammlerstück echt oder gefälscht ist, von wem eine Lösegeldforderung geschrieben, in welchem Jahr ein vermeintlich historisches Dokument verfasst oder ob ein Notizzettel von einem bestimmten Notizblock abgerissen wurde.

Der Begriff »Dokument« wird von Schriftsachverständigen äußerst weit gefasst. Er kann sich auf jedes Material beziehen, auf das geschrieben oder das auf irgendeine Weise gekennzeichnet wurde, ob es sich um ein Graffiti an einer Wand oder um eine in Blut geschriebene Botschaft an einem Tatort handelt oder in etwas weniger spannenden Fällen um eine mit einer Unterschrift versehene Gitarre oder einen Fußball. Ja, es könnte selbst so etwas sein wie der Herstellerstempel auf einem Produkt wie Fleisch oder Eier. In Agatha Christies Büchern fallen so unerwartete Gegenstände unter den Oberbegriff »fragliche Dokumente« wie ein mit einem Monogramm besticktes Taschentuch, Kleideretiketten, ein Teamabrechnungszettel von einem Bridge-Spiel, ein gefälschter Pass, Quittungen für Kleidung und ein Fitzelchen des Etiketts einer Arzneimittelphiole.

Von Anfang an enthalten Christies Geschichten grundlegende Gegenstände der Schriftuntersuchung: In *Das fehlende Glied in der Kette* handelt es sich um einen verkohlten Papierfetzen, dessen Bedeutung fehlinterpretiert wird, und in der Tommy-und-Tuppence-Geschichte *Der Herr in Zeitungspapier*, die 1929 in der Kurzgeschichtensammlung *Die Büchse der Pandora* erschien, sind es zwei einander ergänzende Papierschnipsel. In dieser Geschichte wird Lady Merivale nach einem Kostümball augenscheinlich von Captain Hale – dem titelgebenden Herrn – ermordet.

Das darauffolgende forensische Vorgehen beschreibt Christie absolut treffsicher:

> Wissen Sie, Sir Arthur, was Ihre Frau umklammert hielt, als wir sie fanden? Einen Fetzen Zeitungspapier! Meine Leute haben Befehl, Captain Hales Kostüm zu beschlagnahmen [...] Wenn es eingerissen ist und ein Stück fehlt, das dem gefundenen Fetzen entspricht – nun, dann ist der Fall erledigt.[8]

Im Folgenden werde ich mich jedoch nur auf die drei ersten Bestandteile meiner Liste beziehen, und mit dem ersten Punkt, der Frage nach der Echtheit, beginnen. Im Allgemeinen können Schriftsachverständige die Herkunft eines fraglichen Dokuments anhand der Bestandteile desselben ermitteln: Erweckt das Papier den Eindruck, als stimme es mit dem Jahr überein, aus dem das Dokument angeblich stammt? Entspricht die Tinte den Tintenarten, die zu der Zeit erhältlich waren? Liegen Falten, Knicke oder Risse vor, die in Einklang mit dem Alter des Dokuments stehen?

Viele Fälscher machen es sich sehr viel leichter, als ein komplett neues Dokument zu erstellen: Sie fügen einem bestehenden einfach ein paar kleine Änderungen zu. So ist es beispielsweise in Agatha Christies durch und durch britischem *Mord im Pfarrhaus*, dem ersten Roman mit Miss Marple. In dem Buch gehen die Bewohner des idyllischen Dörfchens St Mary Mead – Miss Marples Heimatort – ihren üblichen Sommeraktivitäten wie Tennis spielen und Tee mit dem Pfarrer trinken nach, als die kleine Gemeinde von einem brutalen Mord erschüttert wird. Inspector Slack wähnt das Glück auf seiner Seite, denn das Mordopfer, das aus kürzester Entfernung erschossen wurde, hat dem Pfarrer zur Tatzeit eine Notiz geschrieben und darauf – wie überaus hilfreich – sogar die Zeit vermerkt:

Es war ein Notizzettel des Pfarrhauses, und oben stand 6.20 Uhr.

›Lieber Clement‹, hatte Protheroe geschrieben, ›tut mir leid, dass ich nicht länger warten kann, aber ich muss ...‹[9]

An dieser Stelle endet die Notiz, anstelle eines Punkts unterbrochen von einer Kugel im Kopf des unglückseligen Verfassers, dem Opfer Colonel Protheroe. Man vermutet, er habe zunächst die Zeit festgehalten und dann begonnen, seine Notiz zu schreiben und diese fast unmittelbar danach wieder beendet – was bedeutet, dass er abends um 6 Uhr 20 umgebracht wurde. Zugleich jedoch scheint dies – wie so oft bei dieser Art »Hinweis« – zu gut, um wahr zu sein, und Inspector Slack kann sich glücklich schätzen, dass die misstrauische Miss Marple zur Stelle ist, um das ungemein verwickelte Verbrechen aufzuklären ...

Die zweite Aufgabe von Schriftsachverständigen besteht darin, eine bestimmte Person als Urheberin einer Handschrift zu identifizieren oder auszuschließen. Beim Abgleich eines unbekannten Schriftstücks mit einer bereits bekannten Vergleichsschrift zählen für einen echten Experten ausschließlich handfeste Merkmale. Er versucht nicht, aus jemandes Schrift Rückschlüsse auf dessen Persönlichkeit zu ziehen; seine Aufgabe besteht nicht darin, die großen geschwungenen Buchstaben eines unbekannten Verfassers einem selbstbewussten oder egoistischen Charakter zuzuordnen.

Spekulative Analysen wie diese tauchten kürzlich in Zeitungsschlagzeilen auf wie: »Forensischer Schriftsachverständiger hat königliche Briefe untersucht; vergleicht Meghan mit Kate und Diana!«

Das ist weder »forensisch«, noch handelt es sich um eine Schriftuntersuchung – diese Lehre ist als Grafologie bekannt und gehört nicht zu den anerkannten forensischen Teilgebieten. Vielmehr handelt es sich um eine Pseudowissenschaft wie die bereits erwähnte Phrenologie.

Im Grunde könnte man diesen zweiten Teilaspekt der Untersuchung fraglicher Dokumente als Abgleich visueller Informationen zweier Handschriften bezeichnen. Bei Christie findet er sich von ihrem ersten Fall an: In *Das fehlende Glied in der Kette* führt Poirot selbst einen solchen Abgleich durch[10], und gegen Ende des Romans sagt der Staatsanwalt Mr Philips bei einer Gerichtsverhandlung: »Dann will ich die bemerkenswerte Ähnlichkeit zwischen der Handschrift des Briefes, der Unterschrift im Giftbuch und Ihrer eigenen Handschrift dem Urteil der Geschworenen überlassen.« Es mag zwar das erste Mal sein, dass er Handschriften auf diese Weise miteinander vergleicht und unterschiedliche Dokumente einander gegenüberstellt, aber ganz bestimmt wird es nicht das letzte Mal gewesen sein.

Im wirklichen Leben vermerken die Untersuchenden bei einem forensischen Handschriftenvergleich verschiedene Schriftmerkmale wie die Formgebung der Buchstaben, denn jeder von uns schreibt das große G oder E auf seine eigene Weise. Die Linien unserer Buchstaben neigen sich leicht nach links oder rechts, die Abstände zwischen ihnen variieren – manchmal so stark, dass ein bestimmter Buchstabe oder eine Zahl von zwei Menschen vollkommen anders geschrieben werden. Manch einer schreibt die »7« mit einem Querstrich, andere nicht. Manch einer macht beim kleinen »g«, »j« und »y« einen Kringel an der Unterlänge, andere nicht. Selbst die Handschrift ein und derselben Person kann sich je nach Tageszeit, Schreibgeschwindigkeit und Schreibdauer unterscheiden. Man spricht diesbezüglich von »Variationsbreite«. Die Ergebnisse eines Schriftvergleichs werden mithilfe einer Wahrscheinlichkeitsskala dokumentiert:

1. Mit an Sicherheit grenzender Wahrscheinlichkeit
2. Mit hoher Wahrscheinlichkeit
3. Mit indifferenter Wahrscheinlichkeit
4. Mit geringer Wahrscheinlichkeit
5. Mit an Unmöglichkeit grenzender Wahrscheinlichkeit

Auch wenn die Skala nicht eins zu eins in Agatha Christies Büchern abgebildet wird, hat sie doch Einzug in ihr Werk gehalten. Anhand ihrer Beschreibungen wird deutlich, dass sie zwar weiß, dass man forensische Schriftuntersuchungen durchführen kann, nicht aber unbedingt, wie. Wenden wir uns wieder *Mord im Pfarrhaus* und der mysteriösen Nachricht zu, die mutmaßlich vom Mordopfer Colonel Protheroe verfasst wurde, so finden wir heraus, dass Miss Marple jedes Recht dazu hatte, skeptisch zu sein, denn es handelt sich um eine Fälschung. Als Colonel Melchett den Pfarrer darüber informiert, fragt dieser: »Sind die Experten sich sicher?«, und Melchett erwidert: »Nun, so sicher, wie Experten sein können. Sie kennen doch Experten! Aber sie sind so weit überzeugt.«[11]

Auch Schreibmaschinen kommen in Agatha Christies Büchern immer wieder vor, was uns zu Teilaspekt Nummer drei führt. Besagte Maschinen, heute zugegebenermaßen nicht mehr sonderlich oft benutzt, haben einzelne Metalltypen (Buchstaben, Satzzeichen, Zahlen etc.), die jeweils am Ende eines sogenannten Typenhebels angebracht sind, der hochschnellt, wenn die entsprechende Taste betätigt wird; dann wird die Type auf das Farbband geschlagen und hinterlässt so einen Abdruck auf dem dahinter eingespannten Papier. Eine Schreibmaschine besteht aus so vielen Einzelteilen und einer derart großen Vielfalt möglicher Fabrikationsfehler, die an den Teilen auftreten können, dass das Zusammenspiel ihrer individuellen Mängel eine Maschine – und das darauf getippte Schriftbild – unverwechselbar macht. Das trifft vor allem dann zu, wenn eine Schreibmaschine älter wird und sich derartige Mängel mehren.

In *Und dann gab's keines mehr* sucht Mr Blore auf den schreibmaschinengeschriebenen Einladungen, die die Gäste und die Belegschaft des Hauses erhalten haben, nach Hinweisen und schließt daraus auf die Schreibmaschine: »›Schreibmaschine Marke Coronation. Ziemlich neu – keine defekten Buchstaben‹, murmelte er. ›Papier mit Wasserzeichen – die meist verbreitete Sorte. Damit werden Sie bestimmt nichts anfangen können.‹«[12] Dabei existiert kein Schreibmaschinenmodell namens »Coronation«, nur eines namens Corona. Vielleicht war es Christie nicht erlaubt, Markennamen zu nennen, wie dem auch sei, bleibt es doch ziemlich spektakulär, dass Blore das genaue Maschinenmodell, mit dem die Briefe geschrieben wurden, durch einen einfachen Blick auf den Text identifizieren kann. Es gibt keine Erklärung dafür, warum er das kann, außer vielleicht, dass Blore früher einmal Polizist war. Allerdings macht es deutlich, dass Christie die von Schriftsachverständigen angewandten Verfahren durchaus bekannt waren. Die von Blore als »ziemlich neu« beschriebene Schreibmaschine liefert den auf der Insel gestrandeten Gästen keine Hinweise. Wäre die Schreibmaschine wirklich so gut wie neu gewesen und nur dazu benutzt worden, ein paar Briefe an ebenjene Gäste zu tippen, hätte es für einen Fachmann durchaus ertragreich sein können, das Farbband zu untersuchen, da die Schriftzeichen dort wahrscheinlich immer noch eingeprägt gewesen wären. (Auf einem älteren, immer wieder neu aufgewickelten Farbband, das für längere Zeit in Gebrauch war, hätte man die einzelnen Buchstaben nicht ermitteln können. Sie wären allesamt zu einem Klecks verschmolzen gewesen.) So etwas ist ein langwieriger und mühsamer Prozess. Aber die Menschen auf der Insel sind keine Experten, insofern kann man nicht von ihnen erwarten, so etwas zu wissen; noch nicht einmal von Blore. Seither wurde ein computergestütztes optisches System entwickelt, mit dem Farbbänder analysiert werden können, allerdings gibt es in unserem modernen Zeitalter nur selten Grund, es zu verwenden.

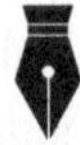

Einige Aspekte von dem, was wir hier lose unter dem Begriff »Dokumentenprüfung« zusammenfassen wollen, kommen in Kriminalromanen häufiger vor als im echten Leben. Am bekanntesten, vielleicht sogar abgedroschensten ist wohl das Vorgehen, anhand dessen das, was auf dem Blatt eines Notizblocks notiert wurde, auf den darunterliegenden Blättern sichtbar gemacht wird. In Büchern und anderen Medien wird häufig dargestellt, wie jemand leicht mit einem Bleistift über ein scheinbar leeres Blatt streicht und so die eingedrückte Handschrift durch den Grafit des Stiftes sichtbar wird. Es ist eine der Lieblingsmethoden von Amateurdetektiven wie Jessica Fletcher aus der legendären Krimiserie *Mord ist ihr Hobby*, Agatha Christie jedoch konnte diesem Fehlgriff widerstehen. Am nächsten kommt sie ihm, als sie Poirot in der bereits erwähnten Kurzgeschichte *Mord in der Bardsley Gardens Mews* am Unglücksort eines vermeintlichen Selbstmords nach etwas Ähnlichem suchen lässt. Da kein Abschiedsbrief vorliegt, begutachtet er das Löschpapier. Später verrät er dann: »Das oberste Blatt in der Löschpapiermappe war völlig sauber und unbenutzt.«[13] Es befanden sich darauf also weder Tintenflecken noch Eindrücke. Hätte es welche gegeben, wäre er, da bin ich mir sicher, behutsam mit seinem Bleistift darübergefahren und hätte sie so sichtbar gemacht! Im echten

Leben wird dieses Verfahren zwar angewandt – aber nicht, indem man klischeehaft mit einem Bleistift auf Papier schraffiert. Außerdem hängen die Nachweisverfahren von der Tiefe der handschriftlich hinterlassenen Eindrücke ab. Tiefere Einprägungen können üblicherweise dadurch sichtbar gemacht werden, dass man ein Licht in einem flachen, geneigten Winkel über das Dokument hält – und so handhabt man das bereits seit den 1930er-Jahren. Schwächere Eindrücke können durch ein zerstörungsfreies, jedoch kompliziertes Verfahren mit einem elektrostatischen Erkennungsgerät (ESDA) ermittelt werden. Da das Gerät erst 1979 in London entwickelt wurde, besitzt es für die Werke Agatha Christies jedoch keine Relevanz.

Die Geschichte der forensischen Dokumentenprüfung

Die Untersuchung von Dokumenten ist eines der ältesten Teilgebiete der Forensik und wird häufig sogar als Vorläufer der forensischen Wissenschaften betrachtet. Historische Quellen zeigen, dass sich Betrugsfälle, bei denen Dokumente eine Rolle spielten, wie beispielsweise Fälschungen, parallel zum Schreiben selbst entwickelten. Bereits in der Zeit des Römischen Reichs (circa im 1. Jhd. n. Chr.) wurden Expertengutachten vor Gericht zugelassen – besser gesagt im Forum (*Forum Romanum*), von dem, wie bereits erwähnt, das Wort »Forensik« abstammt. Damals gehörte zu einer Dokumentenanalyse wohl beispielsweise, dass Zeugen eine Unterschrift überprüften und erklärten, ob diese ihrer Ansicht nach tatsächlich vom Unterzeichner stamme. Obgleich recht primitiv, handelt es sich auch bei einem visuellen Abgleich um ein Verfahren der Dokumentenanalyse.

Danach stagnierte ihre Entwicklung dann jahrhundertelang – wie das auch bei einigen anderen forensischen Wissenschaften der Fall ist, beispielsweise bei der Entomologie (Insektenkunde), der Blutspurenmusteranalyse sowie der Autopsie. Tatsächlich gilt als erste vor einem englischen Gericht eingesetzte Dokumentenanalyse der Fall Goodtitle d. Revett vs. Braham, dessen Anhörung fast zweitausend Jahre später im Jahr 1792 abgehalten wurde. Das Revolutionäre an diesem Fall war, dass man keinen Zeugen aufrief, sondern zwei Dokumente miteinander verglich: das fragliche Dokument und die Vergleichsschrift, ein Vorgehen, das bald schon zum forensischen Standardprozedere gehören sollte.

Ihren Aufschwung nahm die forensische Dokumentenprüfung dann in der ersten Hälfte des 20. Jahrhunderts, in der Zeit also, als Agatha Christie anfing zu schreiben und sich kurz darauf einen Namen machte. Im Jahr 1901 veröffentlichte der Kalligrafie-Dozent und frühe Sachverständige für zu analysierende Schriften, Daniel T. Ames, ein Buch mit dem Titel *Forgery*, das unterschiedliche Fälle von Urkundenfälschung und Betrug enthielt. Neun Jahre später verfasste Albert S. Osborn, heute als der Vater fraglicher Dokumente bekannt, sein bahnbrechendes Buch *Questioned Documents*, das 1929 in zweiter Auflage veröffentlicht wurde.

Mit diesem Buch schuf er einen wissenschaftlichen Zugang zur forensischen Untersuchung von Dokumenten und erweiterte das Fachgebiet, das von da an auch die Untersuchung von Papier, Tinte und Schreibmaschinen umfasste. Durch ihren wegweisenden Einsatz bildvergrößernder Verfahren und indirekter Beleuchtung machten Ames und Osborn das Fachgebiet der forensischen Dokumentenprüfung zu dem, was es heute ist.

Bernard Spilsbury hat unseren Weg bereits einige Male gekreuzt, und auch wenn er im Vereinigten Königreich als

»dem wahren Leben entsprungener Sherlock Holmes« galt, muss er sich diesen Titel mit einem seiner Zeitgenossen teilen, dem als »amerikanischer Sherlock« bekannten Edward Oscar Heinrich. E.O. Heinrich, wie er sich selbst nannte, war in den 1920er- und 1930er-Jahren in Kalifornien tätig, und Beschreibungen seines Charakters ähneln denen Spilsburys auf geradezu unheimliche Weise: häufig fallen dabei die Worte »methodisch« und »gebieterisch«.[14] Gegen Ende seiner Laufbahn arbeitete er mit Paul Leland Kirk, dem wir bereits im Kapitel über Spurenmaterial begegnet sind.

Heinrich wird vor allem mit dem aufsehenerregenden Fall Fatty Arbuckles in Verbindung gebracht. Der Stummfilmstar Fatty Arbuckle wurde bezichtigt, das junge Modell Virginia Rappe 1921 vergewaltigt und so ihren Tod durch einen Blasenriss und eine Bauchfellentzündung verursacht zu haben. Wirklich bekannt wurde Paul Leland Kirk jedoch, als er die handgeschriebene Lösegeldforderung analysierte, die 1924 nach der Entführung eines Priesters in Colma, Kalifornien, an einen Erzbischof geschickt wurde. Seine Einschätzung unterschied sich von der anderer Schriftsachverständiger, die die Forderung ebenfalls untersucht hatten. Darüber hinaus traf er eine außergewöhnliche Aussage über den Entführer: »Ihr Mann ist ein Bäcker.« Das schloss er aus der Form einiger der Buchstaben, beispielsweise »der eckigen Unterseite des ›U‹. In diesem Stil schreiben Bäcker auf Kuchen.«[15]

Schließlich kam die kalifornische Polizei dem Täter auf die Spur. Es war tatsächlich ein Bäcker.

Letztlich jedoch existiert die Abteilung für fragliche Dokumente beim FBI aufgrund eines der berüchtigtsten und grausamsten Verbrechen in Amerika. Gegründet wurde die Abteilung nach der Entführung des Lindbergh-Babys 1932, der Fall, der Agatha Christie in *Mord im Orientexpress* als Ausgangspunkt diente.

Im März 1932 wurde der zwanzig Monate alte Sohn des berühmten Piloten Charles Lindbergh aus seinem Kinderzimmer in New Jersey entführt. Man ließ einen Erpresserbrief zurück, in dem für die sichere Rückkehr fünfzigtausend Dollar Lösegeld gefordert wurden (heutzutage entspräche das achthunderttausend Dollar – eine beträchtliche Summe, vor allem in Anbetracht dessen, dass sich das Land gerade mitten in einer katastrophalen Wirtschaftskrise befand). Das Lösegeld wurde, wie in dem Brief verlangt, über eine Friedhofsmauer geworfen und dem verzweifelten Vater versichert, sein Sohn sei am Leben und befände sich wohlauf an Bord eines Bootes vor der Küste von Massachusetts. Krank vor Sorge flog Lindbergh auf der Suche nach seinem Kind an der Küste auf und ab, doch er hatte kein Glück.

Tragischerweise fand man Charles Jr.s Leiche schließlich nur wenige Meilen entfernt von dem Ort, an dem er ursprünglich entführt worden war, und – schmerzlicher noch – es stellte sich heraus, dass der Tod des Kindes durch einen Schlag auf den Kopf verursacht worden war, der ihm wohl bereits bei der Entführung zugefügt wurde. Es war also von vornherein *nie* der Plan gewesen, Charles Jr. lebendig wieder bei seinen verängstigten Eltern abzuliefern.

Bald schon konzentrierten sich die Ermittler auf das Hauptbeweisstück: den Erpresserbrief. Weder der Brief noch der Umschlag wiesen latente Fingerabdrücke auf, daher analysierte man stattdessen die Handschrift. Den Untersuchenden fielen die schlechte Grammatik und ungewöhnliche sprachliche Eigenschaften auf, was sie zu der Überzeugung brachte, die fragliche Person sei mangelhaft gebildet und deutscher Abstammung. Darüber hinaus legte eine bei der Entführung verwendete Leiter nahe, dass es sich um jemanden handelte, der Ahnung vom Schreinern hatte. Dem Ermittlerteam lagen weitere Dokumenteninformationen in Form der Geldscheine vor, mit denen das Lösegeld bezahlt worden war, da diese alle mit registrierten Seriennummern versehen waren, genauso, wie das heute auf Geldscheinen der Fall ist.

Dennoch schienen die Ermittlungen ins Stocken zu geraten.

In den darauffolgenden Jahren tauchten jedoch immer wieder größere Mengen des Lösegelds in der Bronx in New York auf. Zugleich wurde die selbst gebaute Leiter mithilfe neuer forensischer Verfahren untersucht. Die Leiter wies einige markante Merkmale auf – so markant, dass das Holz, mit dem sie hergestellt worden war, zu einer bestimmten Sägemühle zurückverfolgt werden konnte, die sich *ebenfalls* in der Bronx befand. Das Netz zog sich zu.

Später dann wurde ein weiterer Geldschein mit einer Seriennummer aus dem Lösegeld Lindberghs an einer Tankstelle benutzt. In diesem Fall benahm sich der Mann, der damit bezahlte, auffällig, und der Tankwart notierte sich sein Nummernschild. Das Fahrzeug war auf Bruno Richard Hauptmann registriert, einen deutschstämmigen Schreiner. Er wurde festgenommen und sein Haus durchsucht. Die Polizei fand nicht nur Holz, das zu dem der Leiter passte, die man bei Lindberghs Haus gefunden hatte, sondern auch das restliche Lösegeld.

Im Jahr 1935, drei Jahre nach der Entführung Charles Lindbergh Jr.s, wurde Bruno Richard Hauptmann für schuldig befunden und hingerichtet.

Der schockierende Fall wurde in den Zeitungen auf der ganzen Welt als »Jahrhundertprozess« dargestellt. Insofern ist es wenig erstaunlich, dass Agatha Christie durch ihn angeregt wurde, *Mord im Orientexpress* zu schreiben. Vielleicht ging ihr der Fall besonders nahe, da sie selbst ein kleines Kind hatte, wobei plausibler scheint, dass sie die Figuren verlockten, die sie zur »Aufklärung« des Verbrechens erschaffen konnte.

Ihr Buch wurde 1934 veröffentlicht. Zu dem Zeitpunkt war noch niemand für den Mord an dem Kind zur Verantwortung gezogen worden – dies sollte erst ein Jahr später geschehen. Vielleicht fand sie es deshalb so wichtig, ihre eigene Version fiktionaler Gerechtigkeit für das Verbrechen walten zu lassen, und gestaltete ebendiese »Gerechtigkeit« auf so zufriedenstellende Weise. Die Auflösung des Falls würde ich niemals verraten, aber es ist etwas ungemein Befriedigendes – und Originelles – an der Art, wie an dem bereits erwähnten Mr Ratchett Rache geübt wird, was nicht allein der spektakulären Erzählweise geschuldet ist. Vielleicht lag es an Agatha Christies Versuch, dem bislang ungelösten Verbrechen eine Katharsis angedeihen zu lassen, einen Schlusspunkt zu setzen – in einer Zeit, in der niemand wusste, ob dies jemals geschehen würde.

Manchmal geraten Morde nicht nur aufgrund der Herkunft des Opfers oder der Brutalität des Verbrechens in die Schlagzeilen, sondern weil ihre Aufklärung innovative Methoden oder das Zusammenspiel modernster Wissenschaften erfordert. Der folgende Fall ist ein fantastisches Beispiel für derlei bahnbrechende Verfahren und war für die Entwicklung der forensischen Wissenschaften zentral, da einige wichtige neue Methoden zum ersten Mal angewandt wurden.

Am Morgen des 29. September 1935 erfreute sich eine junge Frau namens Susan Haines Johnson im Städtchen Moffat in Dumfriesshire an der frischen schottischen Luft. Die Gegend wurde The Devil's Beef Tub genannt, und als sie die dazugehörige Devil's Bridge überquerte, erregte etwas Beunruhigendes ihre Aufmerksamkeit: ein Paket, das am Flussufer gegen einen Felsen gespült worden war; ein Paket, aus dem ein menschlicher Arm ragte.

Nachdem Susan die Polizei informiert hatte, fand entlang des Flusslaufs eine intensive Suche statt, und man stieß auf weitere Pakete mit stark verwesten Körperteilen, in denen es vor Maden nur so wimmelte. Die menschlichen Überreste waren achtlos in Zeitungen und Frauenkleidung eingewickelt, und – besonders verstörend – ein Kopf war in den Strampelanzug eines Kindes gehüllt. Man fand zwei Köpfe und insgesamt an die siebzig Pakete, wodurch die Ermittler wussten, dass sie es mit den Überresten von mehr als nur einer Person zu tun hatten. Der Fall wurde als »The Jigsaw Murders« (Die Puzzle-Morde) bekannt, und Agatha Christie bezieht sich in *Der Ball spielende Hund* wohl auf ihn, als Hastings fragt: »Meine Güte, Poirot. Sie glauben doch wohl nicht, dass sie als Paket geliefert wird oder zerstückelt in irgendeinem Kofferraum liegt?«[16] Der Fall hatte sich gerade erst zugetragen, als Christie ihr Buch schrieb (Es wurde 1937 veröffentlicht.).

Nicht nur die Anzahl der abgetrennten Körperteile machte den Fall so verstörend, sondern die *Art und Weise*, auf die sie abgetrennt worden waren: Ganz offensichtlich verfügte der Täter über medizinisches Vorwissen und hatte sogar Kenntnis von medikolegalen (forensischen) Methoden. Um die Identität der Opfer auszulöschen, hatte der grauenerregende Mörder die Haut von den Gesichtern abgezogen, die Fingerkuppen abgetrennt und Zähne gezogen. Selbst Muttermale, Narben und andere Eigenheiten, die zur Identifizierung hätten dienen können, waren entfernt worden – etwas, was man erst später entdeckte.

Trotz dieser sorgfältigen und systematischen Verstümmelung beging der Täter jedoch einen entscheidenden Fehler: Er wickelte einige der Pakete in eine Ausgabe der englischen

Zeitung *Sunday Graphic*, wohingegen die Leichenteile in Schottland entdeckt wurden. Darüber hinaus handelte es sich bei der Zeitung um eine Sonderausgabe, die für ein besonderes Ereignis in einer bestimmten Region gedruckt worden war, in diesem Fall für das Morecambe Festival in Lancaster. Dies grenzte das Suchgebiet für die Ermittlungen erheblich ein. In einer relativ kleinen Stadt mit circa neunzigtausend Menschen dauerte es nicht lange, bis man die Opfer identifiziert hatte. Die Polizei fand heraus, dass zwei Frauen vermisst wurden: Isabella Ruxton (die mit dem Arzt Dr. Buck Ruxton verheiratet war) und ihr Hausmädchen Mary-Jane Rogerson.

Die Arbeitshypothese lautete, Dr. Ruxton habe seine Frau Isabella bei einem Wutanfall umgebracht und sich dann gegen das Hausmädchen gewandt, das ihn entweder bei seiner Tat beobachtet oder ihn verdächtigt hatte. Er hatte alles getan, den Frauen ihre Identität zu rauben, und doch war ihm dabei entgangen, dass er sie in die Lokalzeitung eingepackt hatte. Ein Reim, der damals unter Einheimischen beliebt war, lautete:

Teppich und Messer war'n voll von rotem Blut,
denn Dr. Buck Ruxton meint es nicht gut,
zerschnitt erst die Frau, das Mädchen obendrein,
O weh!, Dr. Ruxton, was sind Sie gemein!

Nachdem der Doktor verhaftet worden war, durchsuchte die Polizei sein Haus und fand menschliche Leichenteile und Blut im Abfluss, der aus dem Badezimmer führte, und Blutflecken auf den Teppichen. Sie hatten ihren Täter, aber noch immer mussten sie die Überreste eindeutig als die von Isabella Ruxton und Mary-Jane Rogerson identifizieren.

Da es noch keine DNA-Tests gab und weder Zähne noch Fingerabdrücke vorlagen, nutzte man ein neues Verfahren,

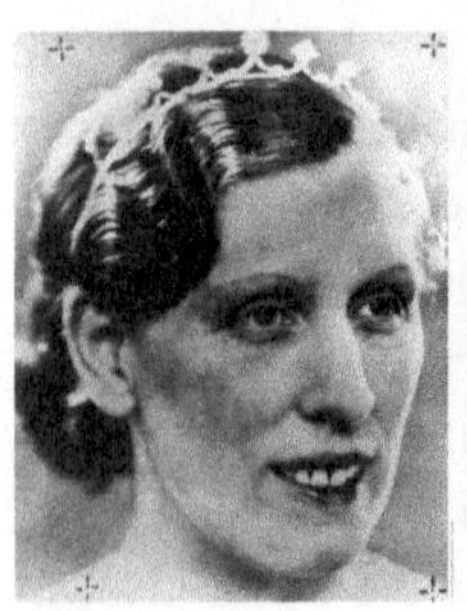
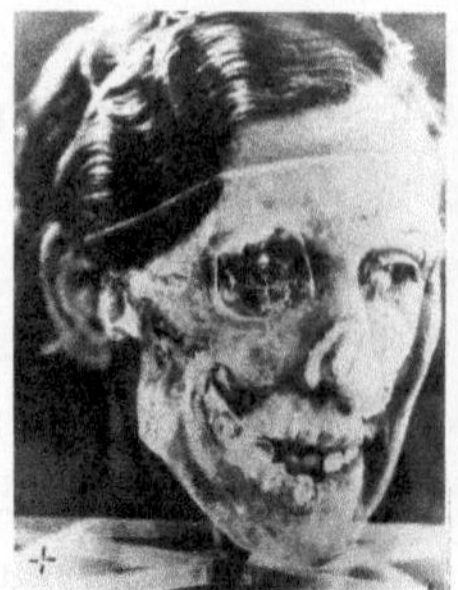
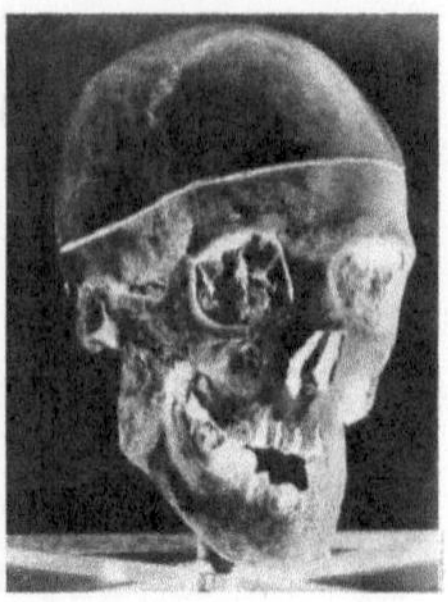

10 Porträtaufnahme Isabella Ruxtons, die man mit einem Foto ihres Schädels überblendete

um die Opfer zu identifizieren: die Gesichtsrekonstruktion. Fotos von Isabellas Schädel, die aus unterschiedlichen Winkeln aufgenommen worden waren, wurden über Fotos ihres Gesichts gelegt. Mithilfe des gleichen Verfahrens wurde auch Mary identifiziert, und selbst vor Gericht wurde das Ganze bei Dr. Ruxtons Prozess vorgeführt.

Mit weiteren Indizienbeweisen – Ruxton hatte eine Putzfrau zu sich gebeten, um einen großen roten Fleck aus dem Teppich zu entfernen, einen Fleck, bei dem es sich, wie sie vor Gericht schwor, um Blut handelte, und er war dabei gesehen worden, wie er potenzielle Beweisstücke im Garten verbrannte – schien seine Schuld erwiesen. Die Geschworenen fackelten nicht lange und befanden ihn des Mordes und der Verstümmelung für schuldig. 1936 wurde er erhängt.

Das Interessanteste an dem Fall sind wohl die Zeitungen. Ohne diesen ersten Hinweis, der die Ermittler in eine Stadt überschaubarer Größe im Norden Englands führte, wäre es in den 1930er-Jahren fast unmöglich gewesen, die Morde aufzuklären. Der Fall war nicht nur vor Ort bekannt, sondern machte landesweit Schlagzeilen und wurde in einem Buch, *Trial of Buck Ruxton*, verarbeitet, das in der angesehenen Reihe *Notable British Trials* erschien[17], auf die sich der Detection

Club immer wieder bezog. Die seit 1905 bestehende Reihe behandelte nicht nur diesen Fall, sondern viele weitere, die Eingang in Christies Werk fanden. Gut möglich, dass sie sich zur Inspiration für ihre Bücher neben den überregionalen Zeitungen auch die gesamte Reihe zu Gemüte führte – und ganz gewiss zählte der Band über Buck Ruxton dazu. Auch in *Das Geheimnis der Schnallenschuhe* verweist sie auf den Fall: Hinsichtlich des Mordopfers fragt Japp, ob Poirot andeuten wolle, dass »wir sie, zerstückelt wie die arme Mrs Ruxton [...] finden werden?«[18]

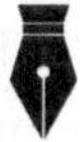

Agatha Christie lebte in einer »prä-papierlosen« Welt, die mit der heutigen nicht sonderlich viel gemein hat. Ihre Figuren wurden auf Haustelefonen angerufen (wenn sie solche überhaupt besaßen), und Nachrichten wurden auf Notizblöcken vermerkt; Drohbriefe wurden im Erpresserbriefstil mit aus Zeitungen ausgeschnittenen und auf Papier geklebten Buchstaben angefertigt; Briefe wurden in Umschläge gesteckt, auf welche die Adresse getippt worden war, und auf der Post aufgegeben, und Menschen kommunizierten miteinander, indem sie Anzeigen in Zeitungen schalteten oder handgeschriebene Botschaften von einem Laufburschen ausliefern ließen. All das bot ihr einen großen Schatz gut nachvollziehbarer Alltagssituationen, mit denen sie arbeiten konnte.

Das heißt auch, dass sie sich nicht auf Software, USB-Sticks und die »Cloud« verließ, um ihre Ideen zu speichern und ihre Werke zu erschaffen – sie schrieb ihre Ideen in Notizbüchern auf, von denen so manches nie ganz gefüllt wurde.

In ihrer Autobiographie beschreibt sie, wie sie all ihre Einfälle in kleinen Notizbüchern festhält, die sie dann aber häufig verlegt. Sie schreibt: »Ich machte mir Notizen über Einfälle, über Gifte und Drogen oder über geschickte Gaunereien, die ich in der Zeitung entdeckte.«[19] Eines Tages bemerkte sie, dass eine Schreibmaschine und ein stabiler Untergrund alles waren, was sie zum Schreiben brauchte, da sie damit begonnen hatte, ihre Bücher und Geschichten direkt in die Maschine zu tippen, anstatt sie zunächst auf Papier zu skizzieren. Die Schreibmaschine ihrer Wahl war eine tragbare Remington Portable, und als sie erst einmal zu diesem mobileren Schreibgerät gegriffen hatte, schrieb sie manchmal sogar in der Badewanne.

Agatha Christie war – wie jeder andere damals auch – mit den Kommunikationsmitteln ihrer Zeit vertraut, insofern ergibt es Sinn, dass Papier und Schreibmaschinen in zahlreichen ihrer Bücher als Beweismittel dienen und sie häufig das Fabrikat von Schreibmaschinen oder eine bestimmte Art Tinte benennt. Sie weiß, dass eine Handschrift genauso einzigartig und vielsagend sein kann wie Fingerabdrücke und dass Tintenspuren manchmal Blutspuren Konkurrenz machen. In vielen ihrer Geschichten scheinen Dokumente auf den ersten Blick keine Rolle als Beweismittel zu spielen, aber später wird klar, dass sie für den Plot doch ausschlaggebend sind – und manchmal eine Geschichte sogar erst ins Rollen bringen. In *Die Morde des Herrn ABC* führten ominöse, an ihn adressierte Briefe Poirot auf die Spur eines Serienmörders; zu Beginn des Kriminalromans *Morphium* wird Elinor Carlisle durch die Warnung in einem anonymen Brief dazu verleitet, ihre gebrechliche Tante zu besuchen, die kurz darauf ermordet wird; in *Die Schattenhand* führt eine Reihe Drohbriefe vermeintlich zum Selbstmord einer der empfangenden Personen – und zu weiteren Toten –, und in *Ein Mord wird angekündigt* wird der erste Mord begangen, nachdem er in einer Lokalzeitung bekannt gegeben wurde.

In anderen von Christies Büchern kann das Rätsel nur gelöst werden, wenn man den Beweisen in Form von Dokumenten Aufmerksamkeit schenkt: So verhält es sich im Fall von Carlotta Adams' Brief an ihre Schwester in *Dreizehn bei Tisch*, bei Josephines Tagebuch in *Das krumme Haus*, bei dem Zeitungsausschnitt, den Mrs McGinty in *Vier Frauen und ein Mord* aufbewahrt hat, und bei diversen Testamenten, gefälschten Testamenten und Testamentsnachträgen.

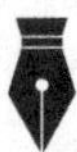

Eines der Ziele forensischer Schriftsachverständiger ist es, Fälschungen zu entlarven, was auf ebenso unterschiedliche Weise erreicht werden kann wie die Fälschungen selbst. Manchmal bedeutet die Fälschung eines Dokuments, etwas zu entfernen oder auszulöschen, beispielsweise einen Buchstaben oder eine Ziffer; in anderen Fällen wiederum wird etwas hinzugefügt. Manipuliert ein Fälscher einen Scheck, kann er eine Null anhängen – und so den Auszahlungsbetrag um das Zehnfache erhöhen. Eingefügte Buchstaben oder Zahlen finden sich bereits in Christies erstem Roman, *Das fehlende Glied in der Kette*. Darin bemerkt Poirot: »Sehen Sie nicht, dass der Brief nicht am 17., sondern am 7. geschrieben wurde? Das war der Tag nach Miss Howards Abreise. Die 1 wurde vor die 7 gesetzt, um aus ihr eine 17 zu machen.«[20]

Wenden wir uns erneut *Mord im Pfarrhaus* und dem höchst verwirrenden Brief zu, der dort gefunden wurde, wo Colonel Protheroe zu Tode kam. Inspector Slack nimmt diesen äußerst gelegen kommenden Beweis zwar dankbar hin, Miss Marple aber kommt er von Anfang an »überaus merkwürdig« vor – vielleicht, weil er tatsächlich ein bisschen *zu* gelegen kommt. Als sich das Dokument im Lauf der Geschichte als Fälschung herausstellt, geht man davon aus, der Colonel habe den Großteil der Notiz – die besagt, er habe genug davon gehabt zu warten und mache sich auf den Weg nach Hause – selbst geschrieben und dass dem Text dann von einer oder mehreren unbekannten Personen noch etwas hinzugefügt worden sei. Am Ende erfahren wir jedoch:

> Wir haben einen Experten eingeschaltet – damit er uns sagt, ob die Zeitangabe 6.20 von einem anderen geschrieben wurde. Natürlich haben wir Proben von Protheroes Schrift vorgelegt. Und wissen Sie, wie das Gutachten ausfiel? Dieser Brief wurde überhaupt nicht von Protheroe geschrieben. [...] Er ist eine Fälschung. Das 6.20 wurde wiederum von einem andern hinzugefügt.[21]

Es ist ein doppelter Bluff! Der Brief wurde nie vom Colonel geschrieben und nur so platziert, dass es so aussah, als ob, und später fügte ein Komplize der ersten Person, der nicht gemerkt hatte, dass die Notiz eine Fälschung war, eine weitere Handschrift und andere Tinte hinzu.

In *Ein Mord wird angekündigt* gelingt es Miss Marple erneut, einen Fälscher zu überführen, da ihr auffällt, dass ein Scheck nicht ganz richtig ausgestellt wurde. Und da Miss Marple nun mal Miss Marple ist, weiß sie auch ganz genau, wer dafür Verantwortung trägt, und erzählt dem pensionierten Kommissar Sir Henry Clithering alles haargenau:

> ›Er fälschte einen Scheck, sagen Sie?‹ [...]
> ›Wie Sie sehen, war er auf sieben Pfund ausgestellt, und der junge Angestellte änderte den Betrag in siebzehn.‹[22]

Und sie erklärt, sie sei die Falsche für so etwas gewesen, weil sie feste Gewohnheiten habe:

> Ich würde nie einen Scheck über siebzehn Pfund ausstellen. Entweder zwanzig, für die monatlichen Löhne für die Haushaltshilfen und den Kauf von Büchern, oder sieben für alle persönlichen Ausgaben. Früher waren es fünf, aber die Preise sind so gestiegen.[23]

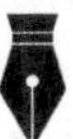

Eine andere Aufgabe Schriftsachverständiger ist es, Personen als »Urheber einer Handschrift zu identifizieren oder auszuschließen«, etwas, womit auch Agatha Christie in Grundzügen vertraut war. Der Stellenwert davon war ihr – wie vielen anderen ihrer Zeitgenossen – aufgrund des Lindbergh-Falls bekannt. Davon gehört haben muss sie aber schon lange, bevor der Fall die Schriftvergleichung in die Mitte der Gesellschaft katapultierte, da das Verfahren bereits im zwölf Jahre zuvor veröffentlichten *Das fehlende Glied in der Kette* eine Rolle spielt. Hastings, der Erzähler des Buchs, der erörtert, was er und Poirot den »Fall Cavendish« nennen, erzählt uns: »Die Handschriftenexperten sollten sich zu der Unterschrift Alfred Inglethorp in dem Giftbuch der Apotheke äußern. Sie erklärten einstimmig, dass es sich hierbei nicht um Alfred Inglethorps Handschrift handelte.«[24] Obgleich für die Mordanklage von großer Bedeutung, ist diese Aussage eher in irreführend. Aus diesem Grund ruft Poirot Hastings jene Beweisführung bei seinem nächsten Fall, *Mord auf dem Golfplatz*, wieder in Erinnerung: »Denken Sie nur an das handschriftliche Geständnis im Fall Cavendish«[25] – auch wenn er es an dieser Stelle nur erwähnt, um auf sein klägliches Scheitern hinzuweisen!

Wenn die Notwendigkeit besteht, den Urheber einer Handschrift ohne auch nur den geringsten Zweifel zu identifizieren, geht es in Christies Büchern meist darum, herauszufinden, ob die betreffende Person einen Abschiedsbrief verfasst hat. Möglicherweise kommen gleich ein paar Spoiler, wobei man jedoch guten Gewissens sagen kann, dass in Agatha Christies Büchern in Bezug auf Abschiedsbriefe immer eine gewisse Unsicherheit herrscht – andernfalls gäbe es ja auch keinen Mord. In *Mit offenen Karten* steht die Frage im Raum, ob Mrs Lorrimer wirklich eine Reihe von Abschiedsbriefen schrieb, die sie dann unterschiedlichen Personen zukommen ließ. Das Problem ist, dass keiner der Beteiligten weiß, wie ihre Handschrift tatsächlich aussah, weswegen auch keiner sagen kann, ob die Abschiedsbriefe echt sind. Daher muss im Rahmen realer Ermittlungen immer eine verifizierte, möglichst handschriftlich verfasste Vergleichsschrift der infrage stehenden Person vorliegen, um diese mit der unbekannten Handschrift abzugleichen.

In einigen Romanen kommt die Frage auf, ob Schriftdokumente, die eigentlich für andere Zwecke gedacht waren, auf raffinierte Weise zu Abschiedsbriefen umfunktioniert wurden. In *Die Schattenhand* heißt es, Mrs Symmingtons Abschiedsbrief habe aus dem Satz »Ich kann nicht mehr« auf einem Fetzen Papier bestanden;[26] und in *Die Kleptomanin* steht auf einem ganz ähnlichen Stück Papier geschrieben: »Liebe Mrs Hubbard [...], es tut mir wirklich sehr leid, aber dies ist das Beste, was ich tun kann.«[27] Die Handschriften sind unbestreitbar echt, aber sind Papierfetzen wirklich angemessene Abschiedsbriefe? Nein. Meist nehmen sich lebensmüde Menschen die Zeit, ihre letzte Botschaft dem Anlass gebührend niederzuschreiben, und Papierschnipsel werden dafür nicht sonderlich oft benutzt. Betroffene schreiben sie mit Bedacht und leserlich und funktionieren nicht einfach Teile anderer Briefe um – in Christies Büchern muss jeder Abschiedsbrief, der scheinbar Teil eines anderen Schreibens ist oder nicht klipp und klar eine Selbstmordabsicht ausbuchstabiert, mit Vorsicht genossen werden.

In den meisten Büchern Agatha Christies geht es jedoch nicht darum, ob jemand etwas geschrieben hat, sondern darum, Unterschiede zwischen zwei Schriften festzustellen. Christie muss von dem Verfahren Kenntnis gehabt haben, andernfalls hätte Poirot in *Dreizehn bei Tisch* nicht derart frustriert auf einen vom Mordopfer Carlotta Adams verfassten Brief reagieren können. Mit einem tiefen Seufzer sagt er: »Es liegt keinerlei Fälschung vor – nein, er ist vollständig von ein und derselben Hand geschrieben. Und trotzdem: da er, wie ich behaupte, unmöglich ist.«[28] Er weiß, wonach er bei einer Fälschung suchen muss, etwas, das er möglicherweise in seinen Jahren bei der Polizei gelernt hat, kann es aber nicht finden. Am Ende verhilft ihm etwas anderes dazu, das Rätsel zu lösen: In diesem Fall ist das Papier ausschlaggebend, nicht die Handschrift.

In *Vier Frauen und ein Mord* ist Poirot mehr Erfolg als Schriftsachverständiger vergönnt, und er erklärt:

> Der Name Evelyn Hope ist in dem Buch mit Ihrer Handschrift geschrieben – derselben Handschrift wie die Worte ›Meine Mutter‹ auf dem Bild. Mrs McGinty sah das Bild und die Worte darauf, als sie Ihre Sachen aufräumte.[29]

Dieser Hinweis bringt ihn darauf, warum Mrs McGinty ermordet wurde und, wichtiger noch, wer es tat. Diese Art Abgleich funktioniert aber nur, wenn die Vergleichsschriften auch wirklich von der Person stammen, von der man ausgeht. In Miss Marples letztem Fall, *Ruhe unsanft*, wird das Verschwinden einer Figur namens Helen Halliday untersucht: »Zweifellos wissen Sie auch schon, dass Kennedy mir die erbetenen Schriftproben von Helen besorgt hat? [...] Ich schicke sie heute an einen guten Schriftexperten, den man mir empfohlen hat.«[30]

Als schließlich das Gutachten des besagten Experten eintrifft, heißt es: »Ihre Briefe waren also nicht gefälscht, sondern echt?«[31]

Allerdings ist das nicht das, was der Experte wirklich befindet. Er schreibt nur, dass die beiden zum Vergleich eingesandten Handschriften höchstwahrscheinlich von ein und derselben Person verfasst worden seien, die Ermittelnden aber darauf vertrauen müssten, dass derjenige, der die Vergleichsschrift eingereicht hat, ihnen auch wirklich eine Handschrift der fraglichen Person gegeben hat!

Hierzu ein Beispiel: Ich könnte eine Freundin ermorden und allen erzählen, sie sei quicklebendig, hielte sich an der französischen Riviera auf, und das schon seit einigen Monaten. Dann könnte ich ein paar Briefe an mich schreiben und so tun, als seien sie von besagter Freundin. Irgendwann würden die anderen doch misstrauisch werden und sich fragen, ob jene Freundin wirklich am Leben ist und ob sie die Briefe geschrieben hat. Vorausgesetzt, niemand verdächtigt mich, könnte ich die Ermittlungen »unterstützen«, indem ich die Briefe bei einem Schriftsachverständigen einreiche, sodass dieser sie mit einem Tagebuch der Freundin vergleichen und prüfen kann, ob die Handschriften übereinstimmen … Was die Ermittler nicht wissen, ist, dass ich auch das Tagebuch gefälscht habe. Daher werden die Vergleichsschriften *miteinander übereinstimmen*, nur wird es sich dabei nicht um die Handschrift der Verstorbenen handeln.

Natürlich wissen Ermittler, dass ein arglistiger Schreiberling versuchen könnte, seine Schrift zu verstellen, indem er seine nichtdominante Hand benutzt:

Vielleicht haben Sie bemerkt, dass ich jeden Passagier entweder eine Unterschrift leisten oder seine Adresse habe niederschreiben lassen. Das sagt noch nichts Endgültiges aus, denn manche Leute tun das eine mit der rechten und das andere mit der linken Hand. Manche schreiben zum Beispiel mit der rechten, spielen aber Golf mit der linken.[32]

Dieses Zitat stammt aus *Mord im Orientexpress*, in dessen Handlungsverlauf sich Poirot als handfester Handschriftenexperte erweist.

Auch durch den Gebrauch von Wörtern und Ausdrücken, die man normalerweise nicht verwenden würde, kann man versuchen, seine Identität zu verbergen, so wie es der Absender des anonymen Briefs in *Morphium* tut. So sagt Elinor Carlisle, die Nichte eines der beiden Mordopfer, zu Poirot:

›Es war der Brief eines Ungebildeten, voller Rechtschreibfehler und auf schlechtem Papier.‹
Poirot winkte ab.
›Darauf kann man nicht viel geben. Er hätte ohne weiteres von einem gebildeten Menschen geschrieben worden sein können, der diese Tatsache zu verschleiern versuchte.‹[33]

Da wir hier von Geschichten Agatha Christies sprechen, können wir davon ausgehen, auf noch raffiniertere Täuschungsmanöver zu stoßen. In *Mord im Orientexpress* untersucht Poirot einen der Drohbriefe, die der bereits erwähnte Mr Ratchett erhalten hat:

Dafür ist das Auge eines Menschen gefordert, der sich in derlei Dingen auskennt. Dieser Brief wurde nicht von einer Person abgefasst […] Zwei oder mehr Leute haben ihn geschrieben – jeder abwechselnd einen Buchstaben. Außerdem in Druckschrift. Das erschwert die Identifizierung der Handschrift sehr.[34]

In Druckbuchstaben zu schreiben und nicht in Schreibschrift – wie es zur Zeit Christies eigentlich üblich gewesen wäre –, ist eine todsichere Methode, seine Handschrift zu verstellen, was Poirot augenblicklich bemerkt. Dass die Nachricht von mehr als einer Person verfasst wurde, ist obendrein ein schlauer Kniff, da mehrere Personen, die ein und dieselbe Nachricht gemeinsam schreiben, für einiges an Verwirrung sorgen. Wahrscheinlich fiel Poirot auf, dass die Buchstaben, die eigentlich hätten gleich aussehen sollen, sich ein wenig voneinander unterschieden und der Strich mit unterschiedlicher Stärke ausgeführt worden war. Abwegig wiederum erscheint mir, dass unterschiedliche Tinte benutzt wurde, da das die Vielzahl der Schreibenden eher hervorgehoben hätte. Ich stelle mir vor, alle Schreibenden haben den gleichen Füller benutzt, was mich zu einem äußerst wichtigen, in vorstehendem Zitat enthaltenen Hinweis führt: Der Brief ist sinnbildlich für den Ausgang des Buches und als Metapher betrachtet vielleicht ein wichtigerer Anhaltspunkt, denn handfester Beweis. Sollte Ihnen das Ende des Buches noch nicht bekannt sein, bringt Sie dies hoffentlich dazu, Ihre Lektüre zu beginnen!

Warum also nicht gleich ganz darauf verzichten, mit einem Füller zu schreiben, möchte man seine Anonymität wahren? Buchstaben können auch in Erpresserbriefmanier aus Zeitungen ausgeschnitten werden, so wie im Kriminalroman *Die Schattenhand*, in dem die Bewohner des Dorfs Lymstock ähnlich anmutende Drohbriefe erhalten, die alle aus derselben Quelle zu stammen scheinen: »Er kam aus dem Ort, stellte ich fest, die Adresse war maschinengeschrieben [...] Zum Vorschein kam ein einzelnes Blatt Papier, beklebt mit Wörtern und Buchstaben, die aus einem Buch ausgeschnitten worden sein mussten.«[35]

Auch wenn sie in Kriminalromanen leicht abgedroschen wirken mögen, tauchen solcherart zusammengestückelte Drohbriefe in mehreren Büchern von Agatha Christie auf. Anfangs fühlte ich mich ein bisschen wie die Autorin Caroline Crampton, die in ihrem Podcast *Shedunnit* sagte: »Ich dachte, Drohbriefe seien hauptsächlich ein bequemes Stilmittel, das Krimiautoren bis hin zum Klischee ausreizen.«[36] In Wirklichkeit waren sie im Goldenen Zeitalter der Kriminalliteratur jedoch auch im realen Leben weitverbreitet, und Caroline Crampton zählt eine ganze Menge Beispiele aus den 1920er- und 1930er-Jahren auf. 2020 hat der Autor Curtis Evans sogar einen Artikel darüber geschrieben mit dem Titel: »The Poison Pen Letter: The Early 20th Century's Strangest Crime Wave«[37], also: »Der handschriftliche Drohbrief – über die sonderbarste Verbrechenswelle der frühen 1920er-Jahre«. Zweifelsohne war Agatha Christie das Phänomen bekannt, das, so Evans, »die Gerichte überrollte«.

Bei dieser Art arglistiger Briefe sind nicht nur die materiellen Indizien von Bedeutung, sondern auch die Psychologie dahinter, und in *Die Morde des Herrn ABC* werden wir mit der weitverbreiteten Annahme konfrontiert: »Aber Frauen schreiben eher anonyme Briefe als Männer.«[38] Doch erst in *Die Schattenhand* werden wir Zeugen einer vermeintlich typischen Drohbriefkampagne, mit der die gesamte Bevölkerung des sonst so idyllischen Örtchens Lymstock ins Visier genommen wird und die scheinbar beginnt, als die Geschwister Jerry und Joanna Burton aus London dort ein Häuschen beziehen. Die schiere Masse hasserfüllter Briefe, die in dem kleinen Dorf eingehen, veranlasst die örtliche Polizei, einen Experten in diesem Bereich – Inspector Graves – hinzuzuziehen, der seinem Namen alle Ehre macht [»grave« bedeutet auf Deutsch soviel wie »ernst«, Anm. d. Ü.]. Über die Briefe sagt er: »Verfasst hat sie eine Frau, und zwar meiner Meinung nach eine Frau mittleren oder höheren Alters, die wahrscheinlich, wenn auch nicht zwingend, unverheiratet ist.«[39]

Ganz offensichtlich lassen sich Alter oder Ehestand eines Schreibers nicht an seiner Handschrift oder dem verwendeten Kommunikationsmittel ablesen; hier stehen eher die psychologischen Aspekte der Nachrichten im Vordergrund, nicht ihr Erscheinungsbild. Dabei gilt die Annahme, derartige Botschaften – ebenso wie Gift – würden eher vom schwachen Geschlecht genutzt, woraus sich im Englischen der Name »poison letter« (Drohbrief) ableitet. Diverse Psychologen und Organisationen teilen diese Annahme interessanterweise nicht. Auch Christie zählte meiner Meinung nach dazu, bedenkt man, wer die Übeltäter hinter den Drohbriefen in zahlreichen ihrer Bücher sind, und auch die oben erwähnten realen Drohbriefkampagnen wurden in der Tat sowohl von Männern als auch von Frauen angezettelt.

Dank Inspector Graves' Erfahrung wartet insbesondere *Die Schattenhand* in eindrucksvollem Umfang mit forensischer Dokumentenanalyse auf. Es ist Graves, der die für die Ermittlungen relevanten Elemente der Nachrichten identifiziert und feststellt, dass die einzelnen Satzzeichen, die für den Text verwendet wurden, »aus einem Buch ausgeschnitten worden sind. Es ist ein altes Buch, meiner Schätzung nach etwa achtzehnhundertdreißig gedruckt.«[40] Dann fährt er fort und erklärt, dass, obwohl sich auf den Briefen und Briefumschlägen Fingerabdrücke befinden, sie doch nicht verwertbar sind. Denn auch wenn die Briefe durch viele Hände gegangen sind, darunter die der Postbeamten und der Empfänger, gibt es keinen Fingerabdruck, der allen gemein wäre. »Was zeigt, dass die Person, die die Briefe geschrieben hat, Handschuhe trug.«[41]

Dann kommt er auf seine Schreibmaschinenuntersuchung zu sprechen und führt uns damit zu der zurück, die wir bereits weiter vorn erörtert haben:

> Die Umschläge sind mit der Maschine beschriftet, einer Windsor Sieben mit recht abgewetzten Typen, von denen das a und das t verbogen sind.[42]

Üblicherweise können Experten erkennen, wenn jemand mit nur einem Finger getippt hat, weil die Buchstaben alle gleich stark hervorgehoben sind – zwischen ihnen gibt es keine Unterschiede, wie man sie erwarten würde, wenn unterschiedlich große Finger unterschiedliche stark aus leicht verschiedenen Winkeln auf die Tasten drücken.

Man könnte meinen, es wäre ungemein hilfreich, dass die Umschläge mit der Schreibmaschine beschriftet wurden, da sie Aufschluss über das Modell und die Gewohnheiten des Maschinenschreibers geben könnten.

Doch leider trifft das in diesem Fall nicht zu, da das Schreibmaschinenmodell, das man anhand all der tollen analytischen Verfahren identifiziert, die Ermittlungen nicht voranbringt! Es handelt sich um eine Schreibmaschine, die im örtlichen Frauenverein steht und zu der absolut jeder im Dorf Zugang hat. Auch die »Ein-Finger-Methode« bedeutet nicht zwingendermaßen, dass der Absender nicht wirklich tippen kann. Es könnte, wie Inspector Graves vermutet, ebenso gut sein, dass es sich um jemanden handelt, der einwandfrei Maschineschreiben kann, aber versucht, dies zu vertuschen. Graves' Gegenüber, der Ich-Erzähler Jerry Burton, sagt daraufhin: »Wer auch immer hinter der Sache steckt, er geht sehr schlau zu Werke.«[43]

Ich würde behaupten, Gleiches trifft auf Agatha Christie zu, die in ihren Geschichten reale Täuschungsverfahren zum

Einsatz kommen lässt, um die Ermittler – und ihre Leser – zu verwirren.

Doch nicht nur Umschläge werden immer wieder mit Schreibmaschine beschriftet, auch die Botschaft selbst kann mit einer solchen Maschine getippt werden, woraus folgt, dass überhaupt keine Handschrift kopiert oder gefälscht werden muss. Der Abschiedsbrief von Christian Gulbrandsen in *Fata Morgana* ist ein Beispiel dafür. Der einzige Haken an der Sache: Schriftsachverständige würden sagen, ein getippter Abschiedsbrief sei ebenso ungewöhnlich wie einer auf einem Fetzen Papier. Letztlich ist jedwedes Vorgehen äußerst verräterisch.

Wie wir gesehen haben und Christie mehrfach betont, können Experten ebenso viel von einem schreibmaschinengeschriebenen Brief ablesen wie von einer Handschrift. Abgesehen von *Die Schattenhand* mit all seinen Drohbriefen stammt ein großer Teil der Informationen in puncto Schreibmaschinen in Christies Büchern aus dem raffiniert konstruierten *Die Morde des Herrn ABC*, in dem ein Mörder den Fehler begeht, Poirot mit schreibmaschinengeschriebenen Briefen regelrecht herauszufordern: »Mr Cust, wussten Sie, dass man eine Schreibmaschine identifizieren kann? Alle diese Briefe wurden auf einer ganz bestimmten Maschine geschrieben [...] Und diese Maschine war Ihre eigene. Wir haben sie in Ihrem Zimmer gefunden.«[44]

Weit weniger erwartet man einen gewissen Fokus auf Schreibmaschinen hingegen in Agatha Christies zwanzigstem Poirot, *Das Böse unter der Sonne*: Hercule Poirot versucht, einen sonnigen Urlaub auf Burgh Island zu genießen, einem Urlaubsziel in Devon, das bereits als Inspiration für die Insel in *Und dann gab's keines mehr* diente. Selbstredend findet Poirot nicht die notwendige Ruhe, weil eine eher dramatische Dreiecksbeziehung in ihm die Befürchtung weckt, dass jemand in naher Zukunft Schmerzen erleiden wird oder Schlimmeres. Und da Poirot immer recht hat, gibt es bald schon ein Mordopfer: die umwerfend attraktive Arlena Marshall, ein Drittel der Dreiecksbeziehung, die Poirot so viel Kopfzerbrechen bereitet.

Bei Agatha Christie drehen sich zahlreiche Plots um das hieb- und stichfeste Alibi einer Figur – etwas, das manchmal selbst schon Grund zum Misstrauen ist.

In der Regel wissen Unschuldige nicht, dass sie ein Alibi benötigen werden, weswegen ihre Angaben häufig ein bisschen ungenau sind! Wer mit einem unumstößlichen Alibi aufwartet, hat es hingegen meist geplant. Und genau das führt zu vielen von Christies so herrlich verschachtelten Kriminalgeschichten, die sich durch Vorsatz und Planung von den Fällen unterscheiden, die sie als »gewöhnliche Nachtclub-Morde« bezeichnet, womit sie sich auf Gewalt unter Alkoholeinfluss und Beziehungsstreitereien bezieht, die manchmal bedauerlicherweise Todesopfer fordern.

Von allen Alibis, die in Christies Büchern vorkommen, gefällt mir das »Alibi durch Schreibmaschine« am besten. Nachdem die unglückselige Arlena in *Das Böse unter der Sonne* stranguliert wurde, verdächtigt die Polizei ihren Ehemann, Captain Kenneth Marshall. Aber der Captain hat nicht wirklich ein Alibi. Zur Tatzeit befragt, sagt er: »[U]m zehn Minuten vor elf ging ich wieder hinauf und tippte meine Briefe. Das dauerte bis zehn Minuten vor zwölf.« Danach macht er sich fürs Tennisspielen bereit, da er mit mehreren Freunden einen Platz zur Mittagszeit reserviert hat. Als ihn die Polizei fragt, ob jemand seine Aussage bestätigen kann, sagt Captain

Marshall, vermutlich das Zimmermädchen, das tatsächlich das Klappern der Schreibmaschine gehört haben müsse. Darüber hinaus sind da auch noch die Briefe, die der Captain getippt und noch nicht aufgegeben hat. Er schlägt vor, einer der Polizeibeamten könne sie als eine Art Experiment abtippen und werde feststellen, dass es nicht in unter einer Stunde zu schaffen sei – was sein Alibi bestätigen werde.

Die Briefe, so wird uns Lesern erzählt, seien Antworten auf Geschäftsanfragen, von denen der Captain selbst erst *an diesem Morgen* per Post erfahren hatte. (Mir schien die Verlässlichkeit der Post immer das unglaubwürdigste Element in Christies Romanen! Aber es ist völlig richtig, dass sie früher sehr viel zuverlässiger war, und selbst ich kann mich noch daran erinnern, wie wir Briefe sowohl morgens als auch abends derart pünktlich bekamen, dass man hätte die Uhr danach stellen können.) Die Polizei hat also ein ziemlich bemerkenswertes Alibi zu überprüfen, ein Alibi, das sie für recht glaubwürdig hält. Sie nehmen die Nachricht unter die Lupe, auf die der Captain geantwortet hat. Sie stammt vom selben Tag. Dieser Teil geht also auf, wie aber verhält es sich mit dem Rest? Die Polizei muss herausfinden, wie lange es genau dauert, die Briefe zu tippen – braucht man wirklich eine gute Stunde, wie der Captain behauptet, was bedeuten würde, dass er in seinem Zimmer war, als Arlena umgebracht wurde? Vor allem aber müssen sie den Inhalt der Briefe kennen, für den Fall, dass sie vorgefertigt waren. Sie zu lesen ist also wichtig.

Später erweist sich das »Alibi durch Schreibmaschine« als wahr. Die Polizei rekonstruiert es nach besten Kräften, kann aber einfach keine Lücke darin finden.

Das ist insofern eher ungewöhnlich, als Christie es normalerweise genießt, uns auf irgendeine Weise mit diesen scheinbar unerschütterlichen Alibis zu überraschen, und es zeigt wiederum, dass Schreibmaschinen wohl mehr forensischen Nutzen haben, als landläufig angenommen wird.

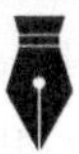

Was aber, wenn kaum noch etwas von einem Dokument für die Untersuchung forensischer Schriftsachverständiger übrig ist? Eine Methode, Beweise in Papierform zu vernichten, ist, sie zu verbrennen. In Christies Büchern finden sich mehrere Beispiele dafür, denn schließlich sind die eingeäscherten Überreste von etwas, das in einem offenen Kamin verbrannt wurde, ja auch so ein typisches Krimi-Klischee. Bereits in *Das fehlende Glied in der Kette* heißt es: »[…] geschickt fischte er ein Stück halb verkohltes Papier heraus […] Inspektor Japp zeigte das verkohlte Fetzchen, das in dem Kamin gefunden worden war.«[45] Und in der Kurzgeschichte *Das fehlende Testament*: »Alles, was er zum Vorschein brachte, war ein zerknittertes [im englischen Original »charred«, was eher »verbrannt« heißt, Anm. d. Ü.] Stück Papier.«[46] Am spannendsten ist aber wohl der verkohlte Fetzen eines der an Ratchett gerichteten Drohbriefe, den Poirot in *Mord im Orientexpress* findet. Nicht nur ist die Nachricht Poirot zufolge für die Lösung des Falls entscheidend, es handelt sich auch um eines der wenigen Beispiele, bei denen er ein *waschechtes* forensisches Verfahren anwendet. Es heißt, Poirot habe vor sich hin gebrummelt, er brauche eine altmodische Damenhutschachtel, und habe dem Schaffner aufgetragen, eine solche zu suchen. Als ihm der Schaffner eine überreicht, nimmt Poirot vorsichtig die Hüte aus der Schachtel, sodass ein gewölbtes Drahtgestell zum Vorschein kommt, etwas das man eher in den Hutschachteln des vorangegangenen Jahrzehnts findet. Genau dieses Drahtgestell benötigt er für sein Experiment.

Was folgt, ist eine wunderbare Beschreibung von Poirots Versuch, einen angesengten Brief wieder lesbar zu machen. Er klemmt das verkohlte Stückchen Papier zwischen zwei der Drahtnetze und hält diese mit seiner Schnurrbartbrennschere über eine Flamme. Das Metall und die mit Tinte beschriebenen Teile des Papiers beginnen zu glimmen. Nur für einen Augenblick zwar, doch der genügt, damit Poirot sieht, was auf das Papier geschrieben wurde, woraufhin er den Fall löst. Das Verfahren basiert auf dem Unterschied zwischen Geschriebenem und Untergrund: Tinte verbrennt langsamer als Papier. Heutzutage wird für solche Untersuchungen ein Infrarotfilter genutzt statt des bloßen Auges.

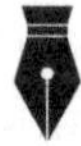

Vielleicht neigen gerade jene Menschen, die Dokumente besser verbrennen sollten, zum Gegenteil: sentimentale Liebhaber, die ihre heimlichen Liebesbriefe aufbewahren, um sie immer und immer wieder lesen zu können, anstatt die Beweise zu zerstören. Darauf spielen Agatha Christies Werke immer wieder an, vielleicht weil dies Verhalten in einem Zeitalter ohne Textnachrichten und E-Mails überaus verbreitet war. In *Die Augen der Gottheit* sagt Poirot: »Olala, nie vernichtet eine Frau Briefe, wenn sie es irgendwie vermeiden kann. Selbst dann nicht, wenn sie weiß, dass es klüger wäre«[47], und in *Der blaue Express* macht er auf vergleichbare Weise geltend: »Ich meine, wir alle waren uns doch über einen Punkt einig, und zwar, dass der Comte de la Roche etwas à fond versteht: Frauen. Wie kommt es, dass er aber nicht damit rechnet, dass Madame diesen Brief aufhebt?«[48]

Dreh- und Angelpunkt eines der bekanntesten Mordfälle jener Zeit – 1923 führte er zur Hinrichtung Edith Thompsons und Frederick Bywaters', außerdem wurde auch ihm ein Band der Reihe *Notable British Trials* gewidmet – waren Liebesbriefe. Nur war es im Gegensatz zu den zitierten Fällen aus Christies Werk diesmal der Mann, der die Briefe aufbewahrte.

Edith Thompson kam am ersten Weihnachtsfeiertag 1893 in London als Edith Jessie Graydon zur Welt. Sie hatte eine glückliche Kindheit, glänzte bei Tanz und Theater und war eine herausragende Schülerin. Nachdem sie 1909, kurz vor ihrem sechzehnten Geburtstag, von der Schule abgegangen war, arbeitete sie zunächst für einen Kleidungshersteller und dann für ein großes Hutgeschäft. Ihr Stilbewusstsein und ihre Eleganz gepaart mit ihrer Intelligenz beeindruckten ihren Vorgesetzten, und sie stieg schnell auf. Bald schon war sie Einkaufsleiterin und fuhr im Auftrag des Unternehmens regelmäßig nach Paris. Ihren künftigen Ehemann Percy Thompson hatte sie bereits in dem Jahr kennengelernt, als sie die Schule verlassen hatte, und nach einer sechsjährigen Verlobungszeit heirateten sie. Die beiden waren beruflich erfolgreich und hatten zusammen ein komfortables, glückliches Leben.

Frederick Bywaters, ein Freund von Ediths jüngerem Bruder, war ihr seit vielen Jahren bekannt, doch erst 1920 tauchte er nach einiger Zeit in der Handelsmarine wieder in ihrem Leben auf und wurde ein Freund des Ehepaars Thompson. Obwohl Fred acht Jahre jünger war als sie, heißt es, Edith habe sich aufgrund seiner Jugend, seines guten Aussehens und seiner Abenteuergeschichten augenblicklich zu ihm hingezogen gefühlt. Ihr Ehemann schien davon nichts mitzubekommen, lud Fred bereitwillig zum gemeinsamen Urlaub ein und erlaubte ihm sogar, bei ihnen einzuziehen. Edith und Fred begannen eine Affäre, und irgendwann bemerkte Percy doch, was vor sich ging. Die Situation führte zu Auseinandersetzungen und dazu, dass Percy gegenüber Edith gewalttätig wurde und Zeugen von Blutergüssen berichteten. Zu Percys Glück fuhr Fred wieder mit der Marine zur See, und das Einzige, was Edith blieb, war, ihm aus ihrem ehelichen Heim zu schreiben und auf seine Antwort zu hoffen.

Ein paar Monate später, Fred war inzwischen nach London zurückgekehrt, flammte die Affäre wieder auf, sollte jedoch bald ein blutiges Ende finden. Auf dem Heimweg von einem Theaterbesuch wurden Edith und ihr Ehemann Percy von jemandem angepöbelt, der aus dem Gebüsch sprang, sie zu Boden warf und den Ehemann Percy erstach, der noch am Tatort verstarb. Nachdem das Verbrechen gemeldet worden war, berichtete Fanny Lester, die Untermieterin der Thompsons, der Polizei von ihrem Verdacht gegen Fred Bywaters, und er wurde umgehend festgenommen. Als Edith Fred Bywaters auf der Polizeistation gegenübergestellt wurde, gab sie zu, ja, sie kenne ihn, und sie erzählte auch die Wahrheit über ihre Affäre, bestand jedoch stets auf ihrer Unschuld. Die Polizei durchsuchte Freds Zuhause und fand mehr als sechzig Liebesbriefe von Edith; der einzige handfeste Beweis, der sie miteinander in Verbindung brachte, da sie seine Antworten allesamt vernichtet hatte. Obwohl Fred darauf beharrte, er habe bei der Ermordung von Percy Thompson allein gehandelt, wurden sie *beide* in einem der wohl umstrittensten Mordprozesse aller Zeiten angeklagt.

Die Briefe glichen einer rauchenden Pistole. In den fünfundfünfzigtausend Worte umfassenden Nachrichten erzählte Edith aus ihrem täglichen Leben und beschwor ihre Liebe zu Fred und wie sehr sie ihn vermisste. Unglücklicherweise schrieb sie auch darüber, wie sehr sie sich danach sehnte, sich von ihrem Ehemann zu befreien, und sie ging sogar so weit zu behaupten, sie habe versucht, ihn auf eher grausame Weise zu vergiften, und dass sie ihm klein gemahlene Glühbirnen unter sein Essen gemischt habe. (Nichts davon konnte je bewiesen werden.)

Die Geschworenen waren empört. Obwohl Fred weiterhin bei seiner Version blieb, Edith habe keine Ahnung von seinem mörderischen Plan gehabt und dass die Ermordung ihres Ehemanns, wie sie sie in ihren Briefen beschrieb, einzig ihrer durch Romane befeuerten lebhaften Fantasie entsprungen war, wurden beide für schuldig befunden und zum Tode verurteilt. Im Januar 1923 wurden sie zur gleichen Zeit eine halbe Meile voneinander entfernt erhängt, und Ediths Autopsie wurde von dem uns inzwischen vertrauten Pathologen Sir Bernard Spilsbury durchgeführt.

Der Fall wurde damals kontrovers diskutiert und wird auch heute noch aus verschiedenen Gründen kritisiert. Die Öffentlichkeit war aufgrund der gegen Edith verhängten Strafe schockiert, immerhin war seit 1907 keine Frau mehr in Großbritannien hingerichtet worden. Aber auch, weil es keinen Beweis dafür gab, dass sie in die Mordpläne eingeweiht gewesen war.

Allgemein wird auch heute noch die Auffassung vertreten, sie sei hingerichtet worden, weil sie nicht dem entsprochen hatte, wie sich eine Frau »benehmen sollte«. Vor Gericht wurde sie als Femme fatale dargestellt, die ihren jungen Liebhaber manipuliert und den Plan für die brutale Ermordung ihres Ehemanns ersonnen hatte. Dabei war sie in Wirklichkeit wohl eher eine naive junge Frau, die die Nerven verlor, als sie sich Hals über Kopf verliebte. Nach den wütenden und gewalttätigen Reaktionen ihres Ehemanns zog sie sich in eine Traumwelt zurück und hielt diese vermittels einer Reihe von Briefen an ihren jungen Liebhaber aufrecht – was vielleicht eher einem Verlangen nach Freiheit geschuldet war als dem nach einer neuen Liebesbeziehung. Die Briefe waren zwar auf Papier geschrieben, wurden aber so behandelt, als wären sie in Stein gemeißelt, und mit dem Versiegeln der Umschläge hatte sie ihr Schicksal besiegelt.

In mancherlei Hinsicht liest sich Christies *Das krumme Haus* wie ein Nachruf auf Edith und Frederick, auch wenn deren Geschichte ein Ende fand, lange bevor das Buch veröffentlicht wurde. Dazu passt auch, dass Christie in ihrer Autobiographie erwähnt, sie habe die Idee für das Buch schon lange im Kopf gehabt, bevor sie sich daranmachte, es niederzuschreiben, und es blieb immer eines ihrer liebsten.

Ich glaube, der Fall inspirierte Christie auf der Stelle, gleich beim ersten Lesen. Vielleicht verfing Edith Thompson bei ihr, weil diese, als sie gehängt wurde, neunundzwanzig war, und Christie selbst war zu dem Zeitpunkt gerade einmal dreiunddreißig. Ediths Name wird in *Das krumme Haus* mehrfach wiederholt. Eine der Protagonistinnen, Magda, erwähnt immer wieder, wie gerne sie in einem Theaterstück über Ediths Leben mitspielen würde. Darüber hinaus haben zwei der Bewohner des titelgebenden krummen Hauses eine Affäre, und ganz wie bei Edith und Frederick ist auch hier die Frau älter als der Mann – und ihre Liebesbeziehung kommt aufgrund von Liebesbriefen ans Licht.

Das folgende Zitat liest sich wie ein Widerhall des Thompson-Bywaters-Falls:

›Es sind immerhin Indizien aufgetaucht. Briefe.‹
›Du meinst Liebesbriefe von den beiden?‹
›Ja.‹
›Wie dumm muss man sein, um solche Dinge aufzubewahren!‹
In der Tat. Dumm. Die Sorte Dummheit, die nie aus den Erfahrungen anderer zu lernen scheint. Man konnte keine Zeitung aufschlagen, ohne auf ein Beispiel für diese Dummheit zu stoßen – das zwanghafte Verlangen, das ge-

schriebene Wort, die schriftliche Beteuerung der Liebe zu bewahren.[49]

Wie in dem realen Fall und im Gegensatz zu ihren vorherigen Äußerungen über die Sentimentalität des weiblichen Geschlechts ist es auch in *Das krumme Haus* nicht die Frau, die die Liebesbriefe aufbewahrt, sondern der Mann.

Die Schriftstücke aus den zitierten Beispielen hätten wohl besser den Flammen übergeben werden sollen (oder unklugerweise auch nicht), doch Feuer wirkt nicht immer zerstörerisch. Es gibt eine Substanz, die auf Hitze positiv reagiert: Tinte.

In Anbetracht des Genres überstrapaziert Christie Klischees wie »unsichtbare Tinte« zwar nicht, dennoch taucht diese durchaus des Öfteren auf, und zwar vor allem in der Kurzgeschichte *Das fehlende Testament*. Auf seiner Suche nach dem titelgebenden Testament stößt Poirot zwischen den penibel geordneten Dokumenten des Verstorbenen auf einen Umschlag, der deplatziert wirkt. Später führt ihn sein Instinkt zu ebendiesem Umschlag zurück: »Mit größter Sorgfalt schnitt er den Umschlag auf und strich ihn glatt. Dann zündete er das Feuer an und hielt die leere Innenseite über die Flamme. In wenigen Minuten wurden schwache Buchstaben sichtbar.«[50]

Diese Beschreibung veranschaulicht, wie Geheimtinte – auch sympathetische Tinte genannt – funktioniert, und in *Ein gefährlicher Gegner*, gerade einmal Agatha Christies zweites Buch, verwendet sie selbst sogar diese Bezeichnung. Definitionsgemäß handelt es sich um eine Tinte, die beim Auftragen unsichtbar ist und sichtbar gemacht werden kann, indem man Hitze anwendet oder sie mit einer weiteren Substanz behandelt. (Sie können sie selbst herstellen, indem Sie Zitronensaft mit ein paar Tropfen Wasser mischen und damit schreiben wie mit normaler Tinte. In getrocknetem Zustand hinterlässt sie keine Spur, doch in der Nähe einer Wärmequelle wird das Geschriebene sichtbar. Normalerweise genügt dafür ein Föhn oder eine Heizung, es sei denn, Sie wollen das Papier durch den Einsatz einer offenen Flamme in Brand setzen!) Zuletzt hat Regisseur Rian Johnson Geheimtinte in seinem 2019 erschienenen Film *Knives Out – Mord ist Familiensache* eingesetzt, eine amüsante Hommage an die Detektivgeschichten des Goldenen Zeitalters, die allerdings in der heutigen Zeit spielt. Der Inhalt eines Briefes wird für die von Jamie Lee Curtis gespielte Figur erst sichtbar, als sie versehentlich ein Feuerzeug in die Nähe des Papiers hält.

Unsichtbare Tinte unterscheidet sich von verschwindender Tinte, weil sie immer unsichtbar ist, wohingegen verschwindende Tinte in der üblichen Weise Spuren auf dem Papier hinterlässt, dann aber nach und nach verblasst. Man kann sie daher für einen Scherz benutzen oder dazu, jemanden vorsätzlich in die Irre zu führen, wie es in *Das krumme Haus* geschieht, als sich herausstellt, dass ein Testament möglicherweise mit verschwindender Tinte unterschrieben wurde. Es steht zur Diskussion, ob die Unterschrift irgendwie ausradiert wurde, aber der anwesende Anwalt sagt, dies sei nicht möglich, »[N]icht ohne Radierspuren zu hinterlassen.«[51] Und aus forensischer Sicht liegt Agatha Christie damit absolut richtig. Im 1935 erschienenen *Modern Criminal Investigation* schreibt Autor Harry Soderman:

> Tinte kann mit einem Messer, einem Radiergummi oder mit Tintenlöscher entfernt werden. Wurde der Löschvorgang mit einem Messer oder einem Radiergummi durchgeführt, ist der Bereich, da durchscheinend, meist leicht zu erkennen [...] Tintenlöscher kann mithilfe von ultravioletten Strahlen einfach sichtbar gemacht werden.[52]

Offenbar wurde in dieser Situation dann wohl verschwindende Tinte benutzt, und einmal mehr müssen wir uns vor Agatha Christie und ihrem fundierten Wissen verneigen.

Ich glaube, genau aufgrund dessen begegnen wir Tinte im ganzen Werk Christies, selbst in Büchern, die Jahrzehnte auseinanderliegen. In *Tragödie in drei Akten* von 1934 gibt es ein Kapitel mit dem Titel: »Einen Tintenfleck betreffend«, in dem ein Tintenfleck an ungewöhnlicher Stelle im Zimmer eines Butlers die Amateurdetektive zu etwaigen Dokumentenbeweisen führt: Entwürfe für einen Erpresserbrief, die im Kamin verborgen sind. Und zwanzig Jahre später bringt die Tatsache, dass sich Mrs McGinty vor Kurzem eine Flasche Tinte gekauft hat, was, wie wir erfahren, für eine Frau der Arbeiterklasse eher ungewöhnlich ist, Poirot in *Vier Frauen und ein Mord* auf die Spur für das wahre Motiv ihrer Ermordung.

In den Büchern Christies bietet einfache Tinte mehr Informationen als der Tintenfleck eines Rorschachtests denen, die gewillt sind, seine Bedeutung zu interpretieren!

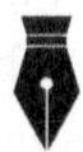

Von Wörtern über Tintenflecke gelangen wir bis hin zu richtigen Abbildungen. Bereits in ihrem ersten Buch begann Agatha Christie etwas zu praktizieren, das sie während ihrer gesamten Laufbahn als Schriftstellerin beibehielt: anhand von in den Text eingefügten Zeichnungen lenkte sie die Aufmerksamkeit ihrer Leserschaft auf Dokumentenbeweise. Bilder von Blutspuren, Einschusslöchern oder Fingerabdrücken hätte sie niemals mit aufgenommen. Einzig Dokumente bildet sie in ihren Büchern ab, zumeist in Form von Fragmenten: Überbleibsel eines verkohlten Testaments, Fetzen von

Medikamentenetiketten, zerrissene Reste zweckentfremdeter Botschaften und vieles mehr.

Dies ist typisch für die Krimis des Goldenen Zeitalters, denen ein Rätselelement innewohnte und eine Reihe von Regeln eigen war und die damit die Lücke schlossen zwischen den damals ähnlich beliebten Kreuzworträtseln sowie Erzählungen über wahre Verbrechen. Dies machte Kriminalromane gewissermaßen zu längeren Kreuzworträtseln und Kreuzworträtsel wiederum zu einer visuellen Darstellung der Lesenden auf Spurensuche. Beides hat seinen Ursprung in dem, was heute als »Rätsel-Wahn des frühen 20. Jahrhunderts« bekannt ist, der nach dem Ersten Weltkrieg ausbrach, und beides wurde von Autorinnen wie Dorothy L. Sayers miteinander kombiniert. Auch wenn das erste Kreuzworträtsel bereits 1917 in einer Zeitschrift veröffentlicht wurde, liegen seine Anfänge in anderen Wortspielen und Rätseln, die man Leistengedichte oder Akrosticha nennt; etwas, das in Christies Kurzgeschichte *Greenshaws Folly* Erwähnung findet. So also gehen Kriminalgeschichten und Wortspielereien Hand in Hand, etwas, das ich persönlich belegen kann: Als passionierte Leserin ebenjener Geschichten löse auch ich jeden Morgen bei unserem Kaffee gemeinsam mit meinem Ehemann ein Kreuzworträtsel!

Weitere Illustrationen, die auch als »Dokumentenbeweise« bezeichnet werden könnten, sind an Cluedo gemahnende Karten und Grundrisse, die so viele von Agatha Christies Kriminalrätseln schmücken und ihnen eine interaktive Qualität verleihen. Auch heute noch kommen solche Abbildungen zum Einsatz, etwas, das ich bei einem speziellen Live-Krimi-Event an Bord des Orientexpress selbst erleben durfte. Einige der Hinweise, die man uns an die Hand gab, waren ein Belegungsplan der einzelnen Zugabteile sowie mehrere Visitenkarten und Erfahrungsberichte von Schauspielern. Es ist mir eine große Freude, Ihnen mitteilen zu können, dass *ich das Rätsel löste* und für meine Mühen mit einer Sonderausgabe von *Mord im Orientexpress* belohnt wurde!

Die Idee, einen Grundriss einzufügen, stammt ursprünglich nicht von Christie selbst; wie bereits festgestellt, steht sie vielmehr in Verbindung zur interaktiven Natur von Kreuzworträtseln und Akrosticha und hat auf ganz natürliche Weise Einzug in die Kriminalliteratur erhalten. Martin Edwards zufolge war es Lord Gorell – der Autor des 1917 erschienenen *In the Night* –, der seinem Buch als Erster einen Grundriss hinzufügte, »... die Art Garnitur, die eine wohlbekannte Zutat der Kriminalromane des Goldenen Zeitalters werden sollte.«[53] Übrigens: Ebenjener Lord Gorell war Agatha Christies Co-Vorsitzender beim Detection Club.

Nachvollziehbar wird die Bedeutung, die Christie in ihren Geschichten den Dokumentenbeweisen beimaß und die sich auch in den Trends der damaligen Zeit niederschlug, aber vor allem vor folgendem Hintergrund: Der Einsatz von Rätseln und Plänen sollte der Gewalt den Schrecken nehmen und die Geschichten auf eine angenehmere, intellektuellere Ebene heben.

Kapitel 5

ABDRÜCKE, WAFFEN UND WUNDEN

Es ist so, als ob man eine Fußspur vor sich hat, aber die Abdrücke stammen nicht von denselben Füßen.[1]

Nach der Ausgrabung der Teile eines zerbrochenen antiken Tongefäßes werden die Scherben registriert, gesäubert und von Experten rekonstruiert. Dann kann das Gefäß fotografiert werden und die Bilder veröffentlicht, oder es kann der allgemeinen Öffentlichkeit zugänglich gemacht und in einem Museum ausgestellt werden. Abhängig davon, wie gut die Restauratoren gearbeitet haben, sind die Risse vielleicht nicht einmal mehr erkenntlich; die vorsichtigen, geschickten Hände der Archäologen haben ihr Bestes getan, den Schaden zu beheben.

Auf diese Weise wurde Agatha Christies gebrochenes Herz vom Archäologen Max Mallowan wieder zusammengeflickt.

Nach dem schwersten Jahr ihres Lebens – in dem sie die Affäre ihres Ehemanns entdeckte, ihre Mutter starb und sie eine Zeit tiefster psychischer und emotionaler Not durchlitt (umgangssprachlich auch als Nervenzusammenbruch bekannt) – befand sich Agatha Christie an der Schwelle zu ihrem vierten Lebensjahrzehnt, war auf sich allein gestellt und brauchte dringend eine Auszeit. Heute würde man dazu vielleicht sagen, sie wollte »sich selbst finden«. Obwohl sie zu genau diesem Zweck bereits eine Reise in die West Indies gebucht hatte, schlugen die Geschichten vom Mittleren Osten, die sie eines Abends bei einer Dinner Party hörte, sie derart in den Bann, dass sie beschloss, stattdessen mit dem Orientexpress nach Bagdad zu fahren. Diese Reise sollte ihr weiteres Leben prägen und ihre Talente schärfen, so wie aus rohen Feuersteinbrocken Werkzeuge und Pfeilspitzen gehauen werden. Während ihres Aufenthalts im damaligen Mesopotamien besuchte sie die Ausgrabungsstätte des berühmten Archäologen Leonard Woolley, auf der sie seinen Assistenten Max kennenlernte, den sie schließlich heiraten sollte. Den Rest ihres Lebens verbrachten Agatha und Max damit, diesen sagenumwobenen Teil der Welt immer wieder zu bereisen.

Neben dem Schreiben ihrer Bücher unterstützte sie Max' Projekte, indem sie die Funde säuberte, abfotografierte und zeichnete, etwas, das sie dann in Geschichten wie *Mord in Mesopotamien* oder *Der Tod wartet* einfließen ließ. Sie assistierte ihm bei der Ausgrabung bekannter Artefakte, die der *National Geographic*[2] interessanterweise als »Fälle« bezeichnete, und weiter: »Christies zweiter Ehemann, Max Mallowan, war der leitende Ermittler, und die *Kommissare* waren in diesem Fall nicht Polizeibeamte, sondern Archäologen.« Archäologie wird oft als »Detektivarbeit« beschrieben, insofern ist es vielleicht nicht weiter erstaunlich, dass Agatha Christie sich auch in diesem Bereich entfaltete. (Es gibt sogar eine Teildisziplin, die die Forensik mit der Archäologie vereint: die forensische Archäologie.)

Werkzeugspuren, Fußabdrücke und »Schnitte« sind in der Archäologie ebenso wichtig wie in den forensischen Wissenschaften, haben in den jeweiligen Fachgebieten aber etwas unterschiedliche Bedeutungen. In der Archäologie legt ein »Schnitt« eine lokale Befundlage frei und bildet einen bestimmten Zeitpunkt ab, an ihm werden die Fundschichten im Querschnitt sichtbar. Etwas, das in der Vergangenheit ausgegraben – oder zugeschüttet – wurde, entspricht in der Archäologie einer in einem bestimmten Zeitraum ausgeführten

Handlung. Nehmen wir beispielsweise einen Grabungsschnitt, der jahrzehnte- oder gar jahrhundertelang von Erdmassen bedeckt war, so können Archäologen, die in ihn hineingraben, feststellen, wann er ursprünglich angelegt wurde, indem sie sein Aussehen mit den ihn umgebenden Schichten vergleichen. In den Erdschichten werden sie »Indizien« aus den darauffolgenden Jahren in Form von Töpferwaren finden, die sich bestimmten Epochen zuordnen lassen, und möglicherweise alte Münzen. Die Erdschichten und die Gegenstände in ihrem Inneren ergeben ein komplettes Bild, wie das, welches am Ende eines Krimis oder bei der Untersuchung eines modernen Tatorts offenbart wird.

So wie ein bei einer archäologischen Ausgrabung freigelegtes Artefakt unter verschiedenen Gesichtspunkten betrachtet werden muss – nicht nur, worum es sich handelt, sondern auch, in welcher Schicht es sich befindet, was für Objekte oder organische Spuren in seiner Nähe sind etc. –, hat man es auch bei forensischem Beweismaterial mit einer komplexen Gemengelage zu tun: Ein Schuhabdruck in einer Blutlache vereint die Blutspurenmusteranalyse und die von Fußabdrücken und eine tintenverschmierte Fingerspur die Überprüfung von Fingerabdrücken mit der fraglicher Dokumente.

Auch Christie verbindet immer wieder unterschiedliche Beweistypen, wie dieses Zitat von Colonel Race aus *Mit offenen Karten* zeigt: »[…] de[r] blutbefleckte Handschuh, de[r] Fingerabdruck auf dem Zahnputzglas, de[r] Fetzen verbranntes Papier […]«[3] Daher findet sich in diesem Kapitel eine Kombination diverser Beweistypen, die – obwohl auf den ersten Blick verschieden – eng miteinander in Beziehung stehen. Manch ein Forensiker ist nicht nur Experte in einer oder zwei, sondern gleich in drei Teildisziplinen. Zudem arbeiten zahlreiche forensische Wissenschaftler mit ihren Kollegen Hand in Hand: Sachverständige für Blutspuren mit Serologen (die sich mit dem Blutserum beschäftigen) oder Pathologen mit Toxikologen.

In ihrer Rolle als Nachwuchsarchäologin wird Christie ganz bestimmt antike mesopotamische Fingerabdrücke zu sehen bekommen haben, und es wurden zahlreiche Ausgrabungsstätten entdeckt, in denen sich prähistorische Fußabdrücke finden: Spuren unserer frühsten Vorfahren, die bereits seit Millionen von Jahren dort sind. Zur Rekonstruktion der Vergangenheit werden die gleichen Werkzeuge und »Beweise« herangezogen, egal, ob es sich um eine Grabstätte im antiken Griechenland handelt oder um einen Tatort vom Vortag.

Worum es bei Abdrücken, Waffen und Wunden geht

In der Forensik spricht man von Abdrucknachweisen, wenn ein Gegenstand mit einem anderen Gegenstand in Berührung kommt und dabei mit so viel Kraft auf diesen einwirkt, dass ein Abdruck oder eine Einkerbung zurückbleibt. Fingerabdrücke, die Ballistik, ja, selbst die Dokumentenanalyse haben uns das Folgende gezeigt: Die Spuren, die unsere Finger in Spachtelmasse hinterlassen, die Züge auf einer Kugel und die Einprägungen, die Geschriebenes auf einem Notizblockblatt hinterlässt, sind allesamt Abdrücke. Im Rahmen dieses Kapitels werden wir uns jedoch auf eines der wichtigsten Beweismittel der Ermittler konzentrieren – Fußabdruckspuren –, außerdem auf die ihnen artverwandten Schleif- und Werkzeugspuren sowie Reifenspuren. Dann wenden wir uns Waffen zu und den aus ihnen resultierenden Wunden, die wir als eigene Form des Abdrucknachweises betrachten, da beide oft miteinander einhergehen: Bei der Autopsie stellen Pathologen häufig fest, dass eine Wunde mit einer bestimmten Waffe übereinstimmt, da diese einen entsprechend heftigen »Abdruck« im Fleisch oder an den Knochen des Verstorbenen hinterlassen hat.

Abdrücke: Fußabdruckspuren, Reifenspuren (und Schleif- und Werkzeugspuren)

Abdruckspuren lassen sich in zwei unterschiedliche Arten unterteilen: schadensbasierte und nicht schadensbasierte. Fingerabdrücke beispielsweise zählen zu den nicht schadensbasierten, weil es, wie bereits ausgeführt, das Muster auf den Fingerkuppen einer Person ist, welches die Abdrücke einzigartig macht.

Was mich hier interessiert, sind schadensbasierte Beweismittel, die, wie der Name nahelegt, dadurch entstehen, dass ein Gegenstand Schaden erfährt oder ausübt und dadurch einen spezifischen Abdruck hinterlässt. Dazu gehören Schuhe und Geräte, deren Beweiskraft durch Verschleißerscheinungen noch vergrößert wird, wie zuvor anhand von Schreibmaschinen ausgeführt. Aus einem Forensikfachbuch über Fußbekleidung erfahren wir: »Millionenfach hergestellte Gummiabsätze unterscheiden sich kaum voneinander, wenn sie im Laden verkauft werden, entwickeln aber bereits nach wenigen Tagen in Benutzung individuelle Merkmale.« Einfach ausgedrückt: Je stärker die Abnutzung einer Sohle, desto einzigartiger der Abdruck, den sie irgendwann als Schuhabdruckspur hinterlässt.

Geht es um Spuren und Abdrücke, wird unterschieden zwischen Gruppenmerkmalen, die einen Beweisgegenstand einer breit gefassten Gruppe ähnlicher Gegenstände zuordnen wie »Messer« und »Hämmer«, und Individualmerkmalen, die einen Beweisgegenstand einer bestimmten Person

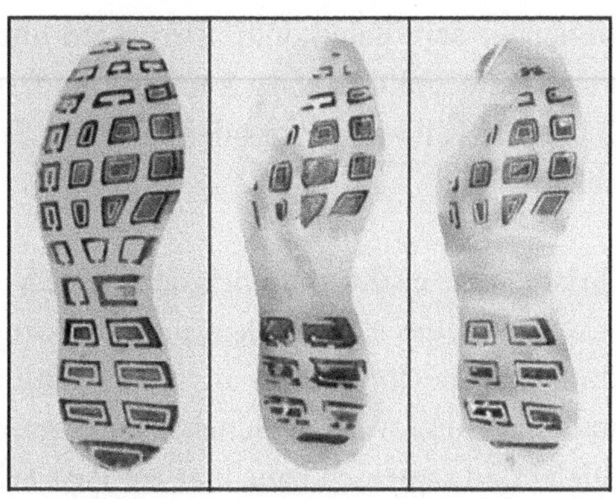

11 Abbildung des fortschreitenden Verschleißes einer Schuhsohle

oder einem bestimmten Gegenstand zuordnen. Ein Paar Turnschuhspuren an einem Tatort würde heutzutage dokumentiert und durch eine Datenbank gejagt werden, die ihre Marke bestimmt.

Angenommen es sind Turnschuhe von Reebok, so ist das die Gruppe, zu der sie gehören. Bei genauerer Untersuchung findet man aber ein bestimmtes Abnutzungsmuster an den Sohlen besagter Reeboks, das aufgrund der einzigartigen Gangart eines bestimmten Menschen einmalig ist, je nachdem, wie dieser das Gewicht in der Bewegung verlagert, je nach den Oberflächen, auf denen damit gelaufen wird, je nachdem, wie oft die Schuhe getragen werden, und vieles mehr. Vielleicht hat die Polizei bereits einen bestimmten Verdächtigen im Blick, nennen wir ihn »Bill«, und wenn andere Schuhe dieser Person untersucht werden und ihre Abnutzungsmuster dem Abdruck vom Tatort entsprechen, liegen uns Individualmerkmale vor, die darauf hindeuten, dass die Reeboks mit größter Wahrscheinlichkeit tatsächlich Bill gehören. Auch wenn das Paar Reeboks, das Bill getragen hat, das beste Beweisstück wäre, wissen die Ermittler jetzt, dass sie auf der richtigen Spur sind. Wenn sie die Reeboks nicht finden, können sie sein Bankkonto überprüfen und nachsehen, ob er sich je Reebok-Schuhe gekauft hat, und, sollte dem so sein, ob dies der Fall war, bevor oder nachdem das Verbrechen verübt wurde.

Agatha Christie hatte eine erstaunlich dezidierte Vorstellung dieses Konzepts, auf das sie vor allem in *Alibi* Bezug nimmt. Als der findige Inspector Raglan in die Ermittlungen des Mordes an Roger Ackroyd eingeschaltet wird, greift er sich ein Paar Stiefel und sagt: »Ich habe hier ein Paar Schuhe von ihm – Schuhe mit Profilgummisohlen. Er besaß zwei fast identische Paare. Ich fahre jetzt hoch und vergleiche sie mit den Spuren.«[4] Dann hält er sie über die Spuren am Fenstersims:

> Es sind die gleichen, sagte er selbstsicher. Das heißt, es ist nicht genau das Paar, von dem diese Abdrücke stammen. Das trug Paton gestern Abend. Es sind die gleichen Schuhe nur älter – sehen Sie, wie abgetragen die Gummisohlen sind?[5]

Ohne sich darüber überhaupt im Klaren zu sein, trifft Christie an dieser Stelle die Unterscheidung zwischen Gruppenmerkmalen und Individualmerkmalen! Das Gruppenmerkmal ist dieselbe Schuhmarke oder -art, »Es sind die gleichen«, und das, was sie zum einzigartigen Beweisgegenstand macht, ist die besondere Weise, auf die das Profil abgetragen ist.

Fußabdruckspuren sind nützlich, weil sie einen Täter oder Zeugen buchstäblich einem Tatort zuordnen und etwa aufzeigen können, ob mehr als nur eine Person anwesend war – und so Aussagen und Alibis stützen oder widerlegen. Sie können auch Hinweise auf einen Einstiegs- oder Ausstiegsort geben.

Ein klassisches Beispiel sind Fußabdruckspuren im Blumenbeet unter einem Fenster und Erde aus ebenjenem Blumenbeet in dem Zimmer, die auf den Einstiegsort hindeuten. In *Das Geheimnis von Chimneys*, eher Thriller denn Krimi, beschert uns Agatha Christie dennoch eine Leiche, wie sie das in all ihren Thrillern tut. Im Laufe der Ermittlungen des Mordes an Count Stanislaus auf dem Landsitz »Chimneys« werden Schuhspuren deutlich sichtbar auf der Treppe vor einer offenen Terrassentür gefunden, gleich dort, wo die Leiche entdeckt wird, und es heißt: »Draußen auf den Stufen waren Fußabdrücke zu sehen, die zu dieser Tür führten; eine zweite Fußspur führte wieder weg.«[6]

Man gelangt zum Schluss, der Täter habe die offene Tür gefunden und die Fußabdruckspuren beim Eintreten und Herausgehen hinterlassen. Diese Art Fußabdruckspuren-Szenario wiederholt sich in mehreren Kurzgeschichten, was darauf hindeutet, dass Agatha Christie eine exakte Vorstellung von Fußabdruckspuren als Beweismittel hatte und davon, wie sie dabei behilflich sein können, einen Tathergang zu rekonstruieren.

Tatortermittler folgen Schuhspuren an einem Tatort auch, um ihre Suche auf andere Sachbeweise zu lenken: Schuhabdruckspuren könnten an einen Ort führen, an dem ein Verdächtiger möglicherweise Gegenstände losgeworden ist – Gegenstände wie Handschuhe, eine Waffe oder Diebesgut.

Vor allem aber können identische Fußspuren an unterschiedlichen Tatorten auf eine Verbindung zwischen ihnen hinweisen. Werden die gleichen Abdrücke an unterschiedlichen Orten gefunden, verbindet sie das nicht nur alle mit ein und derselben Person, die darauffolgende Verknüpfung zwischen den Tatorten kann auch andere Beweisgegenstände miteinander in Verbindung bringen, die, für sich betrachtet, keine große Hilfe waren, als Ganzes genommen jedoch entscheidend sind für die Aufklärung des Falles. An einem der Tatorte finden die Ermittler vielleicht einen Fußabdruck und ein blondes Haar, an einem anderen ein Blutspurenmuster, das nahelegt, dass der Täter ungefähr einen Meter achtzig groß ist, und an noch einem anderen einen weiteren Fußabdruck und Fasern vom Teppich eines Fords. Einzeln betrachtet mögen diese Puzzleteile nicht sonderlich nützlich sein, aber sind sie erst einmal zusammengefügt, weiß die Polizei, dass sie nach einer circa ein Meter achtzig großen blonden Person Ausschau halten muss, die einen Ford fährt. Solche Beweismittel können die Liste der Verdächtigen deutlich eingrenzen oder zumindest einen Hinweis geben, worauf sich die Ermittlungen fokussieren sollten.

Wie aber werden diese Beweisstücke, sind sie erst einmal erfasst, geborgen und untersucht?

Lassen Sie uns zunächst einen Blick auf Fußabdruckspuren werfen. Wie man sie untersucht, hängt davon ab, wie die Ermittler sie aufgefunden haben, und wie bei Fingerabdrücken gibt es drei Hauptarten:

Sichtbare Fußabdruckspuren: Sie können wie sichtbare Fingerabdrücke mit bloßem Auge gesehen werden und entstehen meist, wenn eine Person durch etwas wie Farbe oder Schlamm läuft und Spuren hinterlässt. Insofern sind sie erhaben. Nehmen wir einmal an, nach einem besonders grausamen Mord führen blutige – anstelle von schlammigen – Fußabdruckspuren in den hinteren Teil des Hauses und zur Tür hinaus und legen so nahe, jemand habe das Haus auf diesem Weg verlassen. In *Der Erymanthische Eber* wird dies von Poirot beschrieben: »Fußspuren von Füßen, die, glaube ich, in Blut getreten sind […] Sie kommen aus dem unbewohnten Flügel des Hotels.«[7] Zur Sicherung können sie einfach abfotografiert werden, was im Neunziggradwinkel erfolgen sollte, um ein verzerrtes Bild oder eine falsche Perspektive zu vermeiden. Es ist wichtig, einen Maßstab neben den Abdruck zu legen, sodass die Länge und damit die Schuhgröße der Person richtig bemessen werden kann. Tritt der Abdruck für die Kamera nicht so deutlich zutage, wie er sollte, kann ein geneigtes Licht benutzt werden, um ihn besser sichtbar zu machen; so wie man das auch bei handschriftlich hinterlassenen Einprägungen auf Papier macht, die nachgewiesen werden können, indem man eine Lichtquelle tief und in schrägem Winkel über sie hält.

Latente Fußspuren: sind ohne Spezialausrüstung nicht sichtbar und entstehen dadurch, dass eine sehr dünne Schicht eines für das bloße Auge nicht erkennbaren Materials von der Unterseite eines vermeintlich sauberen Schuhs übertragen wird. Es könnte ein Gemenge aus Öl und Schmutz sein, das auf Glas, Linoleum oder Papierbögen zurückbleibt, oder das Ergebnis von Reibungselektrizität, auch bekannt als statische Aufladung. Diese lässt sich bei aufgeblasenen Luftballons beobachten, die mehrere Tage durch einen Raum geschwebt sind: Haare, Staub und kleine Schmutzpartikel, die von der Reibungselektrizität angezogen wurden, bedecken dann die Oberfläche. Diese Art Abdrücke zu finden ist schwierig, aber nach jahrelanger Erfahrung an Tatorten wissen die Fachleute, wie man sie ausfindig macht. Sie können mit Spurensicherungspulver aus Aluminium gesichert und dann abfotografiert oder mit Klebeband abgenommen werden, obgleich man heute eher Gelatine oder eine elektrostatische Hebevorrichtung einsetzt, um den Abdruck auf einen eigens dafür angefertigten Film zu übertragen – etwas, das es zur Zeit Christies noch nicht gab. Hier wird die Verbindung zwischen Finger- und Fußabdruckspuren besonders deutlich, und auch, warum manche Menschen über Expertise auf mehreren Fachgebieten verfügen.

Plastische Fußabdruckspuren: Sie sind vielleicht der erste Typ Abdruck, der uns in Bezug auf Kriminalgeschichten einfällt: dreidimensionale Eindrücke, die in Materialien wie Schlamm oder Schnee zurückbleiben. Zunächst müssen sie fotografiert werden, vor allem, wenn es sich um Schnee handelt. Auch hier kann eine schräg gehaltene Lichtquelle dafür sorgen, dass die notwendigen Details von der Kamera erfasst werden. Manchmal werden sie zuerst mit Schellack- oder Haarspray eingesprüht, um das Material zu stabilisieren und die Kontraste deutlicher hervortreten zu lassen. Der Fußabdruck wird dann genommen, indem man einen Holzrahmen darum herum positioniert und diesen mit Dentalgips auffüllt, der in alle Rillen des Abdrucks hineinfließt. Er härtet wie normaler Gips aus, wodurch ein 3-D-Relief der Schuhsohle entsteht.

Ursprünglich wurde tatsächlich handelsüblicher Gips verwendet, etwas, das bereits 1924 in Christies Kurzgeschichtensammlung *Die Büchse der Pandora* Erwähnung findet. Das Buch handelt von Tommy und Tuppence Beresford, einem abenteuerlustigen Ehepaar, das überraschend das Angebot erhält, eine Privatdetektei zu übernehmen. In *Die rosa Perle* sagt Tuppence zu Tommy: »Und ich erwarte, dass du von allen verdächtigen Fußspuren Gipsabdrücke anfertigst, oder nicht?«[8] Ein Fachbuch aus den 1930er-Jahren beschreibt interessante Alternativverfahren, sollte kein Gips zur Hand sein. Im Notfall, so erfahren wir, können auch Schmalz, Porridge oder eine Mehl-Wasser-Mischung benutzt werden, um einen Fußabdruck abzunehmen. Außerdem könne Salz den Aushärtungsprozess von Gips beschleunigen und Zucker ihn verlangsamen. Wer hätte je geahnt, dass der Inhalt eines Küchenschranks solch vielseitige forensische Anwendungsmöglichkeiten bereithält?

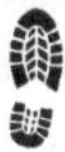

Reifenspuren sind Fußabdruckspuren recht ähnlich, insofern auch sie plastisch oder dreidimensional sein können, wenn sie in Matsch oder am Rand einer Wiese zurückbleiben, sichtbar, wenn jemand durch Blut, Teer oder Farbe gefahren ist, und latent, weil sie bestimmte Öle hinterlassen, die bei der Herstellung des Gummis der Reifen benutzt werden. Darüber hinaus werden sie auf ähnliche Weise am Tatort erfasst wie die eben beschriebenen Schuhspuren. Überraschenderweise schenkte Christie Autos in ihrem Werk jedoch keine große forensische Aufmerksamkeit, obwohl sie sich zur damaligen Zeit als *das* dominante Transportmittel durchsetzen und trotz ihrer Liebe zu ihrem eigenen Morris Cowley – daher werde ich ihnen nicht allzu viel Zeit widmen. Außerdem sind die forensischen Verfahren zur Reifenabdruckerfassung jünger als die für Schuhe, und Spuren von Pferden, Kutschen und Ähnlichem wiederum standen eher bei Christies Vorgänger Arthur Conan Doyle im Vordergrund. Einmal jedoch nutzt Christie Reifenspuren als Hinweis, und zwar in *Die verschwundenen Goldbarren*, einer Kurzgeschichte über Schmuggler. Einer der Protagonisten, Inspector Badgworth, durchsucht ein mögliches Versteck auf gestohlenes Gold hin und bemerkt deutliche Reifenspuren, vor allem aber individuelle Merkmale, die bei einer Ermittlung von so großer Bedeutung sein können. Er weist auf einen Defekt an den Spuren hin: »An einem Reifen fehlt ein dreieckiges Stück, und das hinterlässt natürlich unverwechselbare Spuren.«[9] Einer Ahnung folgend, überprüft er den Lastwagen eines potenziellen Verdächtigen, wozu er Miss Marples Neffen Raymond West mitnimmt, der die Geschichte erzählt (und der in vielen Miss-Marple-Büchern und -Geschichten vorkommt oder erwähnt wird). Als sie die Garage des Verdächtigen betreten, sehen sie, dass ein auffälliges dreieckiges Stück an einem der Reifen fehlt, und Badgworth ruft: »Jetzt haben wir ihn, beim Jupiter [...] Die Spur ist unverwechselbar – am Hinterreifen links.«[10] Der Verdächtige Kelvin wird ordnungsgemäß verhaftet – aufgrund des Reifenschadens, der als Beweis dient.

Doch damit ist die Geschichte noch nicht zu Ende. Denn bedauerlicherweise für den Inspector gibt es da auch noch eine pflegebedürftige Nachbarin, deren Krankenschwester die ganze Nacht aus dem Fenster geschaut hat und bereit ist zu bezeugen, dass kein Lastwagen die Garage verlassen hat. Auch die Patientin selbst will vom Bett aus kein Motorengeräusch gehört haben. Und außer dem Reifen liegt sonst nicht sonderlich viel vor, was Mr Kelvin mit dem Verbrechen in Verbindung bringt. Am Ende ist es natürlich Miss Marple, die auf die geniale Lösung des Rätsels kommt – und den Fall wie stets knackt!

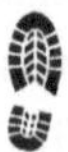

Auch Werkzeug- oder Schleifspuren kommen nicht gerade häufig in Christies Geschichten vor, aber ein-, zweimal werden sie doch erwähnt, und so wissen wir, dass sie sich auch ihrer gewahr war. In *Hercule Poirots Weihnachten* aus dem Jahr 1938 wird ein recht eindrucksvolles Locked-Room-Szenario aufgeklärt, als der Schlüssel, der an der Innenseite der abgeschlossenen Tür des Raums gefunden wurde, mit einer Lupe untersucht wird. Während Poirot ihn sich genauer ansieht, bricht es aus Colonel Johnson heraus: »Donnerwetter, jetzt verstehe ich. Diese leichten Kratzer am Schaft. Sehen Sie die, Poirot?« Natürlich sieht Poirot, dem nie etwas entgeht, die Kratzer. Er erwidert:

> Aber ja doch. Das bedeutet, nicht wahr, dass der Schlüssel von außen umgedreht wurde – mithilfe eines Spezialwerkzeugs, das durch das Schlüsselloch eingeführt wurde und dann den Schaft packte, möglicherweise sogar nur eine ganz gewöhnliche kleine Zange.[11]

Fast zwanzig Jahre später nutzt Christie die gleiche Methode erneut in ihrem Thriller *Der unheimliche Weg*. Werkzeugspuren, wie sie heute in der Forensik heißen, werden üblicherweise in drei Kategorien unterteilt:

> **Eindruckspuren,** die auftreten, wenn ein Werkzeug in etwas Weiches wie Fensterkitt oder dickflüssige, trocknende Farbe gepresst wird.
> **Schleifspuren,** die zustande kommen, wenn ein Werkzeug an einer Oberfläche entlanggleitet oder kratzt, wie ein Meißel an einer Dose mit Farbe oder eine Brechstange an einer Autotür.
> **Schnittspuren,** die hinterlassen werden, wenn ein Werkzeug durch so unterschiedliche Materialien wie Holz, Metall oder Knochen schneidet.

Alternativ können Werkzeugspuren in zwei Subkategorien unterteilt werden: Reibungsspuren (wenn ein Teil des Tatwerkzeugs an einer Oberfläche reibt) und Prägespuren (bei denen ein Abdruck der Kante oder Fläche des Tatwerkzeugs sichtbar ist).

Aus den genannten Kategorien lässt sich ableiten, dass der Schlüssel in *Hercule Poirots Weihnachten* Schleifspuren aufweist, die ihm mutmaßlich mit einer Zange zugefügt wurden. Ein netter kleiner Beweis in Form von Abdruckspuren, den Agatha Christie da in ihre Geschichte eingeflochten hat, und das wahrscheinlich, ohne dass ihr die korrekten Begrifflichkeiten geläufig waren. Heutzutage würde man bei Ermittlungen wohl ein Vergleichsmikroskop heranziehen, um eine bestimmte Zange mit den Spuren auf dem Schlüsselhalm abzugleichen, falls das für die Aufklärung des Mordes erforderlich wäre, aber für unsere Zwecke reicht der Hinweis, den Agatha Christie uns einfach gibt, ohne dass es einer starken Vergrößerung bedarf. Er ist zurückzuführen auf Einbruchspuren und damit ein Beispiel für ein »schadensbasiertes Beweismittel«. Geht es um Menschen, sprechen wir bei dieser Art Schaden von einer Verletzung oder Wunde.

Waffen und Wunden

Hämatome werden als Eindruckspuren gewertet, insofern Blutergüsse dem »Werkzeug« gleichen, mit dem sie dem Körper zugefügt wurden, unabhängig davon, ob es sich um eine Waffe, einen Fuß oder eine Stoßstange handelt. Blaue Flecke – im Fachjargon »Kontusionen« genannt – treten nur bei lebenden Personen auf und dienen nur zeitlich begrenzt als Beweis: Im Heilungsprozess werden sie heller und verlieren schließlich den Kontrast zur Haut. Ist eine Person tot, kann es geschehen, dass die ihr vor Eintritt des Todes zugefügten Hämatome länger sichtbar bleiben, weil in diesem Fall kein Heilungsprozess in Gang gesetzt wird. Dafür wird der Leichnam dem Verwesungsprozess unterworfen, der diese Art Beweismittel auf andere Weise zunichtemacht. Daher ist es wichtig, Kontusionen auf Leichen zu fotografieren, ganz so wie Reifenspuren oder Fußabdruckspuren mit einem Lineal als Maßstab daneben. Passt die Größe, kann man einen Bluterguss auch mit dem Gegenstand vergleichen, den man als Verursacher im Verdacht hat – wobei das in Christies Büchern nicht vorkommt.

Agatha Christie vergleicht jedoch andere Verletzungen mit den Waffen, die sie möglicherweise verursacht haben, ganz so, wie wir das bei einer Autopsie tun würden. Die Verletzungen lassen sich den folgenden Kategorien zuordnen:

Stumpfe Gewalteinwirkung (zu der auch die bereits erwähnten Hämatome gehören)
Abschürfungen: Sie sind die oberflächlichsten Verletzungen, da sie nur die Epidermis (die obere Hautschicht) betreffen – etwa das uns vertraute »aufgeschürfte Knie«. Theoretisch sollten Abschürfungen nicht bluten, da sich in der Epidermis keine Blutgefäße befinden, häufig sind die Hautstellen aber rot »gefleckt«.
Risswunden: Einige Teile des Körpers können unter der Einwirkung stumpfer Gewalt aufreißen. Eine relativ dünne Fleischschicht über den Knochen reißt auf, wenn man mit ausreichend Kraft darauf schlägt, weil der Knochen darunter etwas von der Energie zurückgibt; die Energie kann nur nach außen fließen, was sie mit Gewalt tut und dabei Risse verursacht. Risswunden bluten, da sie zumeist recht tief sind. Wenn die Wundränder besonders klar definiert sind, werden sie manchmal mit Schnittverletzungen verwechselt. Die unterschiedlich stark ausgeprägte Stabilität der Hautbestandteile ermöglicht es den Pathologen jedoch zu differenzieren. Bei einer Risswunde bleiben festeres Bindegewebe und Nerven trotz der Gewalteinwirkung erhalten und ziehen sich in Form von »Bindefasern« über die Wundbasis. Risswunden treten üblicherweise an Hautstellen auf, die direkt über Knochen gespannt sind, wie die Kopfhaut, und eher seltener an dickfleischigeren Stellen

wie dem Gesäß. Stumpfe Gewalteinwirkung ist in Agatha Christies Büchern reichlich vorhanden: Wenn ich richtig gezählt habe, sind dreißig Todesfälle darauf zurückzuführen – ganz eindeutig handelt es sich um eine eher impulsive und effektive Weise, jemanden zu ermorden.

Scharfe Gewalteinwirkung

Schnittwunden: Sie werden von Gegenständen mit scharfen Schnittkanten wie Messern und Äxten verursacht, aber auch von Glasscherben, Rasierklingen und überhaupt allem mit einer »Schneide«. Die Schnittstellen sind glatt, weil die Klinge so scharf ist, dass sie durch Bindegewebe und Nerven schneidet. Daher liegen hier keine Bindefasern vor, und die Wunden können von Risswunden unterschieden werden. Schnittwunden sind länger als tief, und genau das unterscheidet sie von Stichwunden.

Stichwunden: Sie sind im Allgemeinen tiefer als lang, weswegen sie häufiger tödlich sind als durch Schnitte zugefügte Wunden (es sei denn, die Schnitte finden sich an Körperstellen, an denen die Hauptschlagadern dicht unter der Oberfläche liegen wie an den Handgelenken). Am häufigsten werden Messer verwendet, aber auch Schwerter, Schraubenzieher und Ähnliches können Stichverletzungen hervorrufen.

Vor allem Stichwunden können mit der ursächlichen Waffe abgeglichen werden, etwas, dem wir in zahlreichen Werken Christies begegnen. Besonders erwähnenswert ist an dieser Stelle die Kurzgeschichte *Die Abenteuer des Kreuzkönigs*, in der Christie offenkundig zwischen stumpfer und scharfer Gewalteinwirkung unterscheidet. Nach dem Mord an Impresario Henry Redburn fragt Poirot den anwesenden Dr. Ryan: »Hätte die Wunde am Hinterkopf nicht durch den Aufprall auf den Boden verursacht werden können?« Woraufhin der

Arzt erwidert: »Unmöglich. Die Waffe, die benutzt worden ist, drang ziemlich tief in den Schädel ein.«[12] Das zeigt, dass Christie die Unterschiede zwischen den Wundarten bekannt waren. Laura Thompsons Biographie zufolge bewahrte Christie allerlei Notizen über Verletzungsarten aus unterschiedlichen Quellen auf, um ihren Werken einen realistischeren Anstrich zu verleihen. So hob sie beispielsweise einen Artikel aus dem *British Medical Journal* auf, der von einem Patienten berichtet, der noch Stunden nach einer Stichverletzung lebte. Sie notierte sich auch Ideen, wie die von jemandem, der von einem Fensterladen aus Stahl guillotiniert wird, oder die Auswirkungen eines Messerstichs ins Auge.[13]

Wie auch immer eine Wunde verursacht wurde, im echten Leben wird sie mit einem Referenzmaßstab fotografiert, genau beschrieben und auf einem Diagramm eingezeichnet, sodass die genaue Stelle am Körper für die Obduktion dokumentiert ist. Auch in Agatha Christies Büchern wäre dies das Prozedere gewesen, hätte sie nicht davor haltgemacht, uns mit den besonders schaurigen Aspekten der Autopsie zu beglücken.

Die Geschichte von Abdruck- und Waffenbeweisen

Fachleuten zufolge werden Fußspurenanalysen bereits seit mehr als dreihundert Jahren im Rahmen forensischer Ermittlungen durchgeführt. Ihre erste geschichtliche Erwähnung finden Schuhe als Beweisgegenstand in einem Fall aus dem Jahr 1697. Das Opfer, Elizabeth Pullen, wurde in der Speisekammer ihres eigenen Hauses getötet. Ihr wurde die Kehle durchgeschnitten, und wie zu erwarten war der Tatort außerordentlich blutig. Im Blut des Opfers fand sich der Abdruck eines Schuhs – eines Pantoffels, um genau zu sein. Aus der Größe des Abdrucks zu schließen, war der Mörder eine Frau. Die Französin Margaret Martell wurde der Tat verdächtigt, doch aufgrund der dünnen Datenlage historischer Fälle können wir nur erahnen, dass sie dem Opfer bekannt war – das ist etwas, das übrigens auch heute noch gilt: Mörder und ihre Opfer sind einander üblicherweise bekannt. Es stellte sich heraus, dass Margaret Martell Besitzgegenstände von Elizabeth Pullen bei sich hatte – und einen blutigen Pantoffel. Martell beteuerte ihre Unschuld, doch angesichts der erdrückenden Beweislage wurde sie von einem Geschworenengericht für schuldig befunden und zum Tode verurteilt. Erst am Galgen gestand sie den Mord.

Ein weiterer historischer Fall trug sich 1786 in Schottland zu. Nachdem wieder eine Elizabeth, die schwangere Elizabeth Hughan, erstochen worden war, fielen dem Ermittler am Tatort Fußabdruckspuren im schlammigen Boden auf, und er folgte ihnen. Die Spuren wurden als »Stiefelabdrücke« beschrieben, da sie recht tief waren, und der Ermittler schloss daraus, die Person sei gerannt, da rennende Füße kraftvoller aufgesetzt werden. Außerdem notierte er, dass die Stiefel offenbar »mit vielen Nägeln und Flicken zusammengehalten« wurden. Der Polizist machte von den Schuhspuren sogar einen Gipsabdruck. Der war zwar grob, diente aber seinem Zweck. Am nächsten Tag glich er den Abdruck mit den Schuhen derjenigen ab, die die Beerdigung des Mordopfers besuchten, und so fand er den Mörder, William Richardson. Sein Protokoll lautet: »1. Oktober 1786, Ausmessung des Abdrucks des Schuhs der Person, die Elizabeth Hughan ermordete« und »2. Oktober 1786, mit William Richardsons Fuß abgeglichen, passt perfekt. Das heißt, er stimmt mit der Sohle des Schuhs überein; die Kerben passen genau zum Absatz.«[14] Auf Grundlage dieses Beweises wurde William Richardson zum Tode verurteilt und gestand seine Tat, allerdings wie Margaret Martell erst kurz bevor er zum Galgen geführt wurde.

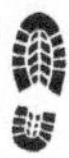

Die Erfolgsgeschichte der Fußabdruckabnahme ebnete den Weg für die Sicherung anderer Arten von Abdruckbeweisen an Tatorten. In diesem Zusammenhang ist die Ermordung Ruby Keens 1937 für uns aus mehreren Gründen interessant. Zum einen entschied sich Agatha Christie in ihrem 1942 erschienenen *Die Tote in der Bibliothek* dazu, das Opfer »Ruby Keene« zu nennen, und arbeitete darüber hinaus weitere Parallelen zu dem realen Fall in ihr Buch ein. Zum anderen führte die Autopsie der realen Ruby Keen niemand anderer durch als Sir Bernard Spilsbury, dem wir bereits mehrmals begegnet sind, und, an dieser Stelle besonders relevant: Im Rahmen der Ermittlung wurden Gipsabdrücke von Knie- und Fußspuren gefertigt.

Ruby Keen war 23 Jahre alt und lebte mit ihrem Bruder, ihrer Schwester und ihrer verwitweten Mutter in Leighton Buzzard, einer Marktgemeinde in Bedfordshire. Sie arbeitete in einer Fabrik und hatte seit Kurzem einen festen Freund, Leslie Stone, ein ehemaliger Arbeiter, der der Royal Artillery beigetreten war. Als er jedoch nach Hongkong versetzt wurde, schwanden ihre Gefühle, und sie verlobte sich schließlich mit einem jungen Polizeibeamten. Kurioserweise machte Christie selbst ganz ähnliche Erfahrungen: Auch sie war ursprünglich mit einem Artilleriemajor verlobt (oder ging zumindest davon aus, sie würden einmal heiraten), mit Reginald Lucy, dem Bruder ihrer Freundinnen, den Lucy-Schwestern. Nachdem er nach Hongkong versetzt wurde und trotz seines kontinuierlichen Werbens mittels Luftpost verlor Aga-

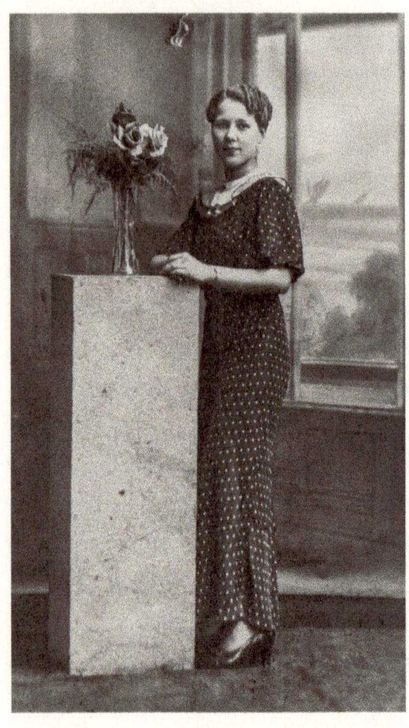

12 Ruby Keen

tha Christie den armen Reggie völlig aus dem Sinn, als sie Archie Christie auf einer Party begegnete.

Aber zurück zu Ruby Keens Leben: Nach vier Jahren wurde Stone aus medizinischen Gründen aus der Armee entlassen und kehrte zurück nach Leighton Buzzard. Die Stadt war klein, und so war es unvermeidlich, dass er Ruby im April 1937 wiedersah und zwar in Gesellschaft eines anderen Mannes, vermutlich ihres Verlobten. Er wartete, bis er sie allein antraf, und lud sie ein, mit ihm »auf alte Zeiten anzustoßen«. Sie willigte ein, und die beiden trafen sich eine Woche darauf in einem Pub namens The Golden Bell. Stone trug einen brandneuen blauen Serge-Anzug und sah fesch aus. Als er Ruby bat, ihre Verlobung zu lösen und stattdessen ihn zu heiraten, kam das wahrscheinlich weder für die anderen Gäste

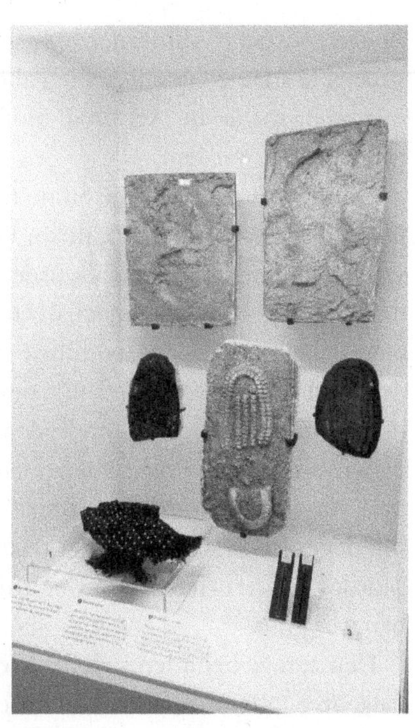

13 Beweismittel des Falls Ruby Keen im Scotland Yard Crime Museum

im Pub noch für Ruby selbst sonderlich überraschend. Ganz eindeutig hatte sich Leslie Stone in Schale geworfen, um Ruby zu beeindrucken und sie zurückzugewinnen.

Es muss jedoch davon ausgegangen werden, dass ihm dies nicht gelang, denn bedauerlicherweise wurde um sieben Uhr am darauffolgenden Morgen Rubys Leiche gefunden. Sie war mit ihrem eigenen gepunkteten Seidenschal erwürgt worden (in Christies Buch wird Ruby Keene mit dem »Satingürtel ihres Kleids«[15] stranguliert), und obwohl man ihr einen Großteil ihrer Kleidung vom Leib gerissen hatte, schien sie nicht vergewaltigt worden zu sein. Es musste ein Kampf stattgefunden haben – was an den Spuren am Boden ersichtlich war –, und die Polizei machte Gipsabdrücke davon, vor allem an zwei Stellen, die aussahen, als hätte jemand seine Knie in den

Boden gedrückt. Als Bernard Spilsbury diese im Labor untersuchte, konnte er deutlich die Falten der Hose des Mörders erkennen sowie die Art Twill-Stoff, aus dem Serge-Anzüge geschneidert werden.

Die Polizei nahm Leslie Stone fest, da ein Zeuge ihn und Ruby zusammen im The Golden Bell gesehen hatte, und als sein Anzug beschlagnahmt wurde, war dieser an den Knien derart energisch abgebürstet worden, dass der Stoff nahezu fadenscheinig war. Man führte weitere Spurenabgleiche durch, die ihn zweifelsfrei mit dem Verbrechen in Verbindung brachten: Partikel vom Boden des Tatorts stimmten mit denen überein, die man auf seinem Anzug gefunden hatte, und Absatzspuren, die am Tatort gesichert worden waren, mit denen seiner Schuhe. Dies reicht aus, Leslie Stone wegen Mordes zu verurteilen, und er wurde im August 1937 gehängt.

Heutzutage befinden sich die Kleidung und Abdrücke des Falls im Scotland Yard Crime Museum. Dort heißt es: »[Das Verbrechen] trug sich gerade einmal zwei Jahre nach der Gründung des Forensik-Labors der Metropolitan Police unter der Leitung seines ersten Direktors Dr. James Davidson zu und zeugt von der sorgfältigen Tatortarbeit und Spurensicherung, die nach und nach entwickelt wurde.«

Als ich für vorliegendes Buch recherchierte, griff ich erneut zu *Alibi* und war überrascht, wie viel forensisches Wissen (obgleich manches davon auf ziemlich rudimentärem Niveau) darin enthalten ist, weswegen ich es hier so häufig anführe. In dem Buch wird ständig über Fingerabdrücke, Fußabdruckspuren und Wunden geredet. Beim Verfassen ihres ersten Romans, *Das fehlende Glied in der Kette*, konzentrierte sich Christie neben dem einen oder anderen forensischen Verfahren hauptsächlich auf das, womit sie sich auskannte –

auf Gift. Doch bei *Alibi*, dem Buch, in dem sie Poirot in den Ruhestand schickt, um ihn dann wieder zurückzuholen, sieht es ganz danach aus, als hätte sie sich dazu entschlossen, mehr über die forensischen Wissenschaften zu lesen und dieses Wissen in ihre Geschichte einfließen zu lassen.

Die Erwähnungen von Fußabdruckspuren, die sich durch die gesamte Handlung ziehen, sind besonders interessant, da es sich um ein Poirot-Buch handelt und – wie bereits im Kapitel über Materialspuren dargelegt – Poirot eine schwierige Beziehung zu Fußabdruckspuren hat.

Als wir Poirot in *Das fehlende Glied in der Kette* zum ersten Mal begegnen, nimmt sein Sidekick Captain Hastings, der in der Welt der Ermittlungen noch neu ist, nur die Klischees wahr, von denen er in Büchern gelesen hat. Er verharrt an der Tür des Schlafzimmers, in dem der Mord begangen wurde, weil er »befürchte[t], irgendwelche vorhandenen Fußspuren zu verwischen«[16]. Poirot, der ihn fragt, warum er wie festgenagelt stehen bleibt, kann es kaum fassen: »Fußspuren? Was für ein Gedanke! Hier ist doch schon eine ganze Armee durchmarschiert! Welche Fußspuren könnte man da noch finden?«

Und forensisch betrachtet hat er damit absolut recht. Mich erinnert das an etwas, das ich als Erstes in meinem Forensik-Bachelor gelernt habe: Fingerabdrücke von einem Lichtschalter zu nehmen ist nahezu sinnlos, wegen all der Menschen, die ihn berührt haben. Im Lauf seiner Ermittlungen findet Poirot dann allerlei Spuren: von einem Kaffeefleck auf dem Boden über eine zerbrochene Tasse auf dem Teppich bis zu einem Wachsfleck – alle noch vorhanden und vollkommen intakt. Warum also die Verachtung für Fußspuren? In *Der unglaubliche Diebstahl der Bomberpläne* sagt Poirot: »Ich für meine Person, ich beschäftige mich nicht viel mit Fußspuren und ähnlichen Dingen; hier jedoch liefern sie einen negativen

Beweis.«[17] Wir wissen, dass Poirot kurz zuvor durch die Terrassentür ins Freie getreten ist und das Gras mit einer Taschenlampe abgesucht hat und dass er, als er gefragt wurde, ob sich dort keine Fußspuren befunden hätten, bejaht hat. Er kombiniert: »Es sind keine Fußspuren im Gras. Heute Abend hat es stark geregnet. Wäre ein Mann heute Abend von der Terrasse über den Rasen gelaufen, so müsste man seine Fußspuren im Gras sehen.« Poirot weiß sehr gut, auf welchem Untergrund Fußabdrücke sichtbar gewesen wären, hier beschäftigt ihn eher ihr Fehlen als ihre Anwesenheit.

In *Auch Pünktlichkeit kann töten*, einer anderen Kurzgeschichte Christies, scheint sich Poirot hingegen sehr wohl mit Fußabdrücken zu beschäftigen. Man erzählt uns, er habe den Garten bei einem Tatort abgesucht und Fußspuren gefunden. Später spricht er darüber mit Susan Cardwell, einem Gast des Hauses:

> ›Sehen Sie genau hin, Mademoiselle – Fußabdrücke.‹
> ›Tatsächlich.‹
> ›Und zwar vier‹, fuhr Poirot fort. ›Passen Sie auf, ich werde Sie Ihnen genau zeigen. Zwei führen zum Fenster hin, zwei kommen vom Fenster her.‹
> ›Und zu wem gehören sie? Zum Gärtner?‹
> ›Mademoiselle, Mademoiselle! Diese Fußabdrücke stammen von den kleinen, zierlichen und hochhackigen Schuhen einer Frau.‹[18]

Auf den darauffolgenden Seiten erfahren wir, dass er Susan als potenzielle Verursacherin der Fußabdrücke ausschließt und stattdessen zum Schluss kommt, sie gehörten zu einem anderen Familienmitglied, Ruth Chevenix-Gore. Er fragt sie sogar, ob sie draußen im Garten gewesen sei, worauf sie erwidert, ja, zweimal.

Später erklärt er, warum ihn die Fußabdrücke beschäftigt haben:

›Madame, auf dem Beet befanden sich vier Fußabdrücke – und zwar nur vier Fußabdrücke. Wenn Sie Blumen geschnitten hatten, mussten sich viel mehr dort befinden. Das bedeutete, dass irgendjemand zwischen Ihrem ersten und Ihrem zweiten Aufsuchen des Beetes sämtliche Fußabdrücke beseitigt hatte. Und das wiederum konnte nur die schuldige Person getan haben. Da Ihre Fußabdrücke jedoch noch vorhanden waren, konnten Sie diese schuldige Person nicht sein. Ganz automatisch waren Sie von jedem Verdacht befreit.‹[19]

Für mich klingt er ganz wie jemand, der sich sehr wohl mit Fußabdruckspuren befasst!

Ähnlich verhält es sich in *Mord auf dem Golfplatz*, wenn Poirot sagt: »Ich tappe noch im Dunklen, doch diese Spuren sind, wie ich bereits Monsieur Bex gegenüber angedeutet habe, unsere wichtigsten und interessantesten Entdeckungen in diesem Fall«[20], auch wenn er sich hier möglicherweise erneut eher auf ihr Fehlen bezieht als auf ihr Vorhandensein. Davor war er mit zwei Blumenbeeten beschäftigt, die mit roten Geranien bepflanzt sind und von denen auf dem einen ein Baum steht, direkt vor dem Schlafzimmer, in dem ein Verbrechen verübt wurde. In dem Beet, in dem der Baum steht, sind keine Fußabdrücke; im Beet ohne Baum hingegen befinden sich die des Gärtners, die der ermittelnde Polizeibeamte als Indiz ausgeschlossen hat. Für Poirot sind sie »die wichtigsten und interessantesten Entdeckungen«, und er gelobt, sich später eingehender mit ihnen zu befassen und sagt: »Sicher, ich kann mich auch später noch mit diesen Spuren befassen.«

Er hält sein Wort und sagt zu Hastings, die fraglichen Verbrecher hätten das Haus durch das Fenster und über den Baum verlassen. Hastings hält das natürlich für ausgeschlossen: »Aber dann hätten sie im Blumenbeet Fußspuren hinterlassen.«[21] Ein Kommentar, auf den Poirot sogleich erwidert:

> Nein – und es hätte welche geben müssen. Hören Sie zu, Hastings. Der Gärtner, Auguste, das haben Sie selbst gehört, hat am vorangegangenen Nachmittag beide Beete bepflanzt. In einem Beet wimmelt es nur so vor Abdrücken seiner schweren, genagelten Stiefel – im anderen sind keine. Verstehen Sie? Jemand ist dort vorbeigegangen, jemand, der, um die Fußspuren zu entfernen, die Oberfläche des Beetes mit einer Harke geglättet hat.[22]

Agatha Christie wusste, dass man Fußabdrücke ganz so wie Fingerabdrücke verwischen, überdecken oder gar fingieren kann. Bei ihr besteht immer die Möglichkeit gefälschter forensischer Beweise, wie wir auch noch im Fall der scheinbar so wichtigen Fußabdrücke auf dem Fenstersims in *Alibi* sehen werden. Diese werden mehrfach kommentiert, aber kommen sie nicht vielleicht ein bisschen zu gelegen? Wir wissen, dass die Stiefel des Verdächtigen Ralph Paton mit den Abdrücken verglichen wurden, aber wir wissen auch, dass Ralph zwei ähnliche Paar Stiefel hatte – und ein Problem an Fußabdrücken ist, dass keine Füße in den Schuhen stecken müssen, um sie zu hinterlassen. Wenn der Erzähler Dr. Sheppard also ein paar seiner Gedanken bezüglich des Falls zusammenfasst und sagt: »Irgendwann im Laufe des Abends muss Ralph Paton durchs Fenster eingestiegen sein, wie seine Fußspuren belegen«[23], spart er diesen einen entscheidenden Punkt aus: Ralphs Füße müssen nicht notwendigerweise etwas damit zu tun gehabt haben!

Vielleicht interessiert sich Poirot daher weniger für Fußabdruckspuren, als man annehmen sollte. Inzwischen wissen wir, dass er gerne entgegen der Erwartungen handelt, ganz gleich, was er wirklich denkt – außerdem glaube ich nicht, dass seine Ansichten in puncto Fußabdrücke in Stein gemeißelt sind. Vielmehr haben sie damit zu tun, wie Agatha Christie ihren Lesern die Beweisgegenstände präsentieren möchte, und damit, wie sie versucht, uns dazu zu bringen, unsere »kleinen grauen Zellen« anzustrengen, indem sie unsere Erwartungen davon untergräbt, was eine Spur bedeutet. Neben Fußspuren geht es in *Alibi* auch noch um einen mörderischen Angriff mit einem ungemein scharfen Gegenstand, der als etwas Einzigartiges, eine Rarität mit »schmale[r], spitz zulaufende[r] Klinge und einem Griff aus kunstvoll ineinander verschlungenem Metall«[24] beschrieben wird und sich als Roger Ackroyds Dolch aus Tunesien herausstellt. Und weiterhin heißt es: »Damit einen Menschen zu erstechen wäre kinderleicht – sie schneidet wie durch Butter.«[25] Es scheint fast so, als bevorzugte Christie diese saubere Art des Mordens in ihren Büchern. Trotz der eher ungewöhnlichen Waffe würde ich das Vorgehen als recht zweckdienlich beschreiben: Ein Hieb von hinten an der richtigen Stelle – üblicherweise im Nacken oder an der Übergangsstelle vom Kopf zur Nackenregion – führt mit größter Wahrscheinlichkeit zum sofortigen Tod.

Die Position – von hinten – ist für diese Art des sterilen Tötens entscheidend, ganz unabhängig davon, ob sie eingenommen wird, weil die Tat dann gänzlich unerwartet verübt werden kann, oder weil der Täter ein Feigling ist, der sich scheut, dem Opfer bei seinem Dahinscheiden in die Augen zu blicken. Das verleiht ihr etwas von einer Exekution: Sie ist schnell, relativ sauber und absolut tödlich.

In Christies 1942 erschienenem *Die Schattenhand* erfahren

wir, dass ein Hausmädchen auf diese Weise umgebracht wurde: »Man hat sie durch einen Schlag auf den Hinterkopf betäubt. Dann hat man ihr einen ganz gewöhnlichen Bratspieß mit sehr feiner Spitze in die Schädelbasis gestoßen, was den sofortigen Tod zur Folge hatte.«[26]

Auch im neun Jahre früher veröffentlichten *Dreizehn bei Tisch* begegnet uns diese Methode in Form von Agatha Christies Beschreibung des unglückseligen Lord Edgware, der »[m]it einer Stichwunde im Genick, direkt am Haaransatz«[27] aufgefunden wurde. Inspector Japp lässt Poirot wissen, dass der Tod »durch einen solchen Stich [...] erstaunlich schnell ein[tritt]. Glatt durch die Zisterne in die Medula, so sagte der Arzt – oder so ähnlich. Wenn man genau die richtige Stelle trifft, ist der Mensch augenblicklich tot.«[28]

Daraus schließt Poirot: »Das setzt voraus, dass man weiß, wo genau der Stich ausgeführt werden muss. Das setzt fast medizinische Kenntnisse voraus.«[29] Und auch Agatha Christie musste ein paar Nachforschungen anstellen, da dies ganz gewiss kein Allgemeinwissen war.

Ein »ganz gewöhnlicher Bratspieß« wie in *Die Schattenhand* hinterlässt eine sehr gleichmäßige Stichwunde, in *Dreizehn bei Tisch* lässt die Form der Wunde den untersuchenden Arzt hingegen zunächst ratlos zurück. Anhand der Form der Wunde kann er ablesen, dass sie nicht mit einem gewöhnlichen Klappmesser zugefügt wurde; eher durch etwas wie ein Rasiermesser, nur viel dünner. Worum auch immer es sich bei dieser Waffe gehandelt haben mag, sie war unglaublich scharf, vermutet er.

Später finden wir heraus, dass die Waffe ein Hühneraugenmesser war, ein Werkzeug, das beim Podologen zum Einsatz kommt, um Hühneraugen zu entfernen, und das ich, zugegebenermaßen, bis dato nicht kannte. Ein Hühneraugenmesser ähnelt tatsächlich einer Mischung aus Klapp- und Rasiermesser. Oder vielleicht noch eher einem Miniaturrasiermesser, das sehr lang und äußerst dünn ist. Keinesfalls sollte man es mit einem Messer verwechseln, wie es zum Maisschneiden benutzt wird [Im Englischen heißt Hühneraugenmesser »corn knife« und Mais »corn«, daher der Wortwitz, Anm. d. Ü.]. Das würde die Vorstellung einer Machete oder Ähnlichem vermitteln, und Agatha Christie schrieb nicht über Macheten schwingende Verrückte, schon gar nicht 1933.

Hühneraugenmesser waren – und sind es noch heute – gefährlich scharf und werden daher inzwischen nur noch von professionellen Fußpflegern erworben. In der ersten Hälfte des 20. Jahrhunderts jedoch besaßen Menschen, die nicht mehr so gut zu Fuß waren, ab einem gewissen Alter durchaus ein solches Messer. In einem von Christies Büchern wird ein Hühneraugenmesser dazu benutzt, einen Rucksack aus schwerem Segeltuch aufzuschlitzen, was einmal mehr deutlich macht, wie scharf diese Messer sind. Angesichts ihres Handtascheninhalts war ein gesundes Misstrauen gegenüber kleinen alten Damen mit Fußbeschwerden damals also durchaus berechtigt …

Am Ende von *Dreizehn bei Tisch* bekommen wir einen Brief der Mörderin zu lesen, und Japps ganzes Gerede von »Zisterne« und »Medula« ergibt plötzlich Sinn. Die Mörderin wurde zu dieser besonders kaltblütigen und schnellen Methode durch einen Arzt inspiriert: »Wo genau ich stehen musste, hatte mir einmal ein Arzt in San Francisco gezeigt. Er hatte über Lumbal- und Zisternenpunktion gesprochen, und er meinte, man müsste dabei äußerst vorsichtig sein, andernfalls stach man glatt durch die Cisterna magna durch und in die Medulla oblongata rein, wo alle lebenswichtigen Nervenzentren sitzen, und das würde zum sofortigen Tod führen. Ich ließ mir von ihm mehrmals die genaue Stelle zeigen.«[30]

Dieses Zitat macht mich glauben, Agatha Christie habe

sich über dies doch sehr spezielle Thema eingehend informiert – oder dass ihr zumindest ein Fachartikel dazu in die Hände gefallen ist. Sie ist äußerst exakt und korrekt, außer dass die »cistertia magna« [so die Schreibweise im englischen Original, Anm. d. Ü.], eigentlich »cisterna magna« heißt. Ich bin nicht sicher, ob dieser Fehler Agatha Christie selbst unterlaufen ist oder ob es sich um einen Druckfehler handelt oder ob er sich absichtlich im Buch findet, um deutlich zu machen, dass die Verfasserin des Briefs/die Mörderin nicht wirklich vom Fach ist und hier nur etwas wiedergibt, das sie gehört hat. Letzteres ist meine bevorzugte Erklärung – aus Respekt vor Agatha Christie!

Ungeachtet möglicher Fehler bei der medizinischen Beschreibung, hat diese Art Messerattacke auf den Hirnstamm einen tiefen Eindruck bei Agatha Christie hinterlassen (was an dieser Stelle nicht als Wortspiel gemeint ist). Diese Methode ließ sie ihre Mörder nicht nur in den bereits erwähnten Büchern ausführen, sondern auch in *Tödlicher Irrtum* von 1958, was zeigt, dass sie sich vier Jahrzehnte lang durch ihre Bücher zieht.

Die Wunde in *Dreizehn bei Tisch* macht den Arzt stutzig, womit Christie auf etwas anspielt, das für Stichwunden allgemein gilt: die Tatsache, dass sie uns Aufschluss über die Waffe geben, die sie verursacht hat. Dem forensischen Fachbuchklassiker *Simpson's Forensic Medicine* zufolge »zeugt eine Stichwunde auf der Haut zwar von dem Tatwerkzeug, bildet es aber nicht unbedingt eins zu eins im Querschnitt ab.«[31] Grundsätzlich weiß Christie, dass man eine Stichwunde auch dann leicht anhand ihrer Form erkennen kann, wenn die Waffe fehlt. Sie bezieht sich darauf sogar mehrfach, insbesondere in *Der Tod auf dem Nil*, als Dr. Bessner die Stichwunde eines ermordeten Dienstmädchens untersucht und sagt, die Waffe, die sie verursacht hat, sei interessant. Er fährt fort:

›Es war etwas sehr Scharfes, sehr Dünnes, sehr Feines. Ich könnte Ihnen die Art Gegenstand zeigen.‹

Sie gingen in seine Kabine, und dort öffnete er einen Instrumentenkoffer und holte ein langes, schmales Skalpell hervor.

›Es war etwas in der Art, mein Freund; es war kein gewöhnliches Messer zum Essen.‹[32]

Später finden wir heraus, dass das Opfer tatsächlich mit einem Skalpell erstochen wurde.

Dr. Bessner wagt an dieser Stelle eine Vermutung, welches Utensil bei der Ermordung des Dienstmädchens im Spiel gewesen sein könnte; mit einiger Erfahrung können Pathologen durchaus eine Reihe von Waffen nahelegen, die zu einer tödlichen Verletzung passen – doch stets nur unter Vorbehalt. Im Folgenden einige der Merkmale:

- Messer können über eine ungemein scharfe Klinge verfügen, haben aber im Gegensatz zu Dolchen auch eine stumpfe Seite. Dies wird bei durch Messern verursachten Unfällen deutlich, bei denen die Wunden einen spitz zulaufenden V-förmigen und einen stumpfen Wundwinkel haben. Interessanterweise reißt das Fleisch am stumpfen Winkel häufig ein und führt zu einem sogenannten Schwalbenschwanz.
- Wird mit einem Messer oder Dolch mit großer Wucht zugestochen, und vorausgesetzt, es ist keine Kleidung im Weg, können sich auf der Haut um die Wunde Hämatome und Abschürfungen in Form des Griffs bilden, ganz ähnlich wie bei der Mündung einer Pistole, die auf die Haut des Opfers aufgesetzt wird und die ebenfalls zur Identifizierung der Waffe führen kann.
- Eine stumpfe Tatwaffe wie ein Schraubenzieher führt zu

mehr Hämatomen als ein scharfes Messer. Unterschiedliche Schraubenzieher verursachen unterschiedliche Wunden, so hinterlässt ein Kreuzschraubenzieher eine charakteristisch kreuzförmige Wunde.

- Scharfe, jedoch ungleichförmige Waffen wie Scheren oder Meißel hinterlassen unverwechselbare Wunden, die sich von den durch Messer verursachten unterscheiden: bei Scheren ist es eine Z-Form im Fleisch, bei Meißeln ein rechteckiger Stichkanal.

Die Form einer Stichwunde kann einem Pathologen also Aufschluss darüber geben, welche Art Waffe benutzt wurde.

Auch andere Wundarten – egal, ob durch scharfe oder stumpfe Gewalt zugefügt – können auf ähnliche Weise interpretiert werden. Mit der ihr eigenen Souveränität beruft sich auch Christie in ihren Büchern immer wieder darauf: Wir wissen, dass sie zu diesem Thema recherchierte (beispielsweise aufgrund der Artikel aus dem *British Medical Journal*), und ganz bestimmt hat sie sich mit den anderen Mitgliedern des Detection Clubs darüber ausgetauscht.

Dabei sind die markantesten Schnittverletzungen wohl die, die durch ein Tatwerkzeug mit scharfer Klinge verursacht wurden. Davon zeugen: »Eine große, schwere Axt, [die] nur allzu gut zu der tiefen Wunde in Rogers Hinterkopf passte« in *Und dann gab's keines mehr*; und das Beil, das in *Der Wachsblumenstrauß* zum Einsatz kommt. Es heißt, der Mörder »überfällt Mrs Lasquenet mit dem Beil – überfällt sie aufs brutalste. Sechs- oder achtmal hat er zugeschlagen.«[33] Dieser Übergriff fällt aufgrund seiner Grausamkeit auf, etwas, das in Christies Büchern immer skeptisch machen sollte –, denn der verstörende Effekt lenkt die Leser von etwas anderem ab: Der Leichnam wurde bis zur Unkenntlichkeit verstümmelt. Doch warum hat der Täter dies getan?

Auf die arme Mrs McGinty aus *Vier Frauen und ein Mord* trifft das nicht zu. Sie wurde zwar ebenfalls äußerst gewaltsam erschlagen, ist danach aber noch erkennbar. Das Tatwerkzeug, mit dem sie ermordet wurde, wird nicht am Tatort gefunden, doch im Laufe des Buchs konkretisiert sich, nach welcher Art Waffe die Ermittler suchen müssen. Am nächsten kommen sie ihr in der Beschreibung: »So eine Art Fleischerbeil [...] aber offenbar doch kein richtiges Küchenbeil«[34], weshalb Poirot bei seinen Ermittlungen nach etwas anderem sucht, vielleicht nach etwas, das ein bisschen ungewöhnlich ist – und genau das verleiht diesem besonderen Mordwerkzeug eine Schlüsselrolle bei seiner Aufklärung des Falls.

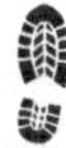

Der Todeswirbel ist ein Buch Christies, das deutlich macht, wie wichtig es ist, Wunden unabhängig von jedweder am Tatort gefundenen Waffe zu untersuchen, um zu überprüfen, ob ein Zusammenhang zwischen beiden vorliegt. Die Geschichte spielt kurz nach dem Zweiten Weltkrieg im Jahr 1946; Hercule Poirot wird in ein Dorf gerufen, in dem ein Fremder, der sich selbst Enoch Arden nannte, umgebracht wurde. (Der Fremde hatte einen der Protagonisten, David Hunter, erpresst und behauptet, er wisse, wo sich der erste Ehemann von Davids Schwester Rosaleen Cloade, geborene Hunter, aufhielte, was bedeutet hätte, dass ihre zweite Ehe ungültig gewesen wäre und allerlei finanzielle Probleme nach sich gezogen hätte.) Dieser Enoch Arden wurde in seinem Zimmer im örtlichen Pub ermordet; mit einem Schlag auf den Kopf, wie man als Leser erfährt. Da die Leiche in der Nähe des Kamins gefunden wurde, auf dessen Rost eine Kaminzange mit Verfärbungen liegt, drängt sich die Vermutung auf, er sei mit ihr getötet worden.

Bei der Leichenschau erhalten wir weitere Informationen. Der amtliche Leichenbeschauer Mr Pebmarsh bittet den untersuchenden Arzt Dr. Cloade, einen Verwandten von Rosaleens Ehemann, den Tatort zu beschreiben, und fragt ihn daraufhin, ob er glaube, die Kaminzange habe die Verletzungen verursacht. Dr. Cloade ist der Meinung, ein paar der Verletzungen seien ihm zweifelsohne damit beigebracht worden, obgleich er keine gründliche Untersuchung durchführen konnte, weil er den Körper – nicht zu Unrecht – vor Eintreffen der Polizei nicht bewegen wollte.

Als der Gerichtsmediziner, der die Autopsie durchgeführt hat, nach Dr. Cloade in den Zeugenstand tritt, geht er ausführlicher ins Detail und berichtet dem amtlichen Leichenbeschauer, Enoch Arden habe fünf oder sechs Schläge auf die Schädelbasis abbekommen. Auch er glaubt, bei der Zange könnte es sich um die Tatwaffe handeln. Doch erst im Lauf der Geschichte äußert Dr. Cloade, der die Leiche ursprünglich untersucht hatte, gegenüber Poirot Zweifel an der Wunde:

> Ärzte werden, wie alle anderen auch, Opfer von vorgefassten Meinungen. Hier liegt ein Mann, der offensichtlich ermordet wurde, mit einer blutbefleckten Kaminzange neben sich auf dem Fußboden. Es wäre unsinnig zu behaupten, dass er mit etwas anderem niedergeschlagen worden sei, und doch hätte ich, der ich, was Menschen mit zertrümmertem Schädel angeht, absolut unerfahren bin, etwas völlig anderes vermutet, etwas, was nicht ganz so rund und glatt ist, etwas – ach, ich weiß nicht, etwas mit einer schärferen Kante, zum Beispiel ein Ziegelstein.[35]

Es folgt eine Unterhaltung über die offensichtliche Unstimmigkeit zwischen Wunde und Waffe wie ein in die Länge gezogener Hinweis für die Leser, deren eigene detektivischen Fähigkeiten gefordert sind beim Versuch, den Fall zu lösen. Darüber hinaus ist es ein wundervolles Zeugnis des Potenzials der forensischen Pathologie und des Aufwands, den Agatha Christie mit ihrer Recherchearbeit betrieb.

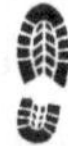

Wie bereits angedeutet, werden die bei einer Autopsie dokumentierten Verletzungen sorgfältig untersucht, genauestens beschrieben und auf einem Diagramm am entsprechenden Körperteil eingezeichnet, sodass die exakte Stelle erfasst wird. Anhand dieser Informationen kann beispielsweise auf die Größe des Angreifers geschlossen werden oder darauf, ob es sich um einen Links- oder Rechtshänder handelt. Letzteres ist in Krimis ganz besonders beliebt, obgleich einige Pathologen bei der Feststellung der Händigkeit (in Fachkreisen auch unter dem Begriff »Lateralität« bekannt) eines Täters außer in Ausnahmesituationen Vorsicht walten lassen. Dennoch ist sie bei Krimiautoren beliebt, und Agatha Christie war keine Ausnahme. Die Logik, die der Unterscheidung in links- und rechtshändige Personen zugrunde liegt, basiert in diesen Fällen auf dem gesunden Menschenverstand. Wenden wir uns noch einmal *Alibi* zu, in dem wir mit großer Bestimmtheit darüber informiert werden, dass »[d]er Stich […] von einem Rechtshänder von hinten ausgeführt [wurde]«[36]. Rein logisch betrachtet, muss er von hinten gekommen sein, da Roger Ackroyd vor dem Kaminfeuer sitzt. Es ist also äußerst unwahrscheinlich, dass sein Mörder vor ihm gestanden haben könnte, ohne sich den Rücken zu verbrennen (und die anderen Figuren hätten buchstäblich dem Geruch versengten Stoffes folgen können, der von seinem Rücken ausgegangen wäre, um den Mörder zu schnappen). Dass der Dolch aus seinem Hals ragt und nur erwähnt wird, sein Kopf sei zur Seite gefallen, verleitet zu der Vermutung, der Kopf sei nach links gefallen, weil der Dolch rechts steckte, ergo, der Mörder war Rechtshänder. Für eine linkshändige Person wäre es äußert umständlich, Roger auf diese Weise zu erstechen … wobei das nicht heißt, dass es nicht *möglich* wäre. Und genau darin besteht das Problem, wenn man versucht, einen Täter anhand seiner Händigkeit zu ermitteln, etwas, das Christie sicherlich wusste. Wie bereits erwähnt, ist *Alibi* zum einen eine durchaus doppelbödige Geschichte, und es ist nie ganz klar, ob wir dem vertrauen können, was wir »sehen« und uns erzählt wird. Zum anderen erfordert die Zuordnung in links- oder rechtshändig die Annahme, dass nur ein Angreifer beteiligt war oder (eine) sehr eindeutige Wunde(n) vorliegt/vorliegen, und so widerlegen spätere Geschichten von Agatha Christie, in denen sie auf die Idee zurückgreift, diese gleich wieder.

In *Mord im Orientexpress* sind die Stichwunden an dem Opfer nicht eindeutig und einfach zu analysieren, weil sie ihm so unkontrolliert zugefügt wurden. Dr. Constantine spricht von »zehn, zwölf, fünfzehn« Messerstichen, die scheinbar völlig willkürlich zustande kamen: So sind manche beispielsweise tiefer als andere, und sie kommen aus ganz unterschiedlichen Richtungen.

Neben den Stichen, die, wie Dr. Constantine sagt, »abgeglitten sind«[37], gibt es auch ein, zwei, »die mit solcher Kraft geführt [wurden], dass sie durch einen harten Panzer aus Knochen und Muskelgewebe gedrungen sind.« Aufgrund der Verschiedenartigkeit der Wunden ist es schwer festzustellen, ob sie von einem Mann stammen oder von einer Frau. Argwöhnisch bemerkt Poirot:

> Oder hat sich ein Mann bei Begehung der Tat gesagt: Ich will es wie die Tat einer Frau erscheinen lassen. Ich werde unnötig oft auf meinen Feind einstechen und einige Stiche schwach und wirkungslos aussehen lassen …[38]

Dieses Vorgehen findet seinen Widerhall in der seltsam willkürlich anmutenden Schreibweise der Drohbriefe, die das Opfer, Mr Ratchett, kurz zuvor erhalten hat, und es scheint ebenfalls der Verschleierung zu dienen. Später gibt Dr. Constantine an, er zähle zwölf Wunden bei Ratchett, eine wichtige Zahl. Aber es gibt da noch etwas, das den Arzt und Poirot vor ein Rätsel stellt, nämlich, dass einige der Wunden nur mit größter Mühe von einer rechtshändigen Person stammen konnten.

> ›Genau, Monsieur Poirot. Dieser Stich wurde fast bestimmt mit der linken Hand geführt.‹
> ›Sodass unser Mörder ein Linkshänder wäre? Nein, die Sache ist komplizierter, stimmt's?‹
> ›Sie sagen es, Monsieur Poirot. Einige andere Stiche wurden ebenso offensichtlich mit der rechten Hand geführt.‹[39]

In diesem Fall gibt der Leichnam die Spur nicht so leicht preis wie erhofft, was Poirot zu einem sarkastischen Ausruf verleitet:

> Das Dunkel beginnt sich wunderbar aufzuhellen. Der Mörder war ein Mann von großer Körperkraft, er war schwächlich, er war eine Frau, er war Rechtshänder, er war Linkshänder – ah, c'est rigolo, tout ça.[40]

Agatha Christie zögert völlig zu Recht, sich darauf festzulegen, ob der Mörder in diesem Buch Rechts- oder Linkshänder ist, und verhält sich ähnlich vorsichtig wie ein Pathologe oder Gerichtsmediziner, dem diese Frage gestellt wird. Insofern als *Mord im Orientexpress* vier Jahre nach der Gründung des Detection Clubs geschrieben wurde, wage ich die Annahme, dass das Thema im Lauf einer zwanglosen Unterhaltung beim gemeinsamen Abendessen aufkam und man sich darüber einig war, es sei nicht ganz einfach, die dominante Hand eines Mörders zu bestimmen. Das allerdings hätte Agathe Christie zum Vorteil gereicht, da die Frage, ob die Wunden mit der linken oder der rechten Hand zugefügt wurden, ohnehin nichts als eine große Irreführung ist!

Im zehn Jahre später verfassten *Kurz vor Mitternacht* werden wir sogar noch weiter in die Irre geführt. Nachdem Lady Tressilian mit einem Schlag auf den Kopf aus dem Leben befördert wurde, erklärt der untersuchende Arzt Lazenby, warum die ganze Sache »eigenartig« sei. Er sagt: »Wie Sie sehen, wurde sie an der rechten Schläfe getroffen. Aber wer immer es getan hat, muss auf der rechten Seite des Bettes gestanden haben, mit dem Gesicht zum Kopfende. Auf der linken Seite ist nicht genug Platz zwischen Bett und Wand.«[41] Weiter heißt es, Inspector Leach »horchte auf« und fragte, ob das bedeute, der Mörder sei Linkshänder gewesen. Die Antwort des Arztes ist eindeutig und in Bezug auf dieses Thema geradezu vorbildlich:

> ›Sie werden mich nicht dazu kriegen, mich in dieser Frage festzulegen‹, eröffnete Lazenby ihm. ›Zu viele Haken an der Sache. Wenn Sie wollen, bin ich aber bereit zu sagen, dass die nächstliegende Erklärung wäre, dass der Mörder Linkshänder ist.‹[42]

Danach fährt er mit einer Reihe weiterer Erklärungen fort und endet schließlich mit der Feststellung: »Ich habe einige

Erfahrung in diesen Dingen, und ich kann Ihnen sagen, mein Junge, den Schluss zu ziehen, dass der Mörder ein Linkshänder ist, ist gefährlich.«[43]

Es ist wohl auch besser, dass sich Dr. Lazenby nicht zu einer Schlussfolgerung hinreißen lässt. In diesem Fall sorgt der Mörder dafür, dass wir durch doppelte, ja gar durch dreifache Täuschungen stolpern, man kann hier also rein gar nichts als gegeben hinnehmen. Im Grunde erzählt Agatha Christie die drei genannten Beispiele allesamt zur Abschreckung. Sie warnt davor, von einer Wunde auf die dominante Hand des Täters zu schließen, und ist damit völlig im Einklang mit der Einschätzung medizinischer Experten.

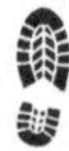

Das Gleiche gilt zudem für viele der hier im Kapitel beschriebenen Beweisgegenstände: Wenn Fußabdruckspuren, Reifen- und Werkzeugspuren korrekt analysiert werden, können sie eine Fülle von Informationen bereithalten, aber es ist dabei immer Vorsicht geboten. Dies zeigt sich an Poirots leichter Geringschätzung von Fußspuren und auch an einem Ausstellungsstück, das ich kürzlich bei Recherchen im Scotland Yard Crime Museum entdeckt habe.[44] Bei dem Objekt handelte es sich um ein Paar »False Feet« genannte Holzstelzen, an deren unterem Ende Schuhe befestigt sind. Sie wurden von einem Einbrecher mit Schuhgröße 46,5 zum Zweck der Täuschung gefertigt, denn die Schuhe daran waren weit kleiner. Seine eigenen Schuhabdrücke waren so groß, dass sie ihn leicht hätten verraten können, also nahm er die falschen Füße mit zu den Tatorten, um die Polizei zu verwirren, indem er kleinere Schuhabdrücke hinterließ. Nur funktionierte es nicht. Als er in der Nähe eines Hauses, in das er einsteigen wollte, von seinen Schuhen auf die Stelzenattrappe wechselte, hinterließ er dennoch seine eigenen Fußabdrücke. Die Polizei fand sie, und er wurde überführt.

Das passt gut zu einer Stelle in *Die Stiefel des Botschafters* aus der Kurzgeschichtensammlung *Die Büchse der Pandora*. Besagte Stiefel werden kurzzeitig gestohlen, was Tommy Beresford zur folgenden Bemerkung veranlasst: »Bei Stiefeln denkt man an Fußspuren [...] Glaubst du, sie wollten irgendwo eine falsche Fährte mit Wilmotts Fußspuren legen?«[45] – im Wissen, dass solche forensischen Beweise einfacher fingiert werden können als, sagen wir einmal, die Fingerabdrücke eines anderen oder Blut an einem Tatort. Kurz und gut, vielleicht ist Agatha Christies Hercule Poirot deswegen so ambivalent beim Thema »Schuhspuren«. Sie haben zwar jede Menge forensische Aussagekraft – aber nur, wenn in ihnen (die richtigen) Füße stecken.

Die Überlegung dahinter lautet, dass unbelebte, anorganische Gegenstände – wenn am Tatort nicht mit Vorsicht behandelt – gewissermaßen »lügen« können, während eine Leiche immer die Wahrheit spricht. Agatha Christie war das, ihrem und Poirots ambivalenten Verhältnis gegenüber diversen Sachbeweisarten nach zu urteilen, ganz offensichtlich bewusst. Und so treffen die Hinweise, die sie in ihren Werken anhand ärztlicher Untersuchungen diverser Leichen vermittelt, stets zu. Umso mehr verwundert es daher, dass keine ihrer langjährig wiederkehrenden Figuren eine medizinische Ausbildung genossen hat. Da ist kein fiktionaler Pathologe à la Dr. Bernard Spilsbury; stattdessen teilen uns in Christies Büchern Ärzte, Rechtsmediziner und sogar Arzneimittelbesteller die Geheimnisse mit, die die zahlreichen Mordopfer preisgeben. Mordopfer, die wir in einem späteren Kapitel noch sezieren werden. Zunächst aber wenden wir uns der dramatischsten aller körperlichen Spuren zu: dem Blut.

Kapitel 6

BLUTSPURENMUSTERANALYSE

Blut, so viel Blut, überall Blut … Die Betonung des Blutes, des frischen, nassen, glänzenden Blutes … So viel Blut, zu viel Blut …[1]

In der von der BBC produzierten Doku-Serie *A Very British Murder* liest die Moderatorin Lucy Worsley ein Zitat aus Agatha Christies zentralem Roman *Alibi* vor:

> Ackroyd saß, genau wie ich ihn verlassen hatte, vor dem Kamin im Sessel. Sein Kopf war zur Seite gefallen, und direkt unterhalb des Jackettkragens glänzte, deutlich sichtbar, ein gewundener Metallgriff.[2]

Sie zitiert diesen Ausschnitt, um zu belegen, warum Christies Bücher ihrer Meinung nach eher blass sind. Dann fährt sie fort: »Nun, es gibt einige Gründe, warum das ein klassischer Christie ist. Zunächst einmal ist da diese Blutlosigkeit …«[3] Nachdem ich jedoch *alle* Krimis und zahlreiche Kurzgeschichten von Agatha Christie gelesen habe, kann ich dem definitiv widersprechen. In *Alibi* mag das Metallstück, das aus dem Hals des Opfers ragt, geglänzt haben, für die Klingen in vielen ihrer anderen Geschichten gilt das aber nicht. Liest man sich von hinten nach vorne durch Christies Œuvre, stellt man fest, dass ihre Beschreibungen des Blutes auf Mordwaffen immer plastischer werden. Von anfänglichen »Flecken, die wie Rost aussahen«, bewegt sie sich weiter bis hin zu realistischen Beschreibungen von wirklichem, getrocknetem Blut. Später dann heißt es, eine Klinge sei mit »roten, schimmernden Blutflecken« übersät, wir werden mit Wörtern wie »spritzte« und »geronnen« erfreut, und schließlich findet das Ganze seinen Höhepunkt in der unerwarteten Blutorgie in *Hercule Poirots Weihnachten*!

Agatha Christie verfasste auch eine Kurzgeschichte mit dem Titel *Blut auf dem Bürgersteig*, die für den amerikanischen Markt in ein etwas makaber klingendes *Drip! Drip!* umbenannt wurde. Die Geschichte dreht sich, wie man sich leicht vorstellen kann, um Blutflecken und zeigt, dass Agatha Christie keineswegs vor Blut zurückschreckte. Offensichtlich musste es also einen Grund geben, aus dem Christie entschied, einige ihrer Romane, darunter *Alibi*, recht blutarm zu halten. Ich denke, sie wollte den überraschenden Plot-Twist in den Mittelpunkt des Buches stellen und nicht, dass Blut und rohe Gewalt von ihm ablenken. In anderen Romanen wiederum ließ sie Blut durchaus etwas erzählen – wie im echten Leben. Sie wusste, dass Blut mit der Zeit gerinnt und dies auf den Todeszeitpunkt hinweisen kann; in *Das Geheimnis der Schnallenschuhe* wird der Zahnarzt Henry Morley tot an seinem Arbeitsplatz aufgefunden, und es heißt, »das Blut an der Schusswunde war bereits getrocknet. Was bedeutet, dass Morley schon einige Zeit tot war«[4]. Sie wusste auch, dass Blut, in unterschiedlichen Situationen vergossen, charakteristische Spuren hinterlässt, die auch etwas verraten können, beispielsweise wenn ein ursprünglicher Blutfleck auf jemand anderes oder an eine andere Stelle übertragen wird. In ihrer Kurzgeschichte *Das Abenteuer des Kreuzkönigs* wagt Poirot die These, das Blut auf einem marmornen Fenstersitz deute darauf hin, wo das Opfer umgebracht wurde, ein »kleine[r] dunkle[r] Fleck am Boden« hingegen, wo es eine Weile lang lag, bevor es von dort weggeschafft wurde.[5]

Es heißt, Christie habe aufgrund ihrer idyllischen und behüteten Kindheit gut damit umgehen können, während des

Ersten Weltkriegs als Krankenschwester des Frauenhilfsdiensts Soldaten zu pflegen, und hatte keineswegs den Ruf, zartbesaitet zu sein. Laura Thompson schreibt diesbezüglich, selbst wenn sie das, was von den einst schönen jungen Männern übrig geblieben war, quälte – ihre fehlenden Gliedmaßen, der Schmutz, das Blut und der Auswurf –, habe sie sich nichts anmerken lassen.[6] Um noch einmal auf Christies Anekdote über das amputierte Bein zurückzukommen, das sie entsorgte, um einer entsetzten neuen Krankenschwester auszuhelfen: Dazu vermerkte sie in ihrer Autobiographie, sie hätte es in den Ofen stecken müssen, weil es für das arme Mädchen fast zu viel gewesen wäre. Und dass sie dann die ganze Schweinerei und das Blut zusammen aufputzten.

In Anbetracht dieser traumatischen Erfahrungen und da sie selbst durchaus mit blutigen Verletzungen in Berührung gekommen war, darf man ruhig davon ausgehen, dass ihre Geschichten nicht so harmlos und »blutleer« sind wie vielleicht erwartet.

Worum es bei der Blutspurenmusteranalyse geht

»Blutspurenmusteranalyse« ist ein beschreibender Begriff für eine Disziplin, die genau das tut: Blutspurenmuster interpretieren und analysieren, üblicherweise an Tatorten, um zu rekonstruieren, was dazu führte, dass das Blut vergossen wurde. Ich schreibe »Disziplin« und nicht »Wissenschaft«, da die Blutspurenmusteranalyse eines Ausmaßes an Interpretation und kreativer Auffassungsgabe bedarf, die die andere Wissenschaft des Blutes, die forensische Serologie, nicht erfordert. Auch die Blutspurenmusteranalyse folgt wissenschaftlichen Spielregeln, aber mit etwas mehr kreativem Freiraum.

Serologen haben wir übrigens vor unserem inneren Auge, wenn wir uns forensische Wissenschaftler in einem Labor vorstellen, mit weißen Kitteln und Reagenzgläsern, die Blutflecken auf die Blutgruppe oder DNA hin analysieren. Serologen dürfen sich außerdem glücklich schätzen, auch Samen, Erbrochenes und Fäkalien zu untersuchen. Die Serologie unterscheidet sich also von der Blutspurenmusteranalyse, aber die beiden Fachbereiche arbeiten zusammen, insofern ist es sinnvoll, über Kenntnisse in beiden zu verfügen.

Die Analyse von Blutspurenmustern kommt dann zum Tragen, wenn wichtige Fragen beantwortet werden sollen: von ganz grundlegenden – ob überhaupt ein Verbrechen begangen wurde – bis zu den kleinsten Details – wie genau ein Unfall sich zugetragen hat. Am Tatort sehen sich die Spurenanalytiker die Verteilung und das Erscheinungsbild der Blutspuren an und versuchen, die folgenden Fragen zu beantworten:

- Wie sind die Blutflecken zustande gekommen?
- Woher stammt das Blut?
- Wodurch beziehungsweise womit wurden die Wunden oder Blutspuren verursacht?
- Wie hoch war die Anzahl der verübten Gewalteinwirkungen?
- Wie waren das/die Opfer und der/die Täter im Raum positioniert?
- Stützen oder widerlegen die Blutspuren die Zeugenaussagen?

Die Analyse von Blutspurenmustern erfordert umfassendes Wissen in ganz unterschiedlichen Wissenschaftsgebieten, nur so können die hoch qualifizierten Blutspurenmusterexperten zu einer Interpretation gelangen: dazu gehören Biologie, Physik und Mathematik, um nur einige zu nennen. Die Biologie bestimmt, wie Blut gerinnt, und kann Aufschluss über seine Viskosität geben, wie dick es also ist. Die Physik erklärt, wie Blut unter Krafteinwirkung wie beispielsweise der Schwerkraft reagiert und warum es sich ansammelt oder ausbreitet, je nach Oberfläche oder Behälter, worauf oder worin es landet. Und anhand der Mathematik – vor allem der Geometrie – wird die Geschwindigkeit gemessen, mit der Blut sich durch den Raum bewegt, sowie die Entfernung, die es zurückgelegt hat, und außerdem der Winkel, von dem ausgehend es sich bewegt hat, und vieles mehr.

All das zusammen ermöglicht es Blutspurenmusteranalytikern, ihr Werk zu tun. Blut verhält sich entsprechend dieser Gesetzmäßigkeiten auf äußerst spezifische Weise, und ein blutübersäter Tatort, der für das ungeübte Auge völlig beliebig aussieht, bietet sich denen, die der Sprache mächtig sind, eher wie eine Wand voller Hieroglyphen, die nur darauf warten, übersetzt zu werden. Die Sprache besteht aus der Vielfalt der Flecken, die den Analytikern Aufschluss über ihr Zustandekommen geben.

Nachdem John Christow, das Mordopfer in *Das Eulenhaus*, im Buch erschossen wurde, wird der Tatort auf eher künstlerisch anmutende Weise beschrieben: »Auf seiner linken Seite bildete sich ein dunkler Fleck, der langsam hervorquoll und auf den Betonrand des Beckens sickerte und von da aus weitertröpfelte – rot, in das blaue Wasser.«[7]

Was Christie hier beschreibt, heißt in der Welt der Blutspurenmusteranalyse »**passive** Blutspur«.

So eine Spur entsteht üblicherweise nicht durch Gewalteinwirkung, sondern allein aufgrund der Schwerkraft. Blut, das sickert, das rinnt und tropft und sich in Lachen sammelt, davon gibt es jede Menge in Christies Büchern. In *Der Tod auf dem Nil* sickert ein Blutfleck langsam durch den Stoff eines Hosenbeins, und in *Mord im Pfarrhaus* sammelt sich eine Blutlache um Colonel Protheroes Kopf.

In *Auf doppelter Spur* kommt es zu einer etwas anders gearteten Übertragung von Blut, nachdem die bedauernswerte Sekretärin Sheila Webb im Wohnzimmer der Person, für die sie als Schreibkraft angeheuert wurde, buchstäblich über eine Leiche gestolpert ist. Das beschreibt sie dem Ermittler, der nicht gerade erpicht darauf ist:

> ›Und er ist vorn ganz blutig.‹ Sie senkte den Blick und lockerte den Klammergriff einer Hand. ›Und ich auch. Ich bin auch blutig!‹
> ›Sind Sie‹, sagte ich. Ich sah die Flecken am Ärmel meines Mantels. ›Und jetzt bin ich's ebenfalls‹, ergänzte ich.[8]

Das ist das perfekte Beispiel einer **Transfer**spur, wie sie entsteht, wenn ein Objekt in Kontakt mit einem bereits existierenden Blutfleck kommt und Blut darauf geschmiert beziehungsweise ein Blutspurenmuster darauf übertragen wird. Dazu kann beispielsweise ein blutiger Schuhabdruck gehören, blutige Schleifspuren von einem Körper, der bewegt wurde, der blutige Abdruck einer Waffe, die auf einer Oberfläche abgelegt wurde, oder wenn jemand mit einer blutenden Person in Berührung kommt. Die letzte Art Blutspur in der Welt der Blutspurenmusteranalyse sind sogenannte **Spritzmuster,** die entstehen, wenn Blutstropfen durch die Luft geschleudert werden und auf einer Oberfläche landen. Diese Spuren werden je nachdem, wodurch sie hervorgerufen wurden, unterschieden. Blutstropfen können von einer bluttriefenden Oberfläche – beispielsweise einer blutigen Waffe – fortgeschleudert werden und ein charakteristisches Spurenmuster hinterlassen. Wird ein Blutgefäß verletzt oder beschädigt, kann es passieren, dass Blut aufgrund des Blutdrucks des weiterschlagenden Herzens aus einer Arterie hervorspritzt oder -sprudelt. Die eher grausig anmutenden »Blutspritzer« deckt Christie mit ihrer Kurzgeschichte *Blut auf dem Bürgersteig* ab, und innere Blutungen, die durch einen Schuss am Herz vorbei entstanden sind, in *Das Asyl*[9]. Höchst beeindruckend und für alle Wissenschaftler im Feld der Forensik überaus erfreulich, ist jedoch, dass Agatha Christie zwischen den Wörtern »spatter« und »splatter« differenziert [im Deutschen werden beide Wörter mit »Spritzer« übersetzt, in der Forensik hat sich zwischenzeitlich aber auch »Spatter« als Fachterminus durchgesetzt, Anm. d. Ü.], eine Unterscheidung, die unbedeutend scheinen mag, aber wichtig ist. Das Wort findet sich in ihrem Kriminalroman *Kurz vor Mitternacht*, der mehr forensische Informationen bereithält als all ihre anderen Bücher. Dem Opfer, Lady Tressilian, wird ein stumpfer Gegenstand, offenbar ein Golfschläger, auf brutale Weise über den Kopf gezogen, während sie in ihrem stattlichen Haus Gull's Point im Bett liegt, und nach diesem barbarischen Angriff tauchen jede Menge forensische Beweisspuren auf. Nach dem Mord untersucht der Ermittler Williams die Jacke des Verdächtigen Neville Strange und sagt: »Sehen Sie diese dunklen Flecken? Das ist Blut, Sir, oder ich will verdammt sein. Und da. Die Spritzer sind über den ganzen Ärmel verteilt.«[10] [Im englischen Original heißt es an dieser Stelle: »it's spattered all up the sleeve«, Anm. d. Ü.]. Es mag wirken, als machte die Differenzierung kaum einen Unterschied, denn schließlich bezeichnen »Spatter« und »Splatter« in der Alltagssprache das Gleiche – nicht aber in der Forensik. »Splatter« kann sich auf allerlei beziehen, meint aber meist eine viskose Flüssigkeit, die auf ein Objekt oder eine Oberfläche gespritzt wird oder darauf zurückbleibt. Im Unterschied dazu bezieht sich »Spatter« ohne »l« einzig auf winzige Tropfen oder Aerosole; im betrachteten forensischen Teilgebiet wird so also eine ganz bestimmte Art

Blutspur bezeichnet. Oder um es anders auszudrücken: Ein »Splatter« kann eine massive, lange Schliere aus Schlamm, Vanillesoße oder Öl sein, aber ein »Spatter« besteht immer aus mehreren kleinen Blutspritzern. In der Forensik werden Spatter in weitere Subkategorien unterteilt, von denen Agatha Christie manche besser bekannt waren als andere.

Forwardspatter und Backspatter: Wird jemandem in den Kopf geschossen, spritzt aufgrund der Wucht des in den Körper eindringenden Projektils Blut aus der Wunde. Es kann sich dabei um Forwardspatter aus einer Austrittswunde handeln (der daher in die gleiche Richtung fliegt wie das Projektil) oder um Backspatter aus der Eintrittswunde, der in die entgegengesetzte Richtung, üblicherweise in die der Schusswaffe fliegt. Meist umfasst Forwardspatter feinere Tröpfchen als Backspatter, der aus wenigen größeren Tropfen besteht, aber es gibt zahlreiche Varianten. Entscheidend ist dabei, dass der Backspatter aus der Eintrittswunde zusammen mit dem bereits erwähnten Schmauch auf der Person landen kann, die die Waffe abgefeuert hat. Zwischen den Spatter-Arten zu unterscheiden ist also insofern wichtig, als die Ergebnisse einer forensischen Untersuchung der Aussage einer Person widersprechen können, die behauptet, sie habe irgendwo anders gestanden als auf der Position des Schützen. Agatha Christie beschreibt Spatter nie konkret, was durchaus daran liegen könnte, dass es für eine Nicht-Forensikerin eher ungewöhnlich wäre zu wissen, dass es eine Unterscheidung gibt. Das Blut von Schusswaffenopfern hingegen beschreibt sie wie beispielsweise in der Kurzgeschichte *Das Mysterium von Hunter's Lodge*, in der das Opfer Mr Pace mit den Worten »all shot and bleeding«[11] [in etwa: »erschossen und blutüberströmt«, Anm. d. Ü.] dargestellt wird. Uns werden auch Zitate wie »mit einem großen Loch im Kopf und überall Blut« aus *Kurz vor Mitternacht* serviert, das den nächsten Spurentyp bestens veranschaulicht:

Abwurfspuren: Sie entstehen, wenn ein blutbedeckter Gegenstand durch die Luft geschwungen wird, in der Form linear verlaufender Spritzfelder. Handelt es sich bei dem Gegenstand um die Tatwaffe, geben sie Aufschluss über die Richtung und Anzahl der Schläge, aus der die Gewalteinwirkung erfolgte; die Größe der Blutstropfen kann dabei je nach Gegenstand variieren. Sollten Sie je eine Partie Cluedo spielen – nur wäre es diesmal kein Spiel, sondern real –, ließe sich nicht leicht unterscheiden, ob die bei einem tätlichen Angriff eingesetzte Waffe ein Schraubenschlüssel, ein Heizungsrohr oder ein Kerzenleuchter war, da sie alle in etwa gleich groß sind. (Bitte versuchen Sie das auf keinen Fall zu Hause!) Zwischen den Abwurfspuren eines Billardqueues und denen eines Hammers ist jedoch ein deutlicher Unterschied erkennbar. Abwurfspuren können Spurenanalytikern Aufschluss darüber geben, wie viele Schläge mindestens ausgeführt wurden, da man die Blutschlieren zählen kann, die bei jedem Ausholen mit der Waffe abgeworfen werden. Forensische Spurenanalytiker sprechen von der Mindestanzahl an Gewalteinwirkungen, da die Waffe bei den ersten ein, zwei Schlägen möglicherweise noch nicht so stark mit Blut besudelt war, als dass sie Abwurfspuren hinterlassen hätte.

Abwurfspuren können vom nächsten Blutspurentyp – den Schlagaderspritzspuren – unterschieden werden, da Letztere in der Regel aus sehr viel kleineren Tröpfchen in relativ regelmäßig verspritzter Bogenform bestehen. Als ehemalige Hilfskrankenschwester war Christie mit diesem speziellen, stets von Lebewesen und nicht von Waffen abgeworfenen Blutspurenmuster gewiss vertraut. Daher heißt es in *Blut auf dem Bürgersteig* auch eher beiläufig, jemandes »Blut sei auf den Bürgersteig gespritzt«[12].

Schlagaderspritzspuren: So bezeichnet man die Atem- oder Spritzspuren, die aufgrund der Verletzung einer Hauptschlagader wie beispielsweise der Oberschenkelarterie oder Halsschlagader zustande kommen und häufig durch eine Stichwunde oder einen Schnitt verursacht werden. Das Muster, das sich dann beispielsweise auf einer Wand befindet, besteht aus einer Reihe klar umrissener Bögen, die dadurch entstehen, dass das Blut durch den Herzschlag mit Druck durch die Wunde gepresst wird. Wenn das Blutvolumen im Körper geringer und der Herzschlag schwächer wird, nimmt auch die Höhe der Bögen ab, sie werden insgesamt kleiner.

Von diesem Phänomen findet sich bei Agatha Christie keine Spur. Dafür stellt sie ihr fundiertes Wissen über den Unterschied zwischen Blutungen aus Venen und Blutungen aus Arterien in ihrem blutrünstigsten Roman *Hercule Poirots Weihnachten* unter Beweis – Wissen, das sie wohl in ihrer Zeit als Krankenschwester aufgesaugt hat wie ein blutiger Schwamm. Die Geschichte beginnt mit der gebrechlichen, nichtsdestotrotz boshaften Figur des Patriarchen eines typisch ländlichen Haushalts – Simeon Lee – und seinen gehässigen Plänen, ein zwar durchaus interessantes, jedoch in höchstem Maß explosives Weihnachtsfest im Kreis seiner Familie zu feiern. Nachdem er seine Nachkommen und deren Ehefrauen gegeneinander ausgespielt hat und damit droht, sein Testament ändern zu lassen, sobald sein Notar nach den Feiertagen zurück ist, verwundert es kaum, dass seine Kehle an Heiligabend durchtrennt wird »wie bei einem Schwein« und es daraufhin heißt:[13] »Innerhalb von nicht einmal einer Minute war er verblutet.« Der ermittelnde Inspektor fragt den untersuchenden Arzt:

›Was ist eigentlich mit Blutflecken? Der Mörder muss doch Blut an der Kleidung haben?‹
›Nicht unbedingt‹, erwiderte der Arzt skeptisch. ›Das Blut trat fast hauptsächlich aus der Halsvene aus. Das spritzt es nicht so heraus wie aus einer Arterie.‹[14]

Agatha Christie weiß eindeutig, wovon sie spricht. *Simpson's Forensic Medicine* zufolge trifft sie mit ihrer Wortwahl ins Schwarze: »Die Verletzung einer Oberflächenarterie führt mit größter Wahrscheinlichkeit dazu, dass Blut aus der Wunde spritzt, wohingegen die Schädigung einer ähnlich gelegenen Vene nur dazu führt, dass das Blut aus der Wunde austritt, ohne herauszuschießen.«[15]

Sicherlich kam Agatha Christie, als sie sich um verwundete Soldaten kümmerte, auch mit der letzten Art Spatter in Berührung, selbst wenn sie sie nicht wirklich in ihren Büchern erwähnt. (Am nächsten kommen wir ihr, wenn es in *Die Tragödie von Marsdon Manor* heißt: »Es war Blut auf seinen Lippen, aber die größeren Blutungen müssen innerlich gewesen sein.«[16])

Ausgeatmetes/ausgehustetes/ausgeblasenes Blut: Wenn sich das Blut einer Verletzung mit der Luft in der Lunge vermischt, kann dies dazu führen, dass es in Form feinster Tröpfchen als eine Art Aerosol durch die Nase oder den Mund ausgeatmet, ausgehustet oder ausgeblasen wird (manchmal wird es auch aus einer Wunde in der Lunge oder der Brust herausgepresst). Für das geschulte Auge ist es häufig anhand der sogenannten Blasenringe erkennbar – der Umriss eines

Rings in einer Blutspur, der entsteht, wenn luftblasenhaltiges Blut trocknet. Die Blutspritzer können auch wie verdünnt wirken, wenn sich das Blut mit Speichel mischt.

Vielleicht ergibt es jetzt, nachdem die Vielfalt an Blutspurenmustern sichtbar geworden ist, mehr Sinn, dass sich manchem Blutspurenmusterexperten die Nackenhaare aufstellen, wenn jemand fälschlicherweise von »Splatter« anstatt von »Spatter« redet, so fein nuanciert, wie der Begriff angewandt wird. Bleibt zu hoffen, die Fachleute merken jetzt, dass Agatha Christie eine der ihren ist!

Blutspurenmuster interpretieren

Das erste systematische Werk zum Thema »Interpretation von Blutspurenmustern« trägt den eingängigen Titel »Über Entstehung, Form, Richtung und Ausbreitung der Blutspuren nach Hiebwunden des Kopfes«. Es wurde 1895 von Eduard Piotrowski am Institut für Forensische Medizin in Krakau in Polen verfasst.[17] Ursprünglich auf Deutsch geschrieben, wurde es erst sehr viel später mithilfe des bekannten Blutspurenmusterspezialisten Herb MacDonnell (der im berüchtigten O.-J.-Simpson-Fall in den USA aussagte) übersetzt, was nicht heißen soll, andere Ermittler hätten das Fachgebiet in der Zwischenzeit nicht vorangebracht. MacDonell wollte Piotrowskis Arbeit genau deswegen übertragen, weil dieser hundert Jahre zuvor ein Vorreiter der Blutspurenmusteranalyse gewesen war. MacDonell war der Ansicht, kein anderer »vor ihm habe aussagekräftige wissenschaftliche Experimente durchgeführt, die die Dynamik des Blutes, die Methodologie und Anwendungsbreite darstellten. Er verfügte über hervor-

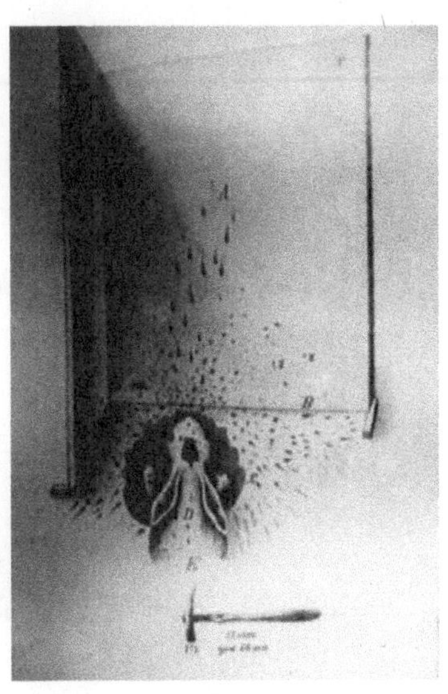

14 Blutstropfen

ragende Kenntnisse der wissenschaftlichen Methodik und hatte ein ausgeprägtes Verständnis ihrer praktischen Anwendung bei der Interpretation von Blutspurenmustern.«

Dabei sollte jedoch angemerkt werden, dass Piotrowskis Aufsatz Daten zugrunde lagen, die sich auf Versuche mit Kaninchen bezogen, nicht mit Menschen (die Abbildungen in der Studie zeigen daher die bemitleidenswerten Karnickel, siehe oben). Heutzutage wäre es aus ethischen Gründen nicht länger haltbar, Kaninchen für die Versuche zu benutzen, daher wurden die Experimente nicht wiederholt, aber das müssen sie auch gar nicht. Die Gesetzmäßigkeiten gelten für das Blut jeder Spezies, weswegen ein großer Teil der Methodologie Piotrowskis heute noch Anwendung findet.

Betrachten wir einmal einen Blutstropfen: Eine Vielzahl von Variablen bestimmt, wie er an einem Tatort interpretiert werden kann. Zunächst einmal ist da der weitverbreitete Irrtum, Blutstropfen hätten die Form einer Träne, was aber nur in dem Moment zutrifft, in dem sich der Tropfen von seinem

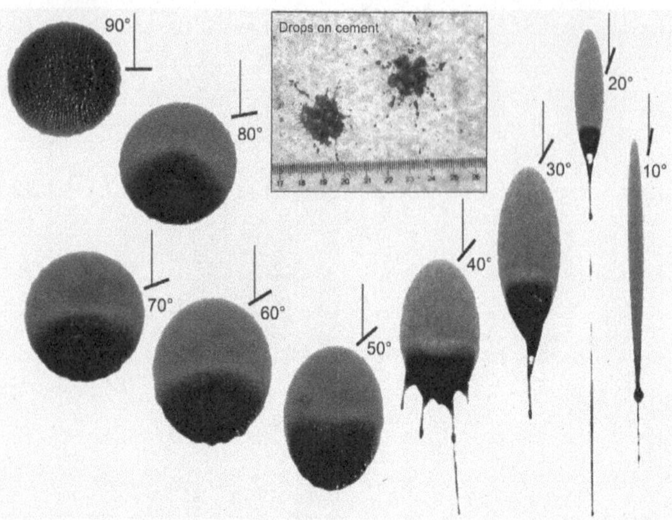

15 Abbildung von Blutstropfen, die aus verschiedenen Winkeln auf einer Oberfläche aufgekommen sind

Ursprungsort löst. Während er daraufhin durch die Luft fällt und sowohl der Schwerkraft als auch der Oberflächenspannung ausgesetzt ist, wird aus dem Tropfen eine perfekte Kugel. Trifft diese Kugel exakt senkrecht auf eine glatte Oberfläche, hinterlässt sie einen kreisrunden Fleck. Fällt sie aus größerer Höhe oder auf eine texturierte Oberfläche, sind rund um den sogenannten Elterntropfen möglicherweise Satellitenspritzer sichtbar, die durch den Aufprall entstehen. Fällt ein Tropfen oder wird ein Tropfen nicht aus einem rechten Winkel auf eine Oberfläche geschleudert, sondern aus einem von vierzig, dreißig oder zehn Grad, sieht er länglich aus und kann den Spurenanalytikern Aufschluss darüber geben, aus welcher Richtung der Tropfen kam, da der längliche »Schweif« in die Richtung zeigt, in die der Tropfen flog.

Die Flugrichtung eines Blutstropfens zu bestimmen, kann dabei helfen, genau zu rekonstruieren, was am Tatort geschah. Zeigen mehrere Blutspuren in unterschiedliche Richtungen und weisen nicht übereinstimmende Auftreffwinkel auf, kann der Blutspurenmusteranalytiker die Flugbahnen anhand von Linien nachziehen, um den Ursprungsbereich – auch »area of convergence« genannt – zu bestimmen. Die Winkel und Flugbahnen werden dabei durch komplexe Berechnungen ermittelt – etwas, das mein Gehirn nie hergegeben hat!

»Area of convergence« mag kompliziert klingen, meint aber einfach nur den Punkt, an dem die Linien zusammentreffen, die von den Blutspuren ausgehend gezogen wurden und von dem aus sie ihren Anfang genommen haben müssen. Es könnte sich dabei um das Blut einer Stichwunde handeln oder das einer Kopfverletzung oder selbst das einer Person, die infolge natürlicher Ursachen wie einem Aneurysma Blut hustet. Die Ergebnisse können dann als 2-D-Skizze dargestellt werden, wobei eine Darstellung in 3D vorzuziehen ist. An dieser Stelle kommt ein optisch eindrucksvolles Verfahren namens Strickfaden-Methode ins Spiel. Vielleicht ist es Ihnen aus der Serie *Dexter* bekannt, die von einem Mann handelt, der tagsüber als Forensiker Blutspurenmuster für die Polizei in Miami analysiert und nachts als ungewöhnlicher und – besonders gerissener – Serienkiller unterwegs ist … Die Strickfaden-Methode ist ein zeitaufwendiges händisches Verfahren, bei dem die Spurenanalytiker roten Faden benutzen, der von einem Blutstropfen auf der Oberfläche eines Bodens oder einer Wand dorthin gespannt wird, wo man den Ursprungsbereich berechnet hat. Insofern sich dieser mitten in der Luft befinden kann, benutzt man ein Stativ oder Ähnliches als Befestigungsort. Und so geht es dann mit dem zweiten, dritten und überhaupt mit jedem der Blutflecken weiter. Das Ergebnis ist überaus eindrucksvoll, teils moderne Kunst, teils Fadenspiel, das aus Hunderten von Strängen besteht, die von den Wänden, vom Boden und den Möbeln ausgehen, um irgendwo mitten in der Luft an einem Punkt zusammenzulaufen.

Angenommen, dieser Punkt befindet sich einen Meter achtzig über dem Boden, kann ein Blutspurenmusteranalytiker daraus schließen, dass die verletzte Person einen Schlag auf den Kopf abbekam, als sie *stand*. Befindet er sich aber nur 15 Zentimeter über dem Boden, suggeriert dies wiederum, dass sich der Kopf fraglicher Person am Boden befand und sie *lag*, als sie geschlagen wurde. Stellen Sie sich aber einmal vor, die Person wurde mehrere Male geschlagen, oder was wäre, wenn viele Menschen an einem Tatort verletzt wurden – es würde ungemein lange dauern, bis man all die Blutspuren mit der Strickfaden-Methode an ihren Ursprungsort zurückverfolgt hätte. Aus diesem Grund wurde das Verfahren im Großen und Ganzen durch Computersoftware mit so unterschiedlichen Namen wie HemoSpat und LeicaMap 360 ersetzt. Ich kann einfach nicht fassen, dass keines der Programme »No Strings Attached« heißt (ein Idiom, das etwa »An keine Bedingungen geknüpft« bedeutet, Anm. d. Ü.)!

Interessanterweise funktioniert die Blutspurenmusteranalyse aber auch andersherum. Sie kann Aufschluss darüber geben, was sich eher nicht zugetragen hat, sie kann Menschen vom Tatort ausschließen, und selbst die Abwesenheit von Blut – beispielsweise ein defektes Muster inmitten eines blutbesudelten Bereichs – liefert den Spurenanalytikern Informationen. Ein defektes Muster entsteht etwa dann, wenn jemand genau dort steht, wo viel Blut verspritzt wird und der Raum hinter der Person daher sauber bleibt. Bewegt sich die Person, wird das defekte Muster wie ein umgekehrter Schattenriss sichtbar.

Um den Stellenwert fehlenden Blutes weiß auch Agatha Christie: In *Der Wachsblumenstrauß* ist Inspector Morton nicht von der Schuld der Verdächtigen überzeugt, weil da »keine Spur von Blut war, auch nicht auf ihren Kleidern«[18] und sie keine Zeit gehabt hätte, sich umzuziehen. Und wieder einmal vermitteln uns die anwesenden Spuren erst im Zusammenspiel mit den fehlenden das forensische Gesamtbild.

Die Geschichte der Blutspurenmusteranalyse

In *Aufzeichnungen zur Tilgung von Ungerechtigkeit*, ein im 13. Jahrhundert vor Chr. in China verfasstes Handbuch für Leichenbeschauer, findet sich eine Geschichte, die häufig als erstes Beispiel der forensischen Entomologie – die Erforschung von Insekten in einem gerichtsmedizinischen Kontext – zitiert wird. Darüber hinaus verdeutlicht sie jedoch auch den Stellenwert der Blutverteilung bei einem Verbrechen.

Gemäß dem chinesischen Ermittlungsrichter und Leichenbeschauer Song Ci, der diesen Text bereits so früh verfasste, kam es im Jahr 1235 n. Chr. in einem Dorf zu einem Gewaltverbrechen, bei dem ein Mensch erstochen wurde. Im Zuge der Ermittlungen wurden verschiedene Waffen am Kadaver eines toten Tieres ausprobiert, und anhand des Aussehens der Wunde kam man zum Schluss, dass bei der Gewalttat wahrscheinlich eine Sichel benutzt worden war (wie wir im vorherigen Kapitel gesehen haben, können bestimmte Waffen zu charakteristischen Wunden führen). Daraufhin wurden alle Dorfbewohner gebeten, den Ermittlern ihre Sicheln zur Untersuchung zur Verfügung zu stellen. Bei der Kontrolle schienen alle sauber zu sein. Aus unerfindlichen Gründen zog ein Sichelblatt jedoch Schmeißfliegen an, die all die anderen Sicheln links liegen ließen. Es war eindeutig, dass für das bloße Auge nicht sichtbare Blutreste von dem Mord auf der ansonsten sauberen Sichel zurückgeblieben waren, die nur die Fliegen wahrnehmen und denen sie nicht widerstehen konnten. Die Fliegen – und das Blut – führten dazu, dass der Mörder überführt wurde.

Auch wenn die Bedeutung der Blutspurenmusteranalyse bereits im 13. Jahrhundert aufgezeigt werden konnte, kam sie erst Anfang des 20. Jahrhunderts voll zur Geltung. Ja, Eduard Piotrowski hatte seinen Aufsatz bereits 1895 geschrieben, doch um seine Ergebnisse nutzbar zu machen, mussten die forensischen Ermittler erst noch lernen, wie man menschliches Blut von dem von Tieren unterscheidet (und das eines Menschen von dem eines anderen). Erst da wurde es möglich, Blutspurenmuster eingehender zu analysieren, und es bildeten sich die Teilgebiete der Serologie und der Blutspurenmusteranalyse heraus. Später werfen wir noch einen Blick auf die Serologie, bleiben vorerst jedoch bei der Analyse von Blutspurenmustern.

Wie bei vielen anderen Teildisziplinen der forensischen Wissenschaften rückte erst ein grausames Verbrechen die Nützlichkeit der Blutspurenmusteranalyse ins Bewusstsein der Öffentlichkeit, und zwar der Fall Dr. Sam Sheppard aus dem Jahr 1954.

Marilyn und Sam Sheppard waren seit Highschool-Zeiten ein Paar. Jetzt, zehn Jahre später, lebten sie ihren Vorstadttraum in Bay Village, einem Städtchen am Eriesee ganz in der Nähe von Cleveland, Ohio. Sam war, wie man damals in den USA wohl gesagt hätte, ein »Jock«: athletisch, Klassensprecher, beliebt. Obwohl ihm mehrere Sportstipendien angeboten worden waren, trat er in die Fußstapfen seines Vaters und wurde Arzt. Nachdem er Marilyn 1945 geheiratet hatte, begann er seine Laufbahn im Krankenhaus seines Vaters, und 1954 hatten die beiden einen siebenjährigen Sohn namens Sam »Chip« Sheppard und lebten in einem zweistöckigen Haus am Ufer des Sees.

Doch bald schon sollte sich ihr Vorstadttraum in einen Albtraum verwandeln.

Sam behauptete, er sei in der Nacht des 3. Juli, als ihre Freunde Don und Nancy Ahern zu Besuch waren, auf der Schlafcouch im Erdgeschoss des Hauses eingenickt. Nachdem der Film, den sie gemeinsam angesehen hatten, zu Ende gegangen war, brachte Marilyn die Gäste zur Tür und ging dann nach oben ins Bett. Bald darauf wurde sie brutal attackiert. Sie erlitt an die 35 Schläge auf den Kopf und starb infolge der Verletzungen. Scheinbar hatte der Angriff auch sexuelle Züge, denn ihr Pyjama war zerrissen.

Sam bestand von Anfang an auf seiner Unschuld. Er sagte, er sei von Marilyns Schreien geweckt worden. Er behauptete, nach oben zu ihrem Schlafzimmer gerannt zu sein, um dort die schemenhafte Gestalt eines »Mannes mit buschigem Haar« zu erblicken, der seine Frau traktierte. Außerdem behauptete er, beim Versuch, den Angriff abzuwehren, bewusstlos geschlagen worden und später aufgrund weiteren Lärms im Untergeschoss wieder zu sich gekommen zu sein. Auch diesmal sei er dem Lärm nachgegangen, habe den Eindringling durch das Haus gejagt und ihn bis zum Strand verfolgt, wo er mit ihm rang und erneut bewusstlos geschlagen wurde. Als er diesmal wieder zu sich kam, war sein Oberkörper entblößt, und er lag bis zur Körpermitte im Wasser des Lake Erie. Er eilte ins Haus zurück, rief seine Freunde und Nachbarn, die Houks, an und brüllte dabei: »Um Himmels willen … kommt schnell her, ich glaube, Marilyn wurde umgebracht!«

Der amtliche Leichenbeschauer Dr. Samuel Gerber misstraute Sam Sheppard von Anfang an. Zahlreiche Gründe führten schließlich dazu, dass Sam Sheppard für den Mord an seiner Frau festgenommen wurde: Offenbar war eine Stunde zwischen dem Überfall auf Marilyn und Sams Hilferuf vergangen; anstatt bei der Polizei setzte er seinen Notruf bei seinen Nachbarn ab; der Hund der Sheppards hatte während des Überfalls nicht gebellt (was er wahrscheinlich getan hätte, wäre ein Eindringling im Haus gewesen); das durchwühlte Haus habe »inszeniert« gewirkt, und ein paar der gestohlenen Gegenstände – ein Burschenschaftsring, ein Schlüssel und eine blutverschmierte Armbanduhr – wurden in einer Tasche gefunden, die in den Garten geworfen worden war.

Dann enthüllte die Presse, dass Sam eine Affäre mit einer hübschen medizintechnischen Assistentin namens Susan Hayes gehabt hatte … und dass seine Ehefrau zur Zeit des Angriffs schwanger gewesen war. Sowohl die Öffentlichkeit, die Ermittler als auch die Medien hatten eine schlechte Meinung von Dr. Sam Sheppard. Und Dr. Gerbers mehr als offensichtliche Voreingenommenheit war auch keine Hilfe. Er bemerkte zwar die vielen Blutflecken am Tatort, sah aber keine Notwendigkeit, sie analysieren zu lassen – was ihn betraf, hatten sie ihren Mann. Sam Sheppard wurde für den Mord an seiner schwangeren Frau zu einer lebenslangen Haftstrafe verurteilt.

Sams Bruder jedoch war weiterhin von seiner Unschuld überzeugt, vor allem nachdem es einige unvorhergesehene Entwicklungen gab, die einen Mann namens Richard Eberling betrafen – ein Aushilfsarbeiter und Fensterputzer, der auch bei den Sheppards tätig gewesen war. Richard Eberling war zeit seines Lebens das, was wir unter »polizeibekannt« verstehen: ein zwielichtiger Charakter, der mit Frauen in Verbindung stand, die unter fragwürdigen Umständen zu Tode gekommen waren. Bei Untersuchungen, die als Mordermittlung im Fall Marilyn Sheppard durchgehen könnten, wurde Eberling zumindest befragt, und die Protokolle belegen, dass er sich offenbar zu ihr hingezogen gefühlt hatte.

Da er für sie gearbeitet hatte, war er mit dem Grundriss des Hauses vertraut und für den Hund der Sheppards kein Fremder. Wesentlich wichtiger jedoch ist, dass er von der Polizei befragt wurde, die ihn einer Reihe von Einbrüchen in der Nachbarschaft der Sheppards verdächtigte, zumal sie mehrere Ringe von Marilyn in seinem Besitz fand. Freiwillig gab er zu Protokoll, die Polizei würde sein Blut wahrscheinlich am Tatort finden, da er sich angeblich beim Fensterputzen geschnitten habe. Natürlich hatte der voreingenommene Leichenbeschauer Dr. Gerber das Blut damals nicht analysieren lassen, auch wenn das in den 1950er-Jahren im Rahmen einer Ermittlung durchaus möglich gewesen wäre. Blutproben zur Bestimmung der Blutgruppe zu nehmen hätte nicht länger als eine Stunde gedauert. Eberlings Aussage wäre entscheidend gewesen, wurde von Dr. Gerber aber ignoriert.

Daher zog Sheppards Verteidiger Bill Corrigan schließlich den uns mittlerweile vertrauten Dr. Paul Leland Kirk hinzu, den angesehenen Kriminalisten und Leiter des Studiengangs für Kriminologie an der University of California in Berkeley. Sam war inzwischen hinter Gittern und seit dem Mord ein Jahr vergangen, insofern hatte es Kirk mit einem alten Tatort zu tun. Dennoch, Kirk konnte aus einem defekten Muster, also einem weißen Fleck, darauf schließen, dass etwas – oder jemand – mit einer entsprechenden Menge an Blut vollgespritzt gewesen sein musste … aber Sheppard war es nicht gewesen, ganz wie unsere Verdächtige in Christies *Der Wachsblumenstrauß*. Er erklärte auch, der Angreifer sei Linkshänder gewesen, Sheppard jedoch war Rechtshänder. Wir wissen bereits, dass die Bestimmung der dominanten Hand problematisch sein kann, etwas, worauf Agatha Christie in ihren Büchern hin und wieder einging. Man kann an dieser Stelle also nicht von einem handfesten Beweis sprechen – dennoch war es ein weiteres Teil des Puzzles, dem man hätte nachgehen können. Darüber hinaus gab es da einen Blutfleck auf einem Kissen. Der Leichenbeschauer Dr. Gerber beharrte darauf, es handele sich um den Umriss eines chirurgischen Instruments und dass daher der Mediziner Sam Sheppard für den Mord verantwortlich gemacht werden müsse. Am Ende konnte jedoch nachgewiesen werden, dass der Abdruck lediglich daher rührte, dass ein Teil des Kissenbezugs zurückgefaltet worden war.

Am meisten Bedeutung kam der Armbanduhr zu, die als »blutbefleckt« beschrieben wurde und die Annahme nahelegte, Sam habe sie getragen, als er seine Frau attackierte. Ja, da war Blut auf dem Ziffernblatt, aber auch auf der metallenen *Unterseite* der Uhr befanden sich Blutspritzer. Ergo – und das entspricht dem Wissen aus dem »Einführungsseminar in die Blutspurenmusteranalyse« – konnte Sam Sheppard die Uhr auf keinen Fall getragen haben, als er Marilyn angriff. Damit Blut auf diese Weise auf sie gelangen konnte, musste sie in Wirklichkeit auf dem Nachttisch gelegen haben. Wichtiger noch war ein Blutfleck, der nicht zum restlichen Spritzmuster passte und dank Kirk analysiert wurde. Wie sich herausstellte, stammte er weder von Sam noch von Marilyn Sheppard – es war eine dritte Person am Tatort gewesen. Handelte es sich dabei möglicherweise um Eberlings Blut? Hatte er aus diesem Grund angegeben, sein Blut sei »wahrscheinlich am Tatort«, und eine unschuldig klingende Begründung für seine Gegenwart erfunden?

Nach zahlreichen Berufungen wurde der Prozess 1966, zwölf Jahre nach dem ursprünglichen Urteil, schließlich erneut aufgerollt. Sam Sheppard kam frei und sorgte weltweit für Schlagzeilen. Er hatte ein paar Talkshow-Auftritte und schrieb sogar ein Buch, woraus ich schließe, dass Christie mit ebendem Fall vertraut war, der die Blutspurenmusteranalyse weltweit bekannt machte.

Was den Fall besonders fesselnd macht, ist, dass die gesamten Informationen darüber – unter anderem auch Paul Leland Kirks Tatortfotos – heute auf der Homepage der Cleveland State University öffentlich zugänglich sind, was bedeutet, dass man die gesamten Beweise studieren und sich ganz wie ein Lehnstuhldetektiv fühlen kann. Sollten Sie versucht sein, die Materialien anzusehen, möchte ich Sie jedoch warnen: Einige der Bilder sind ziemlich heftig.

Der Fall erinnert mich an Agatha Christies *Tödlicher Irrtum*, in dem der stets auf seiner Unschuld beharrende Jacko Argyle dafür ins Gefängnis kommt, seine Adoptivmutter erschlagen zu haben, und dort nach einigen Jahren stirbt – bevor auf spektakuläre Weise bewiesen wird, dass er die Tat nicht begangen hat. Die Ermittlungen und der Prozess im Fall Sheppard fanden vier Jahre vor dem Erscheinen von *Tödlicher Irrtum* statt, könnten also durchaus als Inspiration für das Buch gedient haben. Sam Sheppards Lebensgeschichte ist ähnlich tragisch: Zwei Wochen nach seiner Verurteilung für den Mord an Marilyn beging seine Mutter Selbstmord. Eine Woche darauf starb sein Vater infolge eines geplatzten Magengeschwürs. Marilyns Vater beging 1966 Selbstmord, und Sam selbst starb 1970, mit gerade einmal 46 Jahren, an einem durch Alkohol verursachten Leberversagen. Wie Christie in *Tödlicher Irrtum* mehrfach beschwört, »kommt [es] nicht auf die Schuldigen an – nur auf die Unschuldigen«[19].

In *Vier Frauen und ein Mord* beschreibt die Polizei die Kleidung eines Mannes, der unter Mordverdacht steht: »Schließlich war da noch das Blut an seinem Ärmelaufschlag [...] Sagt, er erinnere sich, dass er am Vormittag in einem Schlachterladen irgendwo angestoßen sei. Unsinn! Das war kein Tierblut!«[20]

Wir können daraus ableiten, dass der Beschuldigte dieser Geschichte nicht ausreichend über gerichtsmedizinische Entwicklungen Bescheid weiß, um damit zu rechnen, dass die Ermittler den Unterschied zwischen menschlichem und tierischem Blut feststellen können. Und es stimmt ja auch, dass ein Mörder, dessen Kleidung und Hände blutverschmiert waren, einst einfach sagen konnte: »Ach, das? Das ist doch nur Blut von der Kuh, die ich vorhin geschlachtet habe«, und die Ermittler keine Möglichkeit hatten, die Aussage zu widerlegen.

In unserer heutigen Zeit der DNA-Tests, der Bluttransfusionen und so weiter mag es lächerlich erscheinen, dass Täter grausamster Morde früher einfach mit der Behauptung davonkommen konnten, das Blut stamme von einem Tier, nicht von einem Menschen. Tatsächlich geschah das sogar andauernd. Wie hätten die ersten Ermittler den Unterschied auch erkennen sollen? Erst 1863 begann der deutsch-schweizerische Chemiker Christian Friedrich Schönbein, mit Blut und Chemikalien zu experimentieren, und stellte dabei fest, dass Blut unter der Hinzugabe von Wasserstoffperoxid aufschäumte, sich aber auch andere biologische Substanzen wie Samen und Speichel so verhielten. Schönbeins Entdeckung markierte den Grundstein für die Entwicklung dessen, was Anfang des 19. Jahrhunderts als Vortest zur Indikation mutmaßlicher Blutspuren bezeichnet wurde (und bereits zu Christies Zeiten zum Einsatz kam und bis heute genutzt wird). Anhand von Vortests kann ermittelt werden, ob Blut oder andere biologische Substanzen überhaupt vorhanden sind, was tierisches Blut einschließt. Zu den Tests, die die Ermittler zur Zeit Christies nutzten, zählen:

Der Kastle-Meyer-Test: Das Nachweisreagenz Phenolphthalein wird einer mutmaßlichen Blutprobe auf einem sauberen Wattetupfer beigemischt, und nach ein paar Sekunden wird Wasserstoffperoxid hinzugegeben. Wenn die Probe sich daraufhin binnen Sekunden rot färbt, handelt es sich mit größter Wahrscheinlichkeit um Blut.

Leukomalachitgrün: Es handelt sich um ein farbloses Reduktionsprodukt aus dem giftigen Malachitgrün. Wird es in Wasserstoffperoxid aufgelöst und auf Blutspuren aufgebracht, entsteht eine blaugrüne Reaktion.

Diese Tests werden *Vortest* genannt, weil Ermittler auch bei Vorliegen anderer Substanzen als Blut ein positives Testresultat erhalten können – nicht nur bei den bereits erwähnten Körperflüssigkeiten wie Samen oder Speichel, sondern auch bei Materialien, die natürliche Peroxidasen enthalten, zu denen kurioserweise Radieschen zählen. Ermittler können also nur vermuten, dass Blut vorliegt, wenn sie einen Vortest durchführen, es aber nicht belegen. Dennoch, einen Schritt weiter sind sie.

Nehmen wir einmal Christies Kriminalroman *Der Todeswirbel* als Beispiel, in dem uns erzählt wird, am Tatort sei eine Kaminzange gefunden worden, »an deren Stahlknauf rostbraune Flecken auszumachen waren«[21]. Nun, »rostbraune« Flecken könnten alles Mögliche sein, nicht wahr? Frühe Tatortermittler – die in den 1940er-Jahren tätig waren, als das Buch geschrieben wurde – hätten einen Vortest durchgeführt wie die beschriebenen und hätten dabei Chemikalien und Wattetupfer eingesetzt und binnen kürzester Zeit eine Antwort geben können. War das Ergebnis negativ, wusste man, dass die Kaminzange auf andere Weise schmutzig geworden war – vielleicht war nur Farbe darauf gekommen, oder sie war tatsächlich rostig und daher für den Fall irrelevant. War das Ergebnis jedoch positiv, bestand durchaus die Möglichkeit, dass es sich bei den rostbraunen Flecken um Blut handelte, auch wenn es immer noch etwas anderes gewesen sein könnte. Der nächste Schritt wäre gewesen, einen komplizierten Bestätigungstest vorzunehmen, um zu *beweisen*, dass Blut vorlag. Üblicherweise wurden diese Tests in einem Labor durchgeführt und waren zeitaufwendiger und teurer als Vortests. Allesamt gute Gründe, warum man sie nicht gleich zur Anwendung kommen ließ. Ein dunkler Fleck an einem Tatort konnte sich als Farbe herausstellen, und das schnellste Verfahren, ihn von der Beweismittelliste zu streichen, war zunächst, einen Vortest durchzuführen. Eine negative Reaktion bedeutete, man konnte sich weitere Bestätigungstests sowie Zeit und Kosten sparen. Eine positive Reaktion hingegen, dass es sich bei dem Fleck um Blut – oder Samen, Speichel oder Radieschen! – handelte, die Ermittler dann aber immerhin wussten, dass ein Bestätigungstest eingesetzt werden sollte, um herauszufinden, ob irgendeine Art Blut vorhanden war. Deswegen heißt es in *Kurz vor Mitternacht*, das blutbespritzte Jackett werde einem Test unterzogen: »Das Blut von dem Jackett haben wir zur Analyse geschickt, Sir. Sobald sie das Ergebnis haben, rufen sie uns an.«[22] Wahrscheinlich haben sie dies nicht einfach aufs Geratewohl getan, sondern erst nach einem Vortest entschieden, dass es lohnenswert sein könnte, das Jackett zur Analyse einzureichen.

Die Kernformulierung hier lautet: »irgendeine Art von Blut«. Kommen wir doch noch einmal auf den Verdächtigen aus *Vier Frauen und ein Mord* zurück, der sich daran erinnert, »am Vormittag in einem Schlachterladen irgendwo angestoßen« zu sein: Wie haben es die Ermittler letztlich geschafft, zwischen menschlichem und tierischem Blut zu unterscheiden, um die Ausrede »Es ist Tierblut, Gove'nor« ein für alle Mal zu begraben?

Etwa zur gleichen Zeit, als die Vortests eingeführt wurden, entwickelte ein deutscher Arzt namens Paul Uhlenhuth im Jahr 1901 unter Berufung auf die biologischen Forschungsergebnisse anderer Wissenschaftler den sogenannten Serum-Präzipitin-Test. Er machte eine wichtige Entdeckung: Wenn er das Protein eines Hühnereis einem lebenden Kaninchen injizierte, dann das Blutserum des Kaninchens (der flüssige Bestandteil von Blut) abnahm und mit Hühnereiweiß mischte, führte dies zu einer Ausfällung (Präzipitation) des Hühnerproteins, also zu einer Verklumpung und zu einer Substanz namens Präzipitin. Diese Verklumpung trat allerdings nur bei Hühnereiweiß auf, nicht aber bei dem von Enten oder Gänsen oder von anderen Vögeln. Die Bedeutung von Uhlenhuths Arbeit für unsere grundlegenden forensischen Zwecke liegt im Nachweis darüber, dass in Tieren artspezifische Proteine vorliegen, was es den Spurenanalytikern schließlich ermöglichte, zwischen menschlichem und tierischem Blut zu unterscheiden. (Es bedeutete auch, dass Kaninchen noch immer auf der Abschussliste der Wissenschaftler standen!) In Christies *Kurz vor Mitternacht* geht es bei einem blutbespritzten Jackett genau um diese Art der Analyse. Das also ist der komplizierte Bestätigungstest, der klären soll, von welcher Spezies das Blut stammt und aufgrund dessen wir später erfahren: »Das Blut auf dem Jackettärmel stammt von einem Menschen.«[23]

Nachdem er den Serum-Präzipitin-Test entwickelt hatte, legte Uhlenhuth ein spezielles Vorgehen fest, wie der Test angewandt werden sollte, dazu gehört, jedes Mal einen Kontrollversuch durchzuführen (so wie das auch bei uns in der Schule bei naturwissenschaftlichen Experimenten üblich war). Darüber hinaus entwickelte er anhand eines präzisen Rezepts normgerechte Seren, die er anderen vermittels öffentlicher Stellen zur Nutzung überließ, um so dem wilden

Durcheinander an Testergebnissen Einhalt zu gebieten, unabhängig davon, welcher Ermittler den Test ausführte. Aufgrund dieser Kontrollmaßnahmen galt der Test als unfehlbar und wurde nur ein Jahr später zum ersten Mal bei einer forensischen Untersuchung angewandt, als in Deutschland mehrere Kinder brutal ermordet wurden.

Im September 1898 verschwanden eines Morgens zwei Mädchen aus einem Dorf namens Lechtingen. Später am Tag fand man die Leiche der siebenjährigen Hannelore Heidemann im Wald, sie war grausam zerstückelt worden. Nur eine Stunde darauf wurde auch ihre achtjährige Freundin Else Langmeier entdeckt, ebenfalls brutal zugerichtet. Bald schon geriet Tischlergeselle Ludwig Tessnow unter Verdacht, der gesehen wurde, als er mit blutbefleckter Kleidung aus dem Wald in Richtung Dorf zurückkehrte. Bei der Befragung der Polizei sagte er jedoch, die bräunlichen Flecken seien »Holzbeize«, und die Ermittler konnten nichts Gegenteiliges beweisen. Tessnow wurde wieder auf freien Fuß gesetzt und begab sich auf die Insel Rügen. Im Juli 1901 wurden dort die Brüder Peter und Hermann Stubbe tot aufgefunden. Sie waren zerstückelt, geköpft und ausgeweidet worden. Erneut wurde Tessnow verdächtigt, da er dabei beobachtet worden war, wie er früher am Tag mit den beiden Jungen geredet hatte, außerdem hatte man ihn in Kleidung gesehen, die mit dunklen Flecken übersät war. (Wie dreist man sich doch vor den Tests verhalten konnte!)

Doch das Glück sollte Tessnow bald schon verlassen. Diesmal erinnerte sich einer der ihn verhörenden Beamten an seinen Namen und brachte ihn mit den Morden an den Mädchen in Lechtingen in Verbindung. Außerdem behauptete ein Bauer, er habe gesehen, wie Tessnow von seinem Feld gerannt sei, nachdem mehrere seiner Schafe abgeschlachtet worden waren.

Doch die Polizei brauchte handfeste Beweise, um den monströsen Täter der grausamen Morde überführen zu können. Andernfalls käme Tessnow wieder frei und würde zweifelsohne erneut morden. Man kontaktierte Paul Uhlenhuth und beauftragte ihn damit, Tessnows Kleidung zu untersuchen, ebenso wie einen Stein, den er wahrscheinlich benutzt hatte, um die Schädel der armen Jungen einzuschlagen. Uhlenhuth konnte Holzbeize nachweisen, aber darunter fand er Flecken, die er als Blut identifizierte. Das Blut von Schafen, aber auch menschliches Blut. Es reichte aus, Tessnow vor Gericht zu bringen, für schuldig zu befinden und einzusperren – und es machte Uhlenhuth zu einem bekannten Namen. Seine Forschung auf den Gebieten der Bakteriologie und Immunologie war äußerst fruchtbar, und er wurde im Laufe seiner Karriere über vierzigmal für den Medizin-Nobelpreis nominiert. Leider muss angemerkt werden, dass er Mitglied der NSDAP war, und sein 1944 gestellter Antrag, medizinische Versuche an nicht-weißen Kriegsgefangenen durchführen zu dürfen, wirft einen finsteren Schatten auf die ungeheure Liste seiner monumentalen wissenschaftlichen Errungenschaften. Wissenschaftler können unglaubliche Entdeckungen machen, aber gute Wissenschaft kann unglücklicherweise auch auf entsetzliche Art angewandt werden, je nachdem, was den Wissenschaftler oder die Wissenschaftlerin antreibt.

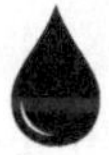

Auch wenn menschliches Blut nunmehr identifiziert werden konnte, war da immer noch ein Problem. Selbst wenn jemand mit blutig rot verschmierten Händen (oder einem blutbefleckten Hemd oder auf einem blutbesudelten Boden) erwischt wurde, konnte die Person noch immer lügen und behaupten, nur *sich selbst* verletzt zu haben. »Na, aber sicher ist das menschliches Blut, Sir. Ich hab mich beim Rasieren geschnitten.« So hätte sich ein raffinierter Mörder immer noch herausreden können. Jetzt musste also ein Verfahren her, mit dem man feststellen konnte, *wessen* Blut wirklich vorlag.

Es treten auf: Karl Landsteiner und das AB0-System der Blutgruppen. Etwa zur gleichen Zeit, als Paul Uhlenhuth menschliches von tierischem Blut unterschied, arbeitete der in Österreich geborene Karl Landsteiner am Institut für Pathologie in Wien.

Erst kurz zuvor war nachgewiesen worden, dass die roten Blutkörperchen eines Menschen verklumpen, wenn man der Person Injektionen mit dem Blut von Tieren verabreicht, was die Zahl erfolgreicher Transfusionen gering hielt. Landsteiner stellte jedoch auch eine ähnliche Reaktion fest, wenn man einem Menschen Transfusionen mit dem Blut eines anderen Menschen verabreichte – also nicht nur bei dem anderer Spezies. Er benutzte Proben seines eigenen Bluts und das seiner Kollegen, um das »Verklumpen« aufzuzeigen beziehungsweise die »Agglutination«, wie man diesen Vorgang in der Wissenschaft bezeichnet, und er begann, sich eingehender damit zu beschäftigen, warum dem so war. Er kam zu dem Schluss, dass im menschlichen Körper mindestens zwei Antigene vorliegen müssen (Substanzen, die eine Immunabwehr provozieren können: die Art und Weise, wie unser Körper Infektionen bekämpft), und nannte diese anti-A und anti-B. Dann machte er mit der Klassifizierung vier verschiedener Blutgruppen weiter und bezeichnete diese als A, B, AB und 0. Die Bezeichnungen stammen von den Antigenen oder »Markern«, die er zuerst entdeckt hatte. Einfach ausgedrückt: Auf den roten Blutkörperchen der Blutgruppe A sind A-Antigene vorhanden und auf denen der Blutgruppe B B-Antigene. Bei Blutgruppe 0 sind keine der beiden Antigene vorhanden und bei Blutgruppe AB beide. Ein weiteres Antigen, das Landsteiner entdeckte, war der Rhesusfaktor. Menschen können entweder Rhesus-positiv sein oder Rhesus-negativ, und genau daher ordnen wir das Blut einer Person heute den Kategorien »0-negativ«, »A-positiv« etc. zu. Landsteiner gelang es nachzuweisen, dass das Verklumpen beziehungsweise die Agglutination, die er zuvor bei seinen Bluttransfusionsexperimenten beobachtet hatte, nicht auftrat, wenn Blutproben mit exakt gleichen Eigenschaften miteinander gemischt wurden. Diese bahnbrechende Entdeckung machte Bluttransfusionen möglich, da das Wissen um die Marker es den Ärzten erlaubte, die Patienten mit dem richtigen Blut zu versorgen.

Die unterschiedlichen Proteine erlaubten es darüber hinaus den medikolegalen Ermittlern, Menschen je nach Antigen-Typ unterschiedlichen Gruppen zuzuordnen. Verglichen mit den Möglichkeiten, die uns heute dank der DNA-Analyse zur Verfügung stehen, mögen das recht wenige Gruppen gewesen sein, aber sie reichten aus, um bei der Ermittlungsarbeit in bestimmten Fällen einen Unterschied zu machen. Verdächtige konnten ausgeschlossen werden, wenn ihre Blutgruppe nicht der des Bluts am Tatort, auf dem Opfer oder der Waffe entsprach, oder sie konnten wiederum zu Hauptverdächtigen werden, wenn sie mit Blut der gleichen Blutgruppe besudelt waren wie die des Opfers.

In *Kurz vor Mitternacht* finden Blutgruppen immer wieder Erwähnung, was einmal mehr verdeutlicht, wie umfassend Agatha Christies forensisches Wissen bis zu den 1940er-Jahren geworden war. Nachdem ein blutverschmierter Golfschläger, möglicherweise die Tatwaffe, gefunden wird, möchte Superintendent Battle die Ermittlungen beschleunigen, doch der Gerichtsmediziner Dr. Lazenby – typisch Forensiker! – ist da zurückhaltender: »Ich kann lediglich beschwören, dass es die Mordwaffe hätte sein können und dass es wahrscheinlich auch die Mordwaffe ist. Ich werde das Blut analysieren, sicherstellen, dass es die Blutgruppe der Toten ist [...]«[24]

Wie gut, dass Dr. Lazenby so gründlich vorgeht: Battles Ansicht nach genügt bereits ein blutiger Golfschläger am Tatort, auf dem sich Blut und Haare befinden, um ihn als Mordwaffe zu identifizieren. Doch später erfahren wir, dass dies keineswegs der Fall ist. Das Buch ist voll von gefälschten Beweisen, Bluffs und doppelten Bluffs.

Dieses Gespräch ist insofern von Interesse, als es den Figuren in den frühen Romanen Christies tatsächlich genügte, auf folgende Weise auf Beweisstücke hingewiesen zu werden: Es ist blutig und befindet sich am Tatort, ergo muss es die Tatwaffe sein. »Er war von einem fürchterlichen Schlag auf den Hinterkopf getroffen worden und nach vorn gefallen. Die Waffe brauchte man nicht zu suchen. Eine Marmorstatue stand da, ihr Fuß war blutverschmiert«, aus der 1923 veröffentlichten Kurzgeschichte *Das Abenteuer des italienischen Nobelmanns*[25] ist so ein Beispiel. Doch mit den neuen Entwicklungen in den forensischen Wissenschaften beschritt auch die Kriminalliteratur neue Wege. Erstens musste die Situation realitätsgetreu dargestellt werden, und ein Beweisstück wie dieses galt ohne Durchführung der relevanten Tests nicht länger als selbstverständlich. Zweitens bahnte es dem Gedanken den Weg, solcherlei Beweisstücke könnten fingiert sein – von jemandem auf der falschen Seite des Gesetzes, der ebenfalls über die Entwicklungen der Forensik Bescheid wusste.

Agatha Christie begegnet erstem Punkt, indem sie mehrere Gegenstände vom Tatort zur Analyse einschicken lässt, darunter Kleidungsstücke und die mutmaßliche Mordwaffe.

Später kann Superintendent Battle dann bestätigen, dass das Blut auf dem Ärmel die gleiche Blutgruppe hat wie das des Opfers. Damit nimmt er auf die bahnbrechende forensische Entdeckung Landsteiners Bezug und zeigt, wie wichtig es ist, dass derlei Ermittlungsergebnisse früh bekannt sind. (Es wird nur angedeutet, bei den Tests sei herausgekommen, dass das Blut auf dem Golfschläger von einem Menschen stammt, was allerdings nicht mehr von allzu großer Bedeutung ist, nachdem die Ermittler erst einmal aufgedeckt haben, dass es sich um eine fingierte Mordwaffe handelt.) Keiner der in Gull's Point Anwesenden kann so tun, als ob er beim Weichklopfen eines Steaks mit einem Fleischhammer ein paar Blutspritzer abbekommen hätte. Wir können also in dem sicheren Wissen, dass die Fakten – zumindest rein wissenschaftlich betrachtet – absolut korrekt sind, die Geschichte weiterlesen.

Auch in *Vier Frauen und ein Mord* wird das Thema Blutgruppen angeschnitten – aber stammt fragliches Blut tatsächlich vom unglückseligen Mordopfer Mrs McGinty? Den Ermittlern zufolge durchaus: »Auf Bentleys Mantelärmel waren Blutspuren und Haare – dieselbe Blutgruppe und die richtigen Haare.«[26] Klammern wir einmal aus, dass Bentleys eigenes Blut zur gleichen Blutgruppe zählen könnte wie das des Opfers, stehen die Dinge nicht gut für ihn. Und wir können diese Möglichkeit ausschließen, weil Bentley nie auch nur andeutet, es handle sich bei dem Blut um sein eigenes; wie Sie sich vielleicht erinnern, versuchte er, den Blutbeweis kleinzureden, indem er sagte, er sei in einem Schlachterladen irgendwo angestoßen. Über das Blut auf dem Zuckerhammer, der als Mordwaffe benutzt wurde, sagt der Inspektor: »Natürlich hatte man es abgewaschen, aber die Leute wissen nicht, dass wir heutzutage Mittel und Wege kennen, schon bei der winzigsten Blutmenge eine Reaktion zu bekommen. Ja, es war menschliches Blut.«[27]

Und das ist es, was mir so gut an Agatha Christie gefällt: Sie lässt die neusten forensischen Entdeckungen so beiläufig in ihre Geschichten einfließen, als wären sie nichts weiter als Dorftratsch. Das Buch wurde 1952 verfasst, und gerade einmal ein Jahr zuvor war in der Welt der Blutnachweise eine zentrale und legendäre Substanz zur Vollendung gereift: **Luminol.**

Beim Einsatz von Luminol bei der Spurensuche spielt der Blutfarbstoff Hämoglobin eine entscheidende Rolle. Genauer gesagt spielt das Sauerstoff transportierende Molekül, das sich in den roten Blutzellen aller Wirbeltiere befindet, eine entscheidende Rolle. Es enthält Eisen, weswegen anämische Menschen Eisenpräparate zu sich nehmen. Mischt man nun die chemische Verbindung Luminol mit Blut und dem guten alten Wasserstoffperoxid, das wir von den ersten Vortests bereits kennen, beginnt es aufgrund einer Reaktion namens Chemolumineszenz bläulich zu leuchten. Genau genommen führt die Reaktion des Eisens im Blut mit dem Luminol zu dem flüchtigen Leuchteffekt.

Auch wenn bereits Anfang des 20. Jahrhunderts erste Versuche mit der Verbindung unternommen wurden, erhielt sie ihren Namen – Luminol – erst 1934. 1937 dann untersuchte der deutschen Kriminologe Walter Specht, was geschieht, wenn Luminol bei Blut am Tatort angewandt wird. Die Testung mit Luminol funktioniert am besten in einem abgedunkelten Raum, da die Chemolumineszenz ohne Lichteinfall einfacher zu erkennen ist. Das Reagenz muss dünn und gleichmäßig auf die mutmaßlichen Blutflecken aufgesprüht werden, und wenn es sich tatsächlich um Blut handelt, wird es für etwa dreißig Sekunden blau aufleuchten. Ausreichend Zeit, um Fotos zu machen, die von Experten analysiert und vor Gericht als Beweismittel geltend gemacht werden können. Falls nötig, können die Flecken immer wieder besprüht werden, was jedes Mal zu derselben Reaktion führt. Das heißt, das Luminol beeinträchtigt das Blut nicht im Geringsten, und die Leuchtreaktion kann solange wiederholt werden, bis ausreichend Fotos für die Beweisführung aufgenommen worden sind. Christies Kriminalroman *Das Geheimnis von Sittaford* spielt an einem ihrer Lieblingsorte: der Hügellandschaft Dartmoors und ist obendrein eines meiner Lieblingsbücher. Sittaford House ist ein großer Landsitz, der im Winter einschneit, und es tragen sich einige doch eher unheimliche Dinge zu in diesem Kriminalroman mit einem sehr begrenzten Kreis an Verdächtigen. Nach dem Mord an Captain Trevelyan, der den Plot vorantreibt, sagt eine junge, burschikose Figur namens Ronnie: »Ich dachte immer, Blutflecken würden nie ganz verschwinden, sondern immer wiederkommen, egal wie gründlich man schrubbt.«[28]

In gewisser Weise hat Ronnie recht: Wendet man Luminol auf älterem und zersetztem Blut an, erhält man tatsächlich eine stärkere und länger anhaltende Reaktion als mit frischem Blut, und bei Blut, das jemand wegwischen wollte, ist es besonders effektiv – insofern ist es für Tatorte ideal, die ein Täter von jeglichen Beweisspuren reinwaschen wollte. Natürlich kann ich nicht mit Sicherheit sagen, dass es das war, worauf Agatha Christie anspielte, als sie Superintendent Spence in *Vier Frauen und ein Mord* von »neue[n] wissenschaftliche[n] Methoden, um Blutflecke zu analysieren – und abgewischte Fingerabdrücke wieder zum Vorschein zu bringen«[29], sprechen ließ. Allerdings ist seine Aussage – und das, was Christie mit ihr besagen möchte – fortschrittlicher als die Worte, die sie Inspector Japp im zwölf Jahre zuvor erschienenen *Das Geheimnis der Schnallenschuhe* in den Mund legt, als sie einen mit Blut besudelten Boden beschreibt: »Auf dem Linoleum waren Blutspuren, und zwar in den Ecken, wo sie beim Aufwischen übersehen worden waren. Danach mussten wir nur noch die Leiche finden.«[30] Das legt nahe, dass die Blutspuren gefunden wurden, weil jemand schlampig geputzt, also kleine Blutmengen übrig gelassen hat, die mit bloßem Auge zu erkennen waren – und nicht, weil latente Blutspuren mit einem Reagenz sichtbar gemacht wurden, was einmal mehr sowohl die Weiterentwicklung forensischer Untersuchungsmethoden als auch die von Christies Wissen verdeutlicht.

Im Jahr 1951 veröffentlichte der amerikanische Kriminologe Morris Grodsky im *Journal of Criminal Law, Criminology, and Police Science* einen Aufsatz über Luminol[31], und bei einem derart ansprechenden Zeitschriftentitel besteht durchaus die Möglichkeit, dass die leidenschaftliche Verbrechensforscherin Agatha Christie eine Ausgabe derselben gelesen oder darüber im Detection Club diskutiert hat. In ihrer Autobiographie jedenfalls erwähnt sie mehrfach, sie sei aufgrund ihres Schreibens quasi Studentin der Kriminalistik geworden.

In der Kurzgeschichte *Der Mann im Nebel* stolpern Tommy und Tuppence Beresford unverhofft über die Leiche einer Frau, die durch einen Schlag auf den Kopf getötet wurde: »Die Wunde befand sich seitlich am Kopf; ein heftiger Schlag mit einem stumpfen Gegenstand hatte die Schädeldecke zertrümmert. Blut tropfte langsam zu Boden, aber die Wunde selbst hatte schon lange zu bluten aufgehört.«[32] Das veranschaulicht den Stellenwert von Blut und seine Fähigkeit zu gerinnen und zu verklumpen ganz wunderbar – und was dies in einem forensischen Zusammenhang bedeutet. Unser Blut gerinnt oder »koaguliert«, damit wir nicht einfach immer weiter- und sogar infolge der winzigsten Wunde verbluten. Beim lebenden Menschen sind verschiedene Gerinnungsmechanismen am Werk, zu denen unter anderem Proteine, Kalzium und Blutplättchen gehören, was bedeutet, dass der Gerinnungswert bei Menschen, die keine Blutfunktionsstörung haben, ziemlich vorhersehbar ist. Auch bei Blut außerhalb des Körpers, das demnach jemand verloren hat, ist die Gerinnungszeit je nach den äußeren Umständen weitgehend vorhersehbar. (Aber denken Sie daran, in der Biologie gibt es viele Einflussfaktoren!) Ganz generell weist Blut außerhalb des Körpers nach etwa drei bis 15 Minuten erste Zeichen der Gerinnung auf: Es wird dunkler und zu einer gallertartigen Masse. Mit der Zeit beginnen sich die roten Blutzellen vom wässrigen Teil des Blutes, dem Serum, zu trennen, und sie verklumpen. Dies kann den Ermittlern – ob Blutspurenmusteranalysten, Polizisten oder Pathologen – einen ungefähren Anhaltspunkt darüber geben, wie viel Zeit seit dem Tod oder dem Blutverlust vergangen ist:

Noch flüssiges Blut = die Blutung hat wahrscheinlich erst vor wenigen Minuten eingesetzt;
Gallertartiges und glänzendes Blut = die Blutung hat wahrscheinlich vor weniger als einer Stunde eingesetzt;
Blut, in Klümpchen und Serum getrennt = die Blutung hat wahrscheinlich vor mehreren Stunden eingesetzt.

Wie stets in den forensischen Wissenschaften ist auch bei diesem Merkspruch Vorsicht geboten, denn er ist keineswegs präzise, doch mit der Zeit und der Erfahrung lernen Tatortermittler recht genau den Zeitpunkt einzuschätzen, an dem eine Blutung begann. Dem begegnen wir auch in Christies Werken, beispielsweise bei der Ermordung Colonel Protheroes in *Mord im Pfarrhaus*:

›Wann glauben Sie, dass Redding ihn erschossen hat?‹
›Ein paar Minuten bevor ich nach Hause kam.‹

Der Arzt schüttelte den Kopf. ›Unmöglich. Völlig unmöglich. Er war schon viel länger tot [...] Wenn Redding sagt, er hätte Protheroe um Viertel vor sieben erschossen, dann lügt Redding. Zum Henker damit, ich sage Ihnen, ich bin Arzt, und ich weiß es. Das Blut hatte angefangen zu gerinnen.‹[33]

Der Arzt konnte anhand des Zustands des Blutes, das aus Colonel Protheroes Schusswunde austrat, erkennen, dass Protheroe – seiner Meinung nach – keinesfalls nur »ein paar Minuten bevor ich nach Hause kam« erschossen worden war. Daraus können wir folgern, dass das Blut »gallertartig und glänzend« gewesen sein muss wie in unserer angeführten Liste. Dass sich der Arzt von dieser Unterscheidung nicht abbringen lässt, ist für die Aufklärung des Mordfalls am Ende absolut entscheidend.

Was mich fasziniert, ist, dass Agatha Christie nicht nur über den Gerinnungsprozess und seinen Nutzen bei der Bestimmung des Todeszeitpunkts Bescheid wusste, sondern dass sie gezielt nach einem chemischen Verfahren suchte, das ihm entgegenwirkt – und ihrem Mörder im blutigsten ihrer Bücher damit ein Alibi verschafft: *Hercule Poirots Weihnachten*. Als die Familienmitglieder den toten Simeon Lee nach seinem unmenschlichen Schrei in seinem verschlossenen Zimmer mit durchgeschnittener Kehle »bis hoch zum Ohr«[34] finden, äußern sich einige darüber mit recht poetischen Worten. So zitiert Simeon Lees Schwiegertochter Lydia Shakespeare: »Jedoch wer hätt gedacht, dass der alte Mann so viel Blut in sich hatte?«[35] Andere wiederum klingen etwas nüchterner: »Oh, das war so viel Blut überall« oder »Großvater lag in einer riesigen Blutlache«.[36]

Diese Zitate sind von Bedeutung. Poirot beharrt darauf: Es ist *zu viel* Blut. Würde ein alter Mann wirklich so viel Blut verlieren? Wäre er angesichts seiner körperlichen Gebrechlichkeit wirklich zu einem solchen Kampf imstande? Und, drängender noch, wie konnte er in einem Zimmer ermordet werden, das abgeschlossen war, in dem sich kein Fenster zur Flucht befindet?

Der Mord scheint nur wenige Minuten vor Auffinden des Toten begangen worden zu sein: Die gesamte Familie hat den Schrei gehört; hat gehört, wie Möbel im Kampf zu Boden fallen, und vor allem haben sie das Blut gesehen, nachdem die Tür gewaltsam geöffnet wurde. Ganze Lachen davon, rot und glänzend, die – unserer oben beschriebenen groben Einschätzung zufolge – nahelegen, es sei nur ein paar Minuten zuvor vergossen worden. Später finden wir jedoch heraus, dass dieser Todeszeitpunkt nicht infrage kommt, was aber ist in Wirklichkeit geschehen? Warum hat uns das Blut Lügen aufgetischt?

Als Poirot dahinterkommt, trommelt er alle Beteiligten in der Art Auflösungsszenario zusammen, für das Christie berühmt geworden ist, auch wenn es in ihren Büchern weit seltener vorkommt, als man meinen könnte. Zu dem Schuldigen sagt er:

> [Sie] schnitten ihm die Kehle durch […] Sie hatten eine Flasche mit frischem Tierblut bei sich, das sie mit Natriumcitrat versetzt hatten. Sie verspritzten es überall im Zimmer und schütteten zusätzliches Natriumcitrat in das viele Blut, das aus Simeon Lees Wunde ausgetreten war.[37]

Natriumcitrat! Wären Sie darauf gekommen? Nein, ich auch nicht! Wahrscheinlich noch nicht einmal die scharfsinnigsten Leser.

Natriumcitrat wirkt blutverdünnend, indem es das Kalzium im Blut bindet, Kalzium, das – wie wir bereits wissen –

für die Blutgerinnung erforderlich ist. Natriumcitrat ist das Trinatriumsalz der Zitronensäure, wie sie in Zitrusfrüchten vorliegt. In Reinform wird Natriumsalz in der Lebensmittelindustrie als Ersatz für Essig oder Zitronensaft eingesetzt oder, wenn ein etwas schärferer Geschmack erwünscht ist; in der Zutatenliste wird es unter der E-Nummer (E330) aufgeführt. Den meisten von uns dürfte es allerdings vom Blutabnehmen bekannt sein. Üblicherweise wird unser Blut in mehrere Röhrchen mit Kappen in unterschiedlichen Farben verteilt, von denen die blauen Kappen das Natriumcitrat enthalten, das das Blut daran hindert, vor der Testung zu gerinnen.

Unser Mörder hat einen recht ungewöhnlichen Plan ausgeheckt, um es so aussehen zu lassen, als sei das Blut des Opfers gerade eben erst vergossen worden, was ihm ein Alibi verschafft, da er den echten Todeszeitpunkt dadurch verschleiern kann. Doch so ungewöhnlich uns das scheinen mag, griff Agatha Christie dabei lediglich auf ihre Erfahrungen aus ihrer Zeit als Krankenschwester im Ersten Weltkrieg zurück. Denn damals wurde die genau zu diesem Zeitpunkt besonders wichtige folgende Entdeckung gemacht: Im November 1914 erschien ein Artikel im *New York Herald Tribune*, der den Einsatz von Natriumcitrat zur Verhinderung der Blutgerinnung darlegte, und 1916 erschien ein Artikel mit dem Titel »The transfusion of whole blood. A suggestion for its more frequent employment in war surgery«[38] im *British Medical Journal.* Als Krankenschwester im Lazarett hat Agatha Christie mit größter Wahrscheinlichkeit von den Ärzten, mit denen sie zusammenarbeitete, von der Substanz und ihrer Fähigkeit gehört, Blut am Gerinnen zu hindern, oder vielleicht sogar selbst den Artikel zur Bluttransfusion und ihrer Verwendung bei Operationen gelesen (was in etwa der Übersetzung der zuvor genannten Artikelüberschrift entspricht, Anm. d. Ü.).

Wie auch immer sie von diesem interessanten Verfahren erfuhr, ihr Wissen darüber hat sie in diesem ihrem besonders »festlichen« Buch verewigt.

Zu guter Letzt ist auch die Verteilung des Bluts *im Inneren* des Körpers für all jene relevant, die Tote obduzieren. Die meisten dürften schon einmal davon gehört haben, dass der Körper nach dem Tod steif wird – und von der Rigor mortis beziehungsweise Leichenstarre. Der Begriff Livores hingegen dürfte weniger bekannt sein. Auch als Hypostase oder Totenflecken bekannt, beschreiben diese Begriffe den Prozess des durch die Schwerkraft bedingten Absinkens des Blutes in die unteren Körperregionen, wenn das Herz aufgehört hat zu schlagen und das Blut nicht mehr im Körper zirkuliert. Das Wort »livide« bedeutet übrigens bläulich; sagt also jemand in der englischen Umgangssprache, eine Person sei »livid«, wird damit angedeutet, das Gegenüber sei derart wütend, dass sein Gesicht blau anläuft. Bei der Beschreibung des Mordopfers in *Mord auf dem Golfplatz* wendet Agatha Christie den Begriff korrekt an: »Er bleckte die Zähne; aus seinem Gesicht sprachen Erstaunen und Entsetzen.« [Im englischen Original heißt es an dieser Stelle, »His lips were drawn back from his teeth and an expression of absolute amazement and terror was stamped on the livid features«, Anm. d. Ü.] Sie beschreibt das Gesicht als bläulich und leichenhaft, nicht als zornig – auch wenn es meiner Meinung nach absolut gerechtfertigt ist, über die eigene Ermordung wütend zu sein.

Totenflecke sind aufschlussreich, weil sie sich bilden, sobald das Herz aufhört zu schlagen und sich das Blut in den Gefäßen der Leiche sammelt, die dem Boden am nächsten sind, unabhängig davon, ob die Person liegt oder hängt oder sich in irgendeiner anderen Position befindet. Sie entstehen einfach durch die Schwerkraft. Im ersten Szenario sammelt sich das Blut an der Körperrückseite, dem Rücken des Leichnams, außer an den Stellen, die den Boden berühren (da die Gefäße dort durch den Auflagedruck zusammengepresst werden); im zweiten Szenario sammelt es sich in den Beinen, den Unterarmen und Fingern (wenn die Hände nach unten hängen) und sogar in den Ohrläppchen. Das blauviolette Muster von Totenflecken unterscheidet sich von Hämatomen unter anderem dadurch, dass es auch bei fortschreitender Zersetzung an der ursprünglichen Stelle bestehen bleibt. Wird ein Ermittler zu einem Sterbefall gerufen, bei dem der Tote mit dem Gesicht nach oben auf dem Bett liegt, ein Angehöriger sagt, der Tote sei im Schlaf verschieden, und die Totenflecken sich am Rücken befinden, an der Beinrückseite und den Pobacken, ist das stimmig. Ist das Muster im Gesicht, am Hals und den Schultern jedoch stark bläulich oder violett, die Beine hingegen blass, kann man daraus schließen, dass der Tote mit dem Kopf voran aus dem Bett fiel und so mehrere Stunden liegen blieb, bevor er von einem Angehörigen gefunden und ins Bett zurückgelegt wurde.

In den Büchern und Geschichten Agatha Christies spielte Blut sehr früh eine Rolle, und zwar bereits 1923. Zunächst versuchte sie sich in ihren Kurzgeschichten an verschiedenen Darstellungsweisen blutiger Verbrechen, die den Gepflogenheiten ihrer Zeit entsprachen. Im frühsten Beispiel, *Die Tragödie von Marsdon Manor*, bekommen wir es mit nicht mehr als einem Hauch von Blut auf den Lippen des Opfers zu tun und der Vermutung, es habe sich möglicherweise um innere Blutungen gehandelt. Dreißig Jahre später jedoch heißt es in *Der Wachsblumenstrauß*, das Opfer sei »brutal überfallen worden, ihre mit Henna rot gefärbten Ponyfransen waren blutverklebt«[39]. Zwischen den beiden war da noch das außergewöhnliche *Kurz vor Mitternacht*, gespickt mit allerlei forensischen Hinweisen und einem besonderen Augenmerk auf den Fundort von Blut, darauf, ob es menschlich war oder nicht, und zum ersten Mal bei Christie ging es auch um die Frage, um welche Blutgruppe es sich handelte. Was ungewöhnlich scheint, da Blutgruppen zu dieser Zeit bereits seit vierzig Jahren bekannt waren: Christie hatte diese wissenschaftliche Errungenschaft ihren Krimis also mit weit größerer zeitlicher Verzögerung hinzugefügt als beispielsweise Luminol. Vielleicht rührt das daher, dass Christie ihre Mordmethoden – wie bereits erwähnt – gerne variierte und ihre Plots nicht von zu viel Blut und Grauen in den Schatten gestellt sehen wollte.

Vielleicht trifft auch zu, dass Agatha Christie manchmal etwas Ermutigung brauchte, um wirklich blutrünstige Morde zu Papier zu bringen. Im Prolog zu *Hercule Poirots Weihnachten* jedenfalls schrieb sie die folgende Nachricht an ihren Schwager:

> Du hast Dich beschwert, meine Morde seien mittlerweile zu raffiniert, regelrecht anämisch. Du würdest Dich nach einem guten brutalen Mord mit viel Blut sehnen. Einem Mord, bei dem kein Zweifel daran bestehe, dass es sich um einen Mord handelt!
> Hier ist sie also, Deine Geschichte – extra für Dich geschrieben. Ich hoffe, sie gefällt Dir.[40]

In *Mit offenen Karten* aus dem Jahr 1936 erklärt die Figur Ariadne Oliver – ein fiktionales Alter Ego von Agatha Christie –, wie sie beim Schreiben vorgeht: »Wenn es langweilig zu werden droht, bringt ein bisschen Blut immer Stimmung in die Bude!« Christie hat sich dazu entschieden, ihren blutrünstigen Poirot in der festlichen Weihnachtszeit spielen zu lassen. Das mag zunächst unpassend erscheinen, sorgt aber für maximale Wirkung und lässt ihren Sinn fürs Makabre erkennen! Niemand anders als Christie selbst hat eine ungewöhnliche Methode recherchiert, mit der man Blut vom Gerinnen abhalten kann, und hat diese in ihr ziemlich raffiniertes Metzel-Szenario eingebaut. Niemand anders als Christie selbst hat fantastische Zeilen über »frisches, nasses, glänzendes« Blut geschrieben und vor Blut triefende Shakespeare-Zitate angeführt. Ich jedenfalls glaube, sie hat damit nicht nur ihrem Schwager eine Freude gemacht, sondern auch sich selbst.

Kapitel 7

AUTOPSIE

Sehen Sie mal da unten, wie die Leute dort im Sand liegen. Sie haben gar nichts Persönliches mehr an sich. Sie könnten genauso gut tot sein [...] Die Szene erinnert mich sehr an die Morgue in Paris [...] Körper, die nebeneinander auf Holzrosten liegen – die reinste Fleischbeschau.[1]

Der menschliche Körper ist wie ein Gemälde: unsere Haut einer Leinwand gleich über den Rahmen unserer Knochen gespannt. Pathologen – und Medizintechnikerinnen im Bereich Labor und Pathologie, wie ich selbst eine bin – erscheint diese Leinwand wie mit Merkmalen bepinselt, die uns nicht nur Aufschluss darüber geben, wie eine Person starb, sondern auch, wie sie lebte. Denn schließlich ist die Pathologie die Wissenschaft der *Krankheiten,* ganz im Gegensatz zur weitverbreiteten Annahme, sie sei allein die Wissenschaft des Todes. Sichtbare Hinweise auf Tote, denen etwas von einem Rätsel innewohnt, brachten mich nicht nur dazu, einen Beruf auf dem Gebiet der Pathologie zu ergreifen, sondern zogen mich zu den Büchern Agatha Christies.

Christie lässt den Lesern eine winzige Chance, ihre Krimis selbst zu lösen, in denen es üblicherweise vor Hinweisen nur so wimmelt. Manche sind derart offensichtlich, dass man sich am Ende seiner Lektüre fragt, warum sie einem nicht gleich ins Auge gestochen sind. Andere sind so tief im Text vergraben, dass sie freigelegt werden müssen – etwas, wozu wohl nur ihr Archäologen-Ehemann Max die erforderlichen Fähigkeiten hatte. Doch als ich begann, ihre Bücher als Kind zu lesen, waren es die vielen Hinweise durch die Toten selbst, die sie einem an die Hand gab – das Blut, die Wunden, die verwesten Überreste –, die mich am meisten faszinierten. So also wurde der Grundstein meiner Liebe zur forensischen Pathologie gelegt, die mein ganzes Leben prägen sollte.

In *Die Büchse der Pandora* verleiht Agatha Christie, die ihr Protagonisten-Ehepaar, die Beresfords, beim Lösen ihrer Fälle unterschiedlichen fiktionalen Detektiven nacheifern lässt, jeder der Kurzgeschichten einen humorvollen Dreh. Dies sorgt nicht nur für eine kurzweilige Lektüre, beispielsweise wenn Tommy versucht, Sherlock Holmes' Gerissenheit zu imitieren, sondern auch für eine amüsante Metaebene, da die beiden Hercule Poirots »kleine graue Zellen« zitieren und Tommy bei seiner Nachahmung Poirots den Ausdruck »Mon ami« verwendet. *In* der fiktionalen Welt der Beresfords existiert die fiktionale Welt Hercule Poirots! Warum ich das hier erwähne? Weil eine der literarischen Spürnasen, die Tuppence zu imitieren erwägt, Reginald Fortune ist. Ein Detektiv, der von Autor H.C. Bailey ersonnen wurde, der Mitglied im Detection Club war und selbst wiederum in *Die Tote in der Bibliothek* von der Figur des jungen Peter Carmody erwähnt wird. In *Die Stiefel des Botschafters* warnt Tommy vor diesem Imitieren: »Du wirst reichlich grausam zugerichtete Gesichter und ganz besonders tote Leichen zu beschauen haben.«[2] Martin Edwards, der gegenwärtige Präsident des Detection Clubs, schreibt in seinem Buch: »Eine düstere Atmosphäre des Bösen hatte H.C. Baileys Werke selbst in den 1920er-Jahren weit stärker durchdrungen, als dies bei Agatha Christies Büchern je der Fall war.«[3]

Christie bewunderte Baileys Reggie-Fortune-Geschichten, trotz des etwas düstereren Charakters, doch in ihren eigenen wird man keine Darstellung unbegründeter Gewalt finden. In ihrer posthum veröffentlichten Autobiographie schreibt sie mit Rückblick auf das Goldene Zeitalter des Verbrechens:

»Niemand hätte sich träumen lassen, dass man eines Tages Kriminalromane wegen ihrer Schilderungen von Gewalttaten lesen und die Brutalität genießen würde«[4], womit sie sich möglicherweise auf die zeitgenössischen, um Realitätstreue bemühten Polizei-Romane bezog, die einen raueren Ton anschlugen als ihre »Cozy-Crime«-Vorgänger. Das heißt aber nicht, dass ihre eigenen Darstellungen von Morden in der Zeit, auf die sie zurückblickt, nicht durchaus als brutal wahrgenommen wurden, was eine *Times*-Rezension[5] aus den 1940er-Jahren über *Das Geheimnis der Schnallenschuhe* belegt. Darin wird das Buch als »spaßbefreit, trocken und farblos« beschrieben, und weiter:

> [E]s erwacht erst zum Leben, als eine grausam entstellte Leiche gefunden wird – typisch für Christies Schule. Den ›entsetzlichen Einzelheiten‹, die Menschen den Tod bringen, wird weit mehr Bedeutung zugemessen als denen, die eine Figur zum Leben erwecken.

Das ist nicht gerade die Sorte Kritik, die man mit einem »kuscheligen« Christie-Buch in Verbindung bringt, aber sie schrieb eben zu einer Zeit, die sehr anders war als die unsere.

Daher sollte an dieser Stelle noch einmal darauf hingewiesen werden, dass alles, was in Christies Büchern als besonders gewalttätig oder grausam daherkommt, aus gutem Grund dasteht. Christies Detection-Club-Kollegin Dorothy L. Sayers, die auf ähnliche Weise verfuhr, sagte, man solle in Kriminalromanen, »in denen der Autor besonders viel Grauen hat walten lassen, die Hinweise nicht aus den Augen verlieren«[6]. Und gerade im Bereich der forensischen Pathologie sind Hinweise im Überfluss vorhanden.

Worum es sich bei einer Autopsie und der forensischen Pathologie handelt

Alle Veränderungen und Prozesse, die nach dem Tod eintreten, erhalten das lateinische Attribut »post mortem« – eine äußerst präzise Entsprechung, da »post« = »nach« und »mortem« = »Tod« bedeutet. So viele Wörter unseres Sprachschatzes bestehen aus »post«-irgendwas, dass man den Begriff leicht mit etwas anderem verwechseln kann. Einmal, ich war gerade im dritten Trimester meiner Schwangerschaft, erzählte mir ein Taxifahrer eine lustige Geschichte über die Schwangerschaft seiner Frau. Er sagte, sie habe damals an der Rezeption ihres Krankenhauses mitgeteilt, sie sei für ihre »Post-mortem-Untersuchung« da, worauf die erstaunte Rezeptionistin erwiderte: »Das glaube ich kaum.«

Natürlich meinte die Frau des Taxifahrers die Geburts-Nachuntersuchung, ihre postpartale Kontrolle.

Niemand, der in diesem Bereich arbeitet, sagt alle drei Wörter. Im Großen und Ganzen werden sie (im Englischen) abgekürzt zu »post« oder sogar »PM«, je nachdem, wie viel wir zu tun haben und wie viel Zeit wir auf Silben verschwenden können! Christie verwendete alle Versionen, darüber hinaus aber auch das gleichbedeutende »Autopsie«. Das Wort »Autopsie« stammt vom Griechischen »autos« = »selbst« und »opsis« = »der Blick, das Sehen«. Buchstäblich bedeutet es also, etwas »mit eigenen Augen untersuchen« oder »eigene Schau«. Hauptziel einer Autopsie ist es, die Todesursache festzustellen.

Oder ist das vielleicht ein bisschen zu stark vereinfacht? Eine der Fragen, die mir am häufigsten gestellt werden, ist die, warum eine Autopsie auch dann durchgeführt wird, wenn die Todesursache offensichtlich ist, beispielsweise wenn sich jemand erhängt oder vor einen Zug geworfen hat. Die

Antwort darauf lautet, dass es bei einer Autopsie um mehr geht als nur darum, die Todesursache einer Person festzustellen. Es gibt unterschiedliche Arten von Autopsien; uns interessieren hier die gerichtliche und die klinische. Eine gerichtliche Autopsie wird angeordnet, wenn ein Verbrechen begangen und eine Person dabei getötet wurde. Dabei wird versucht, ganz genau festzustellen, woran die Person starb, ob sie vor oder nach ihrem Tod ein Schädel-Hirn-Trauma erlitt, ob sie vergewaltigt wurde und wenn ja, von wie vielen, und auch, ob der Angreifer Spuren auf dem Körper der oder des Toten hinterließ. Auch Menschen, die unerwartet sterben, werden auf gerichtliche Anordnung hin obduziert, um herauszufinden, was genau sich zugetragen hat, und selbst jene, die augenscheinlich eines natürlichen Todes gestorben sind, werden im Rahmen einer sogenannten Routineobduktion untersucht (wobei das Wort »Routine« ein wenig irreführend ist, da nicht wirklich jeder obduziert wird, sondern durchaus unterschiedliche Kriterien gelten). Bei diesen postmortalen Untersuchungen wird keine Rücksicht darauf genommen, wie sich die Angehörigen dabei fühlen oder ob der oder die Verstorbene einer bestimmten religiösen Anschauung folgte.

Wenn man einmal genauer darüber nachdenkt, gibt es viele Möglichkeiten, jemanden umzubringen und es so aussehen zu lassen, als sei die Person auf natürliche Weise gestorben, und natürlich war Christie sich darüber absolut im Klaren. In *Der Tod wartet* beschreibt einer der Charaktere einen mutmaßlichen Vergiftungsfall durch Digitalis, das aus den Blättern des Roten Fingerhuts gewonnen wird. Er sagt: »[D]ie Wirkstoffe von Digitalis [können] töten, ohne Spuren zu hinterlassen.«[7] Etwas, das auch auf andere Gifte zutrifft. In *Das unvollendete Bildnis* lässt Agatha Christie einen ihrer fünf Protagonisten erklären: »Ich habe über das Gift nachgelesen. Es hinterlässt keine eindeutigen Spuren. Man hätte den Tod

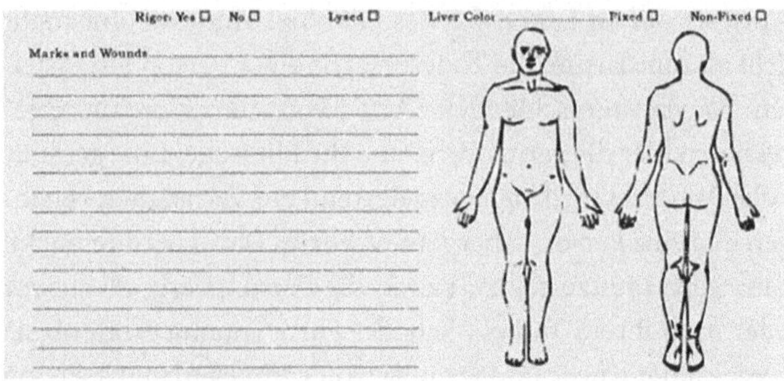
Rigor: Yes ☐ No ☐ Lysed ☐ Liver Color .... Fixed ☐ Non-Fixed ☐

Marks and Wounds

16 Abbildung eines typischen Autopsieberichts beziehungsweise Untersuchungsformulars. Text auf der Abbildung: Leichenstarre: Ja Nein Totenflecke Leberfarbe Fixiert Nicht-fixiert Merkmale und Wunden

vielleicht auf einen Sonnenstich zurückgeführt.«[8] Würden Ermittlerinnen oder Pathologen nur einen Blick auf einen Toten werfen und sagen: »Keine Schusswunde, muss wohl eine natürliche Todesursache gewesen sein«, wären sehr viel mehr Mörderinnen und Mörder auf freiem Fuß! Und wäre es Angehörigen erlaubt, ein Machtwort zu sprechen und eine gerichtlich angeordnete Autopsie zu verbieten, könnten recht leicht zahlreiche Morde an Verwandten vertuscht werden, wobei diese betrüblicherweise die von Fremden begangenen Morde zahlenmäßig bei Weitem übertreffen. Man wird mit sehr viel größerer Wahrscheinlichkeit von jemandem umgebracht, den man kennt, als von jemandem, den man nicht kennt.

Die heutzutage geltenden Kriterien sind ungemein streng, und es gibt zwei, die Sie, ich und alle anderen erfüllen müssen, um im Vereinigten Königreich einer Autopsie zu entgehen:

1. Der oder die Verstorbene muss innerhalb der letzten zwei Wochen vor seinem oder ihrem Tod einen Arzt aufgesucht haben.

2. Dieser Arzt muss davon überzeugt sein, dem Tod liege eine natürliche Ursache zugrunde.

So umsichtig dieses System auch scheinen mag, geriet es doch in Verruf, nachdem der berühmt-berüchtigte menschenmordende Arzt Harold Shipman die Todesstatistik im Vereinigten Königreich in die Höhe schnellen ließ (wobei man dies erst im Nachhinein bemerkte). Morde, mit denen er durchkam, weil seine Opfer alt waren und, nachdem er sie betäubt hatte, aussahen, als seien sie eines natürlichen Todes gestorben. Bevor man ihm Einhalt gebieten konnte, ermordete er mindestens 250 seiner Patienten.

Interessanterweise gab es zu Christies Zeiten einen ganz ähnlichen Fall, als zwischen 1946 und 1956 ein Hausarzt namens John Bodkin Adams 163 seiner Patienten zunächst an ein Koma, dann an den Tod »verlor«. Gegen ihn wurde zwar ermittelt, er kam jedoch ungeschoren davon, was Harold Shipman womöglich zu seinen Taten verleitete. Aufgrund des Falls Shipman und um Autopsien stärker als gängige Praxis zu etablieren, als sie es bis dato waren, wurden mehrere Studien zur Genauigkeit von ohne Untersuchung gestellten Diagnosen durchgeführt.

Diesbezüglich merkt das moderne Lehrbuch *Simpson's Forensic Medicine* an: »Man sollte bedenken, dass mindestens 50 Prozent der von Ärzten angegebenen Todesursachen durch eine darauffolgende Autopsie als falsch entlarvt werden.«[9] Mindestens 50 Prozent! Die Kriterien dafür, wem man eine postmortale Untersuchung angedeihen ließ und wem nicht, waren zu Christies Lebzeiten sehr viel laxer, etwas, das sie in einer ihrer Kurzgeschichten aus den 1920er-Jahren, *Die Tragödie von Marsdon Manor*, veranschaulicht:

›Übrigens ... eine Obduktion hielten Sie nicht für nötig?‹

›O nein!‹ Der Arzt wurde lebhaft. ›Die Todesursache war klar und in meinem Beruf vermeiden wir alles, was die Hinterbliebenen unnötig aufregen könnte.‹[10]

Das Zitat verdeutlicht, dass der Arzt – auch ohne eine Obduktion durchzuführen – der Überzeugung ist, die Todesursache sei klar gewesen, weil das Opfer »schon einmal eine Blutung gehabt hatte, und er wusste, dass eine Wiederholung gefährlich werden konnte«[11].

Das entspricht den weniger strikten Vorschriften der damaligen Zeit. Später in der Geschichte wird der Tote dann doch noch exhumiert, da eine äußerst schlaue Mordmethode vermutet wird, und wir erfahren, dass die Obduktion diese Annahme bestätigt. Hierbei handelt es sich um einen fiktionalen Fall, und doch machten ähnliche Exhumierungen im realen Leben strengere Richtlinien für Autopsien erforderlich. In einer späteren Kurzgeschichte, *Die Lernäische Schlange*, bittet ein Arzt, dessen Leben durch das bösartige Gerücht zerstört wird, er habe seine Frau vergiftet, Poirot um Hilfe. Über seine verstorbene Frau lesen wir den folgenden Wortwechsel:

›Was war die Todesursache?‹

›Magengeschwür.‹

›Hat man eine Autopsie durchgeführt?‹

›Nein, sie war schon lange magenleidend.‹

Poirot nickte.

›Und die Symptome von gastrischen Entzündungen und Arsenvergiftungen sind sehr ähnlich [...] Ich glaube, die beste Art, mit der Geschichte fertig zu werden, ist, den Leichnam exhumieren und eine Autopsie machen zu lassen.‹[12]

In ihrem Werk demonstriert Christie durchgehend ihr profundes Wissen über gerichtsmedizinische Verfahren und Leichenschauen, sodass sich in mir der Verdacht regt, sie könnte, wahrscheinlich in ihrer Funktion als Apothekerin, einigen beigewohnt haben. Darüber hinaus sind Leichenschauen der Öffentlichkeit zugänglich, und viele der Figuren in ihren Büchern sagen, Leichenschauen seien einfach ein »Zeitvertreib« in einer normalerweise ruhigen Stadt, in der ein skandalöser Mord begangen wurde. Sichtbar wird dies in zeitlich so weit auseinanderliegenden Büchern wie *Ein Schritt ins Leere* aus dem Jahr 1934 und Agatha Christies letztem Buch, *Alter schützt vor Scharfsinn nicht*, von 1973. Leichenschauen beizuwohnen wäre sowohl zu Recherchezwecken für ihr literarisches Schaffen von Nutzen gewesen als auch für die Dinner-Konversation im Detection Club. Vielleicht erklärt es auch, warum die Darstellungen von Leichenschauen und Autopsien in ihren späteren Büchern wie *Der Todeswirbel* fachlich so gut umgesetzt sind, die Verhandlungsszene ihres ersten Buches, *Das fehlende Glied in der Kette*, hingegen gestrichen wurde, da die Verleger sie nicht für realistisch hielten. Stattdessen wurde die Szene in einen Raum des Hauses verlegt, in dem alle Figuren des Buches anwesend waren, weshalb man diese Art Auflösung für alle Zeiten mit ihrem Werk in Verbindung bringen sollte.

Routinemäßig durchgeführte Autopsien dienen dazu, die Todesursache festzustellen, jegliche Fremdeinwirkung auszuschließen, in manchen Fällen die Identität des Verstorbenen herauszufinden und – ebenfalls wichtig – alle anderen darüber hinaus vorliegenden Pathologien zu dokumentieren. Kommen wir noch einmal auf das Beispiel einer Person zurück, die sich erhängt hat. Es ist durchaus möglich, dass der Tod durch Erhängen verursacht wurde (wobei dies durch eine Autopsie bestätigt oder widerlegt werden kann, je nachdem, was bei einer eingehenden Untersuchung gefunden wird), die Person aber an einer zugrunde liegenden Krankheit wie beispielsweise Krebs litt und sich aufgrund ebendieser Erkrankung erhängt hat. Möglich ist auch, dass weder die betreffende Person noch ihre nächsten Angehörigen von der Krankheit wussten. All diese Informationen laufen beim amtlichen Leichenbeschauer zusammen und werden schriftlich festgehalten. Vielleicht ist das nicht so glamourös wie das, was Sie in *Silent Witness* oder anderen Fernsehserien gesehen haben, doch nur indem wir Daten sammeln und sie mit anderen relevanten Stellen des Gesundheitswesens, schaffen wir ein statistisches Grundlagenwissen über Tod und Krankheiten.

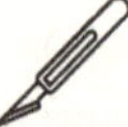

Kurz bevor ein Leichnam von einem forensischen Pathologen obduziert wird, versammeln sich ein medizinischer Sektions- und Präparationsassistent, eine Medizintechnikerin aus dem Bereich Labor und Pathologie sowie unter anderem mehrere Polizeibeamte, Beamte zur Beweissicherung und ein Fotograf. Üblicherweise gibt es eine festgelegte Reihenfolge, nach der das Team verfährt, um den sterblichen Überresten des Opfers so viele Informationen wie möglich abzuringen, allerdings hängt diese davon ab, wer die Verantwortung trägt oder von den Umständen des Falls. Letztlich bietet der Leichnam denen, die wissen, wonach sie suchen müssen, eine Vielzahl an Hinweisen und aufschlussreichen Details, und so gewinnt das Bild vor ihren Augen langsam an Schärfe. Poirot stellt sein Geschick beim Zusammenfügen so eines Bildes viele Male unter Beweis, etwa als er in *Mord auf dem Golfplatz* Schaum auf den Lippen des Opfers bemerkt. Er erklärt: »Er ist gar nicht ermordet worden. Er ist gestorben. Wenn ich mich nicht sehr irre, an einem epileptischen Anfall«[13] – denn Schaum am Mund legt einen solchen Anfall nahe. In mehreren Fällen beschreibt Christie sehr akkurat Strangulationsopfer, beispielsweise »eine Gestalt mit blau angelaufenem Gesicht und hervorquellender Zunge« in *Ein Mord wird angekündigt.* Und in der Tat sind Blutandrang (die Stauung venösen Blutes), Ödeme (Schwellungen) und eine Zyanose (»Blausucht«) für einen Mord durch Erdrosseln allesamt charakteristisch.

Ein Pathologe kann die einem Opfer zugefügten Verletzungen von den Prozessen unterscheiden, die nach dem Tod natürlicherweise in Gang gesetzt werden, und es ist wichtig, dies zu tun. Unqualifizierte Personen könnten einige der nach dem Tod auf dem Körper sichtbar werdenden Male fälschlicherweise für Verletzungen halten. Im Blut-Kapitel haben wir bereits von Totenflecken – auch als Leichenflecken bekannt – gehört, die auftreten, wenn das Herz aufhört zu schlagen, und dass sich das Blut in den Gefäßen aufgrund der Schwerkraft absenkt. Leichenflecken könnten leicht für blaue Flecken gehalten werden, da sie manchmal genauso aussehen, insofern beide durch die Verlagerung von Blut zustande kommen – doch es gibt einen Unterschied. Blaue Flecken, in der Medizin meist Hämatom genannt, entstehen, wenn Blutgefäße infolge einer Verletzung reißen und Blut in umliegendes Gewebe eindringt. Sammelt sich das Blut in weichem Gewebe, können wir es unter der Haut in Form eines blauen Flecks wahrnehmen. Da unser körpereigener Schutzmechanismus das Blut als etwas Fremdes einstuft, wird das Hämoglobin nach und nach zersetzt, was das Hämatom einem bunten Farbwechsel unterwirft von Lila zu Rot zu Braun, Grün und Gelb, bis es schließlich vollständig verblasst. Im Gegensatz dazu bleibt das Blut bei den Totenflecken verstorbener Patienten in den Blutgefäßen, da diese nach wie vor intakt sind, insofern sie keine Schädigung erlitten haben. Die Farbe mag der eines blauen Flecks im Anfangsstadium bei einem Lebenden ähneln, und doch lassen sich Quetschungen und Totenflecken aufgrund ihres Musters und ihrer Ausbreitung voneinander unterscheiden. Auch unter einem Mikroskop sehen sie unterschiedlich aus. So kann ein Pathologe erkennen, dass etwas, das wie eine verdächtige Verletzung aussieht, in Wirklichkeit nur das Ergebnis des natürlichen Zersetzungsprozesses ist. Allerdings können Totenflecken unter bestimmten Bedingungen ziemlich einzigartige Farbtöne annehmen. Wenn ein Totenfleck kirschrot ist, kann dies ein Hinweis auf eine Kohlenmonoxidvergiftung sein, oder wenn er eher bräunlich ist, auf eine Vergiftung durch Phosphorwasserstoff hinweisen.

Eine weitere der frühen, durch Verwesung hervorgerufenen Veränderungen ist die bekanntere Totenstarre, eine Erstarrung der Muskulatur in einer bestimmten Reihenfolge, etwa zwölf bis 36 Stunden nach Eintritt des Todes. Das Wort »etwa« ist äußerst wichtig, wenn es um postmortale Prozesse geht, da zahlreiche Faktoren ihr Auftreten beeinflussen. Wesentlich ist dabei, dass es sich bei der Totenstarre um einen physikalisch-chemischen Vorgang handelt, der auftritt, wenn die Muskelzellen nicht länger mit Sauerstoff versorgt werden und beginnen zu erstarren.

Bereits in einer ihrer frühen Kurzgeschichten, *Mord auf dem Siegesball,* spielt Christie auf das Phänomen der Totenstarre an. Inspector Japp bittet Poirot, ihn bei den Ermittlungen zum Mord an Lord Cronshaw auf einem Kostümball zu unterstützen. Er erzählt ihm, der anwesende Arzt habe gesagt, »Arme und Beine seien verspannt und steif gewesen«[14], was darauf hinweist, die Totenstarre habe bereits eingesetzt. Diese Information legt nahe, dass Lord Cronshaw bereits seit einiger Zeit tot war, was ausschlaggebend ist für Poirots Aufklärung des Falls. Expliziter beschreibt Christie die Totenstarre in *Kurz vor Mitternacht*, als der Arzt den Todeszeitpunkt bestimmt:

> ›Ich würde sagen, der Todeszeitpunkt lag zwischen zehn Uhr abends und Mitternacht.‹
> ›Genauer können Sie es nicht bestimmen?‹
> ›Ich will mich lieber nicht festlegen. Allerhand Faktoren müssen berücksichtigt werden. Die Leichenstarre gilt heute nicht mehr als zuverlässiger Indikator.‹[15]

Der Arzt weist an dieser Stelle darauf hin, dass die Beweiskraft der Totenstarre allein, obgleich wichtig, nicht ausreicht, und dass bei einer Mordermittlung verschiedene Informationen miteinander verknüpft werden müssen. Der Hinweis ist korrekt, und doch unterläuft Christie in einem meiner Lieblingsbücher ein für sie untypischer Fehler. *Die Tote in der Bibliothek* beginnt damit, dass ein Dienstmädchen in das Schlafzimmer von Miss Marples Freundin Dolly Bantry kommt und mit atemloser Stimme sagt, sie habe die Leiche einer jungen Frau gefunden, die unerklärlicherweise auf dem Bärenfell vor dem Kamin in der Bibliothek liege. Kurz darauf wird Police Constable Billy Palk herbeigerufen – ebenso wie Dollys Freundin Miss Marple. Wir erfahren, dass das Opfer erwürgt wurde, wissen zu diesem Zeitpunkt aber nicht, dass es sich um Ruby Keene handelt. Dr. Haydock, der den Todeszeitpunkt feststellen soll, sagt: »Je nachdem. Im Kamin hat ein Feuer gebrannt, es war also warm im Raum, da tritt die Leichenstarre nicht so schnell ein.«[16] Das ist zwar keineswegs der Fall, aber dennoch halte ich es für einen verzeihbaren Fehler. Viele Menschen assoziieren ein Erstarren mit Kälte, es ist also eine durchaus nachvollziehbare Annahme, dass auch die Totenstarre – die mit Abkühlen des Körpers eintritt – durch einen warmen Raum verzögert werden könnte. Auch wenn es paradox erscheint, ist es jedoch Kälte, die die Totenstarre verlangsamt, da diese gar nichts mit dem Erstarren zu tun hat, das durch niedrige Temperaturen verursacht wird. Wie bereits erwähnt, handelt es sich bei der Totenstarre um einen chemisch-physikalischen Prozess, was bedeutet, dass Hitze ihn beschleunigt, wohingegen Kälte ihn ebenso wie andere chemische und physikalische (Verwesungs-)Prozesse verzögert. Tote werden in Leichenhallen also in Kühlzellen aufbewahrt, damit sie schön »frisch« bleiben.

Da wir schon beim Thema Kälte sind, folgt hiermit ein weiterer lateinischer Begriff, der das Trio postmortale der Pathologie komplett macht: »Algor mortis« ist der medizinische Fachbegriff für die reduzierte Körpertemperatur nach Eintritt des Todes. Denn wenn das Herz aufhört zu schlagen, nimmt die Körpertemperatur ab, da die wärmeerzeugenden Stoffwechselvorgänge ausbleiben. Es ist wohl der bekannteste Hinweis darauf, dass jemand tot ist, und so bezieht sich auch Christie öfter darauf, insbesondere in *Auf doppelter Spur*, in dem die bereits erwähnte Schreibkraft Sheila Webb, die buchstäblich über einen Toten stolpert, die Kälte seiner Haut am eigenen Leib erfährt. Sie ist nicht sicher, ob der Mann tot oder lebendig ist, es heißt: »Fast instinktiv beugte sich Sheila hinunter. Sie berührte seine Wange – kalt –, seine Hand, ebenfalls.«[17] Das ist insofern erwähnenswert, als die Bewohnerin des Hauses blind und vollkommen ahnungslos ist, wer der Mann ist oder warum er dort war. Um etwas über seine Identität herauszufinden, tastet sie nach Aufforderung der Polizei das Gesicht des toten Mannes ab, für den Fall, dass es ihr bekannt vorkommt. Etwas, das keine sonderlich angenehme Erfahrung für sie gewesen sein dürfte, sollte der Mann kalt gewesen sein.

Weniger bekannt mag hingegen sein, dass es nicht ausreicht, einen Leichnam zu berühren, um seine Temperatur medizinisch akkurat zu messen, weil die Körperoberfläche – die der äußeren Umgebung ausgesetzt ist – kühler ist als der Körperkern. Um den Todeszeitpunkt anhand der Körpertemperatur zu bestimmen, muss der Pathologe ein Thermometer dort einführen, wo er die Temperatur des Körperinneren ermitteln kann … üblicherweise ins Rektum.

Wenig überraschend findet dies bei Christie keine Erwähnung, auch wenn sie es als Krankenschwester sicherlich wusste.

Diese beiden Bettgesellen der Mortis-Welt – Algor und Rigor – können zusammen für eine grobe Bestimmung des Todeszeitpunkts herangezogen werden; eine einfache Erinnerungsstütze, derer sich manche Pathologen bedienen, lautet:

Körper warm und schlaff = weniger als drei Stunden tot.
Körper warm und steif = seit drei bis acht Stunden tot.
Körper kalt und steif = seit acht bis 36 Stunden tot.
Körper kalt und schlaff = seit 36 Stunden oder länger tot.

Freilich ist diese Methode zur Schätzung des Todeszeitpunkts stark vereinfacht. Die Gedächtnisstütze endet bei 36 Stunden, weil sich der Körper danach hauptsächlich aufgrund mikrobieller Aktivitäten erneut erwärmt. Deswegen müssen Tote kühl gelagert werden – von selbst bleiben sie es nicht. Die Bestimmung des Todeszeitpunkts ist mit zahlreichen Schwierigkeiten verbunden, dennoch gehört die Frage danach zu denen, die einem Pathologen während einer forensischen Autopsie am häufigsten gestellt werden. Auch in Christies Geschichten ist diese Information eine der am häufigsten abgefragten, da sich anhand des Todeszeitpunkts die Aussagen und Alibis der Verdächtigen unmittelbar abgleichen lassen – im realen Leben ebenso wie in Büchern. Es ist eines der wichtigsten Teile des gesamten Puzzles. Aus diesem Grund kommt in Agatha Christies Büchern eine vierte Möglichkeit zur Ermittlung des Todeszeitpunkts hinzu, um die das Mortis-Trio ergänzt werden kann: die Verdauung.

In *Das fehlende Glied in der Kette* ist unter dem, worum Poirot seinen Freund Hastings als Erstes bittet, ein Bericht über das, was das Opfer gegessen und wann es die Speisen zu sich genommen hat. Das Thema wird im Verlauf des Buches noch ein paarmal erwähnt, was ihm Wichtigkeit verleiht. »Sie haben mir nicht gesagt, ob Mrs Inglethorp gestern gut zu Abend gegessen hat«, rügt Poirot Hastings.[18] Später überlegt Hastings, warum er überhaupt danach gefragt wurde, aber es wird noch eine Weile dauern, bis Poirot seine Neugier befriedigt, da er, wie er Hastings gemahnt, seine Gedanken üblicherweise bis zum Schluss für sich behält.

Diesen Kunstgriff wendet Christie in ihren Kriminalrätseln mehrfach an. In *Dreizehn bei Tisch* gerät der wundervolle Inspector Japp nach dem Tod der unglückseligen Carlotta Adams gegenüber Poirot und Hastings bei diesem Thema geradezu ins Schwärmen: »Wir werden die Obduktion abwarten müssen, um es genau zu wissen. Feststellen, wie weit das Abendessen schon gekommen war.«[19] Später heißt es:

> Die Analyse des Mageninhalts ergab als Todeszeitpunkt wenigstens eine bis höchstens zwei Stunden nach Beendigung des Abendessens. Damit konnte er zwischen 22 und 23 Uhr angesetzt werden, wobei der frühere Zeitpunkt als der wahrscheinlichere bezeichnet wurde.[20]

Christie war ganz offensichtlich der Überzeugung, dass neben dem Fortschreiten der körperlichen Veränderungen auch das der Verdauung dazu genutzt werden kann, den Todeszeitpunkt zu bestimmen. Das ist insofern relevant, als man damals dachte, die Untersuchung des Mageninhalts sei ein verlässlicher Indikator für den Todeszeitpunkt, da man annahm, die Verdauungsdauer eines Großteils der Mahlzeiten sei vorhersagbar. Diese Annahme stellte sich jedoch als falsch heraus, weswegen man von der Magenentleerung zur Bestimmung des Todeszeitpunkts inzwischen abgekommen ist. Bereits unter »normalen Umständen« gibt es viel zu viele individuelle Unterschiede zwischen den Körpern. Hinzu kommt, dass jede Form von Stress die Verdauung verlangsamt oder gar stoppt. Ein Zusammenhang zwischen dem Todeszeitpunkt und dem Verdauungsgrad von Speisen konnte nie nachgewiesen werden. Doch auch wenn es nicht stimmt, zeigt Agatha Christies Verwendung des Konzepts – vor allem die Präzision in dem Beispiel aus *Dreizehn bei Tisch* –, dass sie mit ihren Recherchen zum Thema Obduktion voll auf der Höhe der Zeit war.

Wenn Ärzte in Christies Büchern den Todeszeitpunkt bestimmen, berücksichtigen sie wahrscheinlich alle folgenden postmortalen Faktoren: den Verwesungsgrad, die nach dem Tod einsetzenden Veränderungen des Körpers und die Verdauung von Gegessenem. Und wie gut es ihnen gefällt, den Todeszeitpunkt zu bestimmen! Von allen Fragen, die durch eine Autopsie beantwortet werden können, fokussiert sich Agatha Christie am häufigsten auf diese. Wie gesagt, die Bestimmung des Todeszeitpunkts ist sowohl im realen Leben als auch in Christies Geschichten wichtig, um das Alibi der Verdächtigten – oder ein Fehlen desselben – zu bestätigen. Damit ist sie meist der Faden, an dem der Rest der Geschichte hängt. Es ist wichtig, sich dies vor Augen zu führen. In *Das Geheimnis von Sittaford* lässt uns die clevere Emily Trefusius wissen, dass sie sich der Bedeutung einer akkuraten Bestimmung des Todeszeitpunkts bewusst ist, da es mit den Alibis plötzlich ganz anders aussähe, »[wäre] Captain Trevelyan schon früher, etwa um vier Uhr nachmittags ermordet worden«[21]. Kein Beweis dafür, dass alle, die gerne Krimis lesen, davon wissen, aber es zeigt, dass Christie es tat und sie ihre Leser an dieser Stelle darauf hinweist, dass dies für die Geschichte noch wichtig sein wird. In *Das Geheimnis von Sittaford* ist der Todeszeitpunkt von Captain Trevelyan in der Tat ausschlaggebend für den Fall – so ausschlaggebend, dass er während einer Séance beim »Tischrücken« (das mit der Verwendung eines Ouija-Bretts vergleichbar ist) von Geistern prophezeit wird.

In der Regel gelingt es den Rechtsmedizinern in Christies Büchern, den Todeszeitpunkt bis auf wenige Stunden einzugrenzen. Das bemerkenswerteste Beispiel dazu findet sich in *Die Tote in der Bibliothek*, das Buch, in dem Dr. Haydock fälschlicherweise sagt, das Kaminfeuer habe die Totenstarre von Ruby Keenes Leichnam verzögert. Er verkündet außerdem, ihr Tod sei »zwischen zehn und zwölf«[22] eingetreten. Als Inspector Slack ihn daraufhin fragt, ob er nicht etwas präziser werden könne, sagt Haydock mit einem schwachen Grinsen: »Ich werde doch nicht meinen Ruf aufs Spiel setzen. Nicht vor zehn und nicht nach zwölf.«[23] Dabei ist das bereits eine ausgesprochen präzise Schätzung des Todeszeitpunkts! Heutzutage gilt es in der forensischen Pathologie als verlässlichste Methode zur Bestimmung des Todeszeitpunkts, die Körpertemperatur zu messen.

Macht man sich den Algor mortis, mit anderen Worten die postmortale Abkühlung des Körpers, zunutze, kann man den Zeitpunkt des Todes auf ein Zeitfenster von plus / minus 2,8 Stunden eingrenzen. Das heißt, dass eine Fehlerspanne von etwa fünfeinhalb Stunden bleibt. Diese Berechnung wird heute mithilfe des Henßge-Nomogramms durchgeführt, eine Tabelle, die den Zusammenhang zwischen drei Variablen aufzeigt: der Umgebungstemperatur, der Rektaltemperatur des Körpers und dem Körpergewicht. Anhand dieser Messpunkte kann der Todeszeitpunkt mit 95-prozentiger Sicherheit von der Tabelle abgelesen werden, was sehr beeindruckend klingt, tatsächlich jedoch bedeutet, dass ein Zeitfenster besagter circa fünfeinhalb Stunden bleibt.

Das Henßge-Nomogramm kommt erst seit den frühen 2000er-Jahren zur Anwendung, Christie konnte es also nicht kennen, und dennoch begreift sie den Stellenwert der Algor mortis für die Bestimmung des Todeszeitpunkts, wie zahlreiche ihrer Geschichten zeigen. *Der Tod auf dem Nil* ist dafür ein glänzendes Beispiel: Nachdem Linnet Doyle tot aufgefunden wurde, sagt der untersuchende Arzt: »Ich will mich nicht zu genau festlegen. Es ist jetzt acht Uhr. Ich will mal sagen, in Anbetracht der Temperaturen in der letzten Nacht, ist sie sicher schon sechs Stunden tot und wahrscheinlich nicht länger als acht.«[24] Diese Einschätzung ist nicht so knapp bemessen wie die vorherige und insofern näher an dem, was ein Pathologe heute sagen würde.

Die Genauigkeit ihrer Schätzwerte hat selbstredend nichts mit Ignoranz aufseiten von Christie zu tun. Sie war sich der Fallstricke bei der Bestimmung des Todeszeitpunkts in der realen Welt durchaus bewusst, doch um eine spannende Geschichte zu schreiben und ihren Verdächtigten scheinbar hieb- und stichfeste Alibis zu beschaffen, gestand sie sich hier und da künstlerische Freiheiten zu.

In ihrem dritten Buch, *Mord auf dem Golfplatz*, sagt der untersuchende Arzt: »Der Tod muss zwischen sieben und zehn Stunden vorher eingetreten sein.«[25] Eine sehr viel realistischere Einschätzung als die in manchen ihrer späteren Geschichten. Die Feststellung, es gebe »zu viele individuelle Besonderheiten«, wie eine ihrer Figuren sich ausdrückt, wird auch in späteren Büchern wie *Der Tod wartet* aufgegriffen:

›Und wann war der Tod eingetreten?‹

Der Franzose zuckte mit den Schultern. ›So lange danach lässt sich das kaum mit Bestimmtheit sagen. Man muss immer einen Spielraum von mehreren Stunden einkalkulieren. Wenn ich unter Eid aussagen müsste, könnte ich nur sagen, dass sie mit Sicherheit zwölf Stunden tot war, aber nicht länger als achtzehn.‹[26]

Doch mein Favorit ist der folgende Wortwechsel aus *Mord in der Bardsley Gardens Mews,* eine Kurzgeschichte, in der Poirot herauszufinden versucht, ob ein Mord wie ein Selbstmord inszeniert wurde oder andersherum. Inspector Japp erkundigt sich nach dem Zeitpunkt des Todes von Mrs Barbara Allen und erhält darauf eine genauere Antwort von Dr. Brett, als er erwartet hätte:

›Sie wurde gestern Abend um 23 Uhr 33 umgebracht‹, kam Bretts prompte Antwort.

Als er Japps überraschtes Gesicht sah, grinste er.

›Tut mir leid, altes Haus‹, sagte er. ›Musste einfach mal den Superarzt geben, wie man ihn aus Detektivgeschichten kennt! Tatsächlich schätze ich den Todeszeitpunkt auf 23 Uhr – mit einem Spielraum von plus/minus einer Stunde.‹[27]

Mit dieser Unterhaltung macht sich Christie über sich und ihre Zunft lustig, da sie ganz genau weiß, wie viel künstlerischen Freiraum sich ihre Kollegen bei Bedarf zugestehen.

Selbst wenn man sich auf die verlässlichsten Methoden stützt – die postmortale Abkühlung und das Henßge-Nomogramm –, erschweren es die »individuellen Besonderheiten«, die Todeszeit exakt zu bestimmen. Dazu gehören die Haltung des Leichnams, die Art Kleidung, die zum Zeitpunkt des Todes getragen wurde, ob der Tote übergewichtig oder mager war, ob die Person kurz vor ihrem Tod Fieber hatte und vieles mehr. Aber eine Meisterin des Geschichtenerzählens wie Agatha Christie lässt sich von so etwas nicht in jedem Buch aufhalten, denn schließlich lesen wir sowohl, um unterhalten, als auch, um informiert zu werden. Die Fälle, in denen sie sich an eine realistische forensische Einschätzung des Todeszeitpunkts hält, überwiegen bei Weitem die, in denen sie dies nicht tut, und wir können ihr nachsehen, dass sie die Regeln der Wissenschaft zur Erschaffung des perfekten Krimis ein wenig zurechtbiegt.

Ein letzter Verwandter der Algor-, Livor- und Rigor-mortis-Triade ist die kataleptische Totenstarre, bei der es sich um eine schlagartige Versteifung der Muskeln des Verstorbenen handelt, die unmittelbar mit dem Tod und noch vor der Totenstarre auftritt, jedoch auf einem ähnlichen chemischen Weg zustande kommt.

In medizinischen Fachkreisen wird viel über diesen Prozess diskutiert und ob er überhaupt unabhängig von der eigentlichen Totenstarre existiert, da er nur äußerst selten beobachtet wird. Zu den Beispielen zählt eine ertrunkene Person, deren Hand noch immer ein paar Blätter und Äste umklammerte, herrührend vielleicht vom Versuch, sich an einen herabhängenden Ast zu klammern und zu retten. Die meisten Wissenschaftler folgen der Annahme, die kataleptische Totenstarre könne als Ergebnis starker Emotionen oder extremen Stresses zum Todeszeitpunkt gewertet werden, und sie tritt zumeist an den Händen und Armen auf.

Christie scheint sich des raren Phänomens bewusst zu sein und spielt darauf in *Hercule Poirots Weihnachten* an, als Poirot den Toten betrachtet: »Die zurückgewichenen Lippen legten das blutleere Zahnfleisch frei, als bleckte er die Zähne. Die Finger waren wie Klauen gekrümmt.«[28] Gut möglich, dass

Christie solche »wie Klauen gekrümmten« Finger selbst in ihrer Zeit als Hilfskrankenschwester im Ersten Weltkrieg gesehen hat, aber wahrscheinlich übertreibt sie zugunsten der künstlerischen Wirkung, wenn sie schreibt, dass einem das Gesicht eines Toten etwas darüber erzählen kann, wie er gestorben ist oder wie er sich fühlte, als er starb.

Es kommt in ihren Büchern ein bisschen zu oft vor, als dass es noch realitätsgetreu sein könnte, aber wie gesagt, wir müssen Agatha Christie ihre künstlerischen Freiheiten zugestehen – die die Tatsache, dass ihre Geschichten überwiegend wissenschaftlich akkurat waren, keinesfalls in Abrede stellen.

Neben Totenflecken sind auf toten Körpern auch noch andere Merkmale sichtbar, die fälschlicherweise für Verletzungen gehalten werden können: starke Reibung kann zu flächigen, gelb-bräunlichen Blasen führen, die die Haut pergamentähnlich aussehen lassen. Leichen, die der freien Natur ausgesetzt sind oder im Wasser liegen, können Aasfressern zum Opfer fallen wie beispielsweise Dachsen, Füchsen oder Krabben, und die daraus resultierenden Schäden können wie Wunden anmuten oder sogar so, als wären Körperteile verstümmelt worden – wobei dies eine Verschleierungstaktik ist, die eher von Dorothy L. Sayers denn von Agatha Christie angewandt wurde. Es ist wichtig, zwischen Wunden unterscheiden zu können, die dem Opfer zugefügt wurden, als es noch *lebte,* und Bissspuren, die hungrigen Nutznießern zuzuschreiben sind.

Christie schien den Unterschied zu kennen. Wenn Poirot in *Mord auf dem Golfplatz* sagt: »Das ist wirklich eine seltsame Wunde! Sie hat nicht geblutet [...] Es ist ganz einfach. Der Mann ist *nach seinem Tod* erstochen worden«[29], stellt er damit im Hinblick auf Schäden, die dem menschlichen Körper zugefügt werden können, etwas Ausschlaggebendes fest. Denn üblicherweise kann man Verletzungen, die einem lebenden Menschen zugefügt wurden, von solchen unterscheiden, die einer Leiche im Nachhinein beigebracht wurden.

Wird eine lebende Person verletzt, tritt üblicherweise Blut aus, und die Wundränder sind gerötet, was der körpereigenen Immunantwort geschuldet ist: eine Entzündungsreaktion, zu der es nicht kommt, wenn totes Fleisch geschädigt wird. Somit können Ärzte mit Sicherheit feststellen, welche Wunden jemandem vor seinem Tod beigebracht wurden.

Christie kommt mehrfach drauf zurück, wahrscheinlich ist es etwas, das sie ebenfalls in ihrer Zeit als Hilfskrankenschwester und bei ihren Recherchen aufgeschnappt hat, und es ist grundsätzlich richtig. Gemeinhin ist ein Arzt in der Lage, diese Unterscheidung zu machen; vielleicht reagiert Dr. Sheppard daher etwas ungehalten, als ihn seine Schwester in *Alibi* über die Wunde des ermordeten Roger Ackroyd befragt: »›Meine Güte‹, sagte ich, ›ich habe den Leichnam untersucht, und ich weiß, wovon ich rede. Diese Wunde wurde ihm nicht post mortem beigebracht – sie war die Todesursache, da kannst du dir sicher sein.‹«[30] In *Der blaue Express* nimmt Poirot einen Zug in Richtung Côte d'Azur und freundet sich mit der jungen, allein reisenden Katherine Grey an. Diese lernt an Bord des Zugs Ruth Kettering kennen, eine amerikanische Erbin, und findet Ruth am nächsten Morgen tot in ihrem Abteil. In folgendem Dialog erfahren wir von ihrem grausamen Schicksal:

> Ein schwerer Hieb hatte die Züge fast bis zur Unkenntlichkeit entstellt [...]

›Wann ist das geschehen, wüsste ich gern‹, sagte er. ›Vor oder nach dem Tod?‹

›Der Doktor sagt, nachher‹, sagte Monsieur Caux.

›Seltsam‹, sagte Poirot.[31]

Und in *Das Geheimnis der Schnallenschuhe* schließlich erfahren wir: »Diese Gesichtsverletzungen wurden ihr auf alle Fälle nach dem Tod zugefügt, würde ich sagen. Genaues weiß ich erst, wenn ich sie auf dem Seziertisch habe.«[32] Das ist sicherlich eine vernünftige Einschätzung des Arztes, der den Leichnam am Tatort untersucht, die darüber hinaus bestätigt, dass Christie den Unterschied zwischen nach dem Tod und vor dem Tod zugefügten Wunden wirklich kannte. Es ist außerdem die Art von »Hinweis«, auf den wir in Bezug auf Gewalt achten sollten, denn eines der höchsten Ziele von Gewaltdarstellungen war es – gemäß diverser Mitglieder des Detection Clubs –, die Identität des Opfers zu verbergen. Das ist in aller Regel zentral für die raffiniertesten Plots.

Der sichtbare Zersetzungsprozess ist kein schönes Thema, aber auch keines, vor dem sich Agatha Christie gedrückt hätte. Es ist anzunehmen, dass ihre Arbeit als Hilfskrankenschwester während des Ersten Weltkriegs – und die Tatsache, dass sie zu einer Zeit aufwuchs, in der der Tod noch nicht so stark ausgeblendet und »steril gemacht« wurde – ihr die zahlreichen Auswirkungen näherbrachte, denen der menschliche Körper unterworfen ist, hat das Herz erst einmal aufgehört zu schlagen. (Heutzutage wäre sie vielleicht Anhängerin der »Death-Positive-Bewegung«, die hauptsächlich von jungen Frauen im globalen Westen gefeiert wird. In ihrer Autobiographie vermutet sie: »Manchen Leuten muss es wohl im Blut liegen, dass sie an Beerdigungen und Totenfeiern Gefallen finden.«[33]) Die Auswirkungen der Verwesung jedenfalls beschrieb sie eindringlich und verlieh ihren Toten dadurch eine gewisse Authentizität. Sie hat ihre Werke damit sogar gespickt, nur um ihnen – ganz buchstäblich – Farbe zu verleihen.

In *Das Sterben in Wychwood* macht sich unser Protagonist Luke Fitzwilliam Sorgen, seine Angebetete mit Mr Ellsworth allein zu lassen, einem Fanatiker des Okkulten, der im Dorf lebt. Wir erfahren, dass er »eine irrationale Bangigkeit [verspürte]. Bridget – allein mit dem Mann, dessen Hände diesen ungesunden grünlichen Farbton von verwesendem Fleisch hatten!«[34] Ich würde sagen, diese Sorge ist durchaus berechtigt. Und sollten Sie sich einmal allein in Gesellschaft einer Person befinden, deren Äußeres den Eindruck erweckt, der Verwesung anheimgefallen zu sein, wäre es ratsam, die Beine in die Hand zu nehmen. In *Das Geheimnis der Schnallenschuhe* heißt es, die Gesichter von Poirot und Japp hätten beim Anblick des zerschmetterten, von der Verwesung entstellten Gesichts des Mordopfers »einen Stich ins Gelbgrüne«[35] gehabt. Die junge weibliche Figur »Egg« in *Tragödie in drei Akten* klingt weit fröhlicher, als sie den durchdringenden Geruch verwesenden Fleischs beschreibt:

> Egg war nicht die Art Mensch, die unangenehmen Themen auswich. Sie begriff sofort, was Sir Charles durch den Kopf ging.
> ›Gerüche steigen auf. Eine verwesende Leiche würde man im Keller viel rascher bemerken als auf einem Dachboden. Aber die Leute würden lange glauben, es wäre eine tote Ratte.‹[36]

Man kann der Ansicht Ronnies, einer Figur aus *Das Geheimnis von Sittaford*, sicherlich beipflichten: »Unhandlich, so eine menschliche Leiche.«[37] Vielleicht überlegte der Serienmörder John Haigh daher auch nicht lange, ob ein Dachboden oder ein Keller geeigneter für die Entsorgung menschlicher Überreste wäre, sondern verlegte sich gleich auf Schwefelsäure. John Haigh ging als »Säurebadmörder« in die Geschichte ein, nachdem er für die zwischen 1948 und 1949 verübten Morde an sechs Menschen verurteilt wurde (obwohl er gestand, neun Menschen getötet zu haben). Nachdem er ihnen ihre Wertgegenstände abgenommen hatte, um diese zu verkaufen, ließ er ihre »unhandlichen« Leichen verschwinden, indem er sie in Säure auflöste – wozu ihn angeblich die Geschichte eines französischen Mörders anregte, der sich dieser Methode 1925 bedient haben soll. Seinen Aussagen zufolge dauerte es etwa zwei Tage, bis sich der gesamte menschliche Körper zu einer »zähen Flüssigkeit« zersetzt hatte, die er dann in unterschiedlichen Gullys entsorgte. All das ist wirklich grauenvoll – insbesondere, wenn man die Beschreibung Haighs in *Mord im Spiegel* bedenkt: »Haigh, der seine Opfer in Säure legte [...] soll sehr charmant gewesen sein.«[38]

Die Geschichte der Autopsie und der forensischen Pathologie

Das anatomische Sezieren von Toten hat – angesichts seiner kontroversen Natur vielleicht wenig erstaunlich – gelinde gesagt eine bewegte Geschichte. Im Gegensatz zu anderen forensischen Teildisziplinen, deren Entwicklung mit großem Eifer vorangetrieben wurde, fiel das Sezieren immer wieder in Ungnade. Daraus folgt, dass unser Wissen über den menschlichen Körper – im Leben wie im Tod – jahrhundertelang nicht so schnell voranschritt, wie es möglich gewesen wäre.

Die ersten Aufzeichnungen von Sektionen am Menschen – zumindest die ersten mit dem Ziel, die Todesursache festzustellen – reichen bis ins dritte Jahrhundert v. Chr. zurück und wurden von den bekannten griechischen Ärzten Herophilus und Erasistratus durchgeführt. In der pulsierenden Metropole Alexandria gründeten die beiden eine Anatomieschule, die man bis zur Renaissance für die einzige hielt, die Sektionen und möglicherweise auch Vivisektionen (operative Eingriffe zu Forschungszwecken an lebenden Menschen und Tieren) durchführte.

Erwähnenswert ist auch Julius Cäsar, der im Jahr 44 v. Chr. obduziert wurde, nachdem er erdolcht worden war. Doch eine wissenschaftliche Entdeckungsreise ist eben genau das – eine Reise. In allen Wissenschaften gibt es Forscher, die eine kurze Strecke dieser Reise zurücklegen und den Stab dann an jemand anders überreichen, der noch ein bisschen weiter geht. Doch für die Disziplin der menschlichen Anatomie tat sich zwischen 500 n. Chr. und dem 15. Jahrhundert eine große Kluft auf; eine Kluft namens »Christentum«.

Mit der Behauptung, jedwede pathologische Untersuchung wäre aufgrund des Glaubens zum Erliegen gekommen, dass nach dem Tod nicht vollkommen intakt gelassenen Körper der Zugang ins Himmelreich verwehrt bliebe oder dass sie in Einzelteile zergliedert aus ihrem Grab steigen würden, macht man es sich vielleicht zu einfach. Anhand historischer Aufzeichnungen kann man jedoch feststellen, dass sich seit dem antiken Rom allgemein anerkannte Vorstellungen unserer Anatomie hielten und sich wissenschaftlich akkurates Wissen bis zum 15. Jahrhundert nicht wirklich weiterentwickelte, da alle Studien auf der Sektion von Tieren beruhten – Sektionen am Menschen waren nicht erlaubt. Erst in der Renaissance zeigten innovative Anatomen wie Andreas Vesalius, der Tote in tiefster Nacht vom Galgen schnitt, um sie zu sezieren, zu zeichnen und schließlich epische Wälzer zu veröffentlichen, dass die in den vorangegangenen tausend Jahren getroffenen Annahmen über den menschlichen Körper falsch waren.

Im Vereinigten Königreich behielten Sektionen bis ins 19. Jahrhundert ihren anrüchigen Charakter. Dennoch gediehen Lehranstalten für Anatomie, und der Murder Act aus dem Jahr 1751 billigte besagten Lehranstalten die Leichen derer für Sektionen zu, die zum Tode verurteilt wurden – und zwar nicht nur als Lehrmaterial für die Studierenden, sondern auch als Strafe für jene, die durch die Hand der Gerechtigkeit den Tod gefunden hatten. Allerdings reichten die Toten für die große Anzahl medizinischer Fakultäten und Studierender nicht aus. Wie ihre Vorgänger mussten auch diese Studierenden auf den Diebstahl von Leichen zurückgreifen: Um ihre Studien weiter voranzutreiben, raubten sie frische Kadaver aus den Gräbern und mussten mitunter sogar die Gebühren für ihre Kurse in Leichen bezahlen. Der Bedarf sprach sich herum, und das Geschäft war derart lukrativ, dass professionelle Leichenräuber auf der Bildfläche erschienen – die »Resurrection Men« [»Auferstehungsmänner«] –, welche bei den medizinischen Fakultäten kräftig abkassierten. Dies nahm bis 1828 seinen Lauf, als das berüchtigte Serienmörder-Duo William Burke und William Hare beschloss, sich die Knochenarbeit des Leichenausbuddelns zu sparen und stattdessen einfach Menschen zu töten, um deren Leichen an den Mann zu bringen. Nachdem sie geschnappt wurden und zutage kam, dass sie für mindestens 16 Morde verantwortlich waren, trat Hare in den Kronzeugenstand, räumte seine Schuld ein und gab Auskunft darüber, wie sie ihre Verbrechen begangen hatten. Er machte also einen Handel, um seine Haut zu retten. Hare entkam dadurch seiner gerechten Strafe, starb jedoch nicht lange darauf völlig verarmt. Burke wiederum erfuhr ausgleichende Gerechtigkeit: Wie seine Opfer wurde auch er nach dem Tod seziert und gehäutet. Angeblich wurden aus seiner Haut Gegenstände wie ein kleines Notizbuch und ein Visitenkartenetui hergestellt, die neben seinem Skelett auch heute noch in verschiedenen Museen in Edinburgh ausgestellt werden. Der nachvollziehbaren öffentlichen Empörung jedoch tat dies keinen Abbruch. Man sah ein, dass sich Chirurgie und Medizin weiterentwickeln mussten und man dafür Leichen benötigte. Man kam jedoch auch zu dem Schluss, dass es absolut verabscheuungswürdig und inakzeptabel war, dafür in finsterer Nacht Kadaver aus Gräbern zu rauben oder – schlimmer noch – Menschen umzubringen. Der darauffolgende Anatomy Act aus dem Jahr 1832 sicherte medizinischen Fakultäten über die bisherige Zuteilung zusätzliche Leichen zu: die Armen aus den Arbeitshäusern sowie jene, die von niemandem beansprucht wurden. Dies setzte dem Beruf der Leichenräuber schließlich ein Ende, und zu guter Letzt konnten Medizin und Pathologie ungehindert voranschreiten.

Mit ihrer Aussage, der forensische Pathologe sei eine Erfindung des Viktorianismus, trifft Moderatorin Lucy Worsley den Nagel auf den Kopf.[39] Arthur Conan Doyle erschuf Sherlock Holmes, nachdem er 1878 als Assistent des Edinburgher Chirurgen und Dozenten Joseph Bell tätig war, fast fünfzig Jahre also nach der Verabschiedung des Anatomy Act. Bell war ein ungemein aufmerksamer Zeitgenosse, dessen »Augen vor Scharfsinn nur so glänzten«. Er lehrte seine Studenten den Stellenwert von Beobachtung und Deduktion und ließ sie die Berufe und jüngsten Aktivitäten ihrer Patienten – ohne Fragen zu stellen – ermitteln, sodass sie allein mittels der so gewonnenen Informationen ein vollständigeres Bild ihrer Fälle erlangten. Conan Doyle berichtete, Dr. Bell »habe sich damit gerühmt, mit einem Blick auf seine Patienten nicht nur deren Krankheit erkennen zu können, sondern häufig auch ihren Beruf und ihren Wohnort«.

Heute gilt er als Vorreiter der forensischen Pathologie und wirkte sogar bei der Ermittlung im Fall Jack the Ripper in London mit. Unter seinen Zeitgenossen war darüber hinaus weithin bekannt, dass er Conan Doyle als Inspiration diente. Als Sherlock-Holmes-Fan war Agatha Christie seiner sicherlich gewahr und wusste um seine Fähigkeiten. Und ganz offensichtlich wurde ihr Wissen über Materialspuren von seiner Arbeit beeinflusst.

Die Glanzzeit der forensischen Pathologie erreichte ihren Höhepunkt im öffentlichen Bewusstsein zugleich mit Agatha Christie, die als Autorin Weltruhm erlangte. Von allen Pathologen, die die Wissenschaft damals voranbrachten und Morde aufklärten, die in die Geschichtsbücher eingehen sollten, ähnelte keiner stärker einer Figur aus einem Kriminalroman als der uns nunmehr wohlvertraute Sir Bernard Spilsbury. Und von all den bekannten Mordfällen der damaligen Zeit ist vielleicht keiner bekannter als der Fall Crippen.

Im Jahr 1910 war Dr. Bernard Spilsbury 33 Jahre alt und bereits renommierter Pathologe am St. Mary's Hospital im Londoner Stadtteil Paddington. Er war gut aussehend, talentiert, souverän und stets bestens gekleidet, und so lagen ihm, als er im Dr.-Crippen-Fall als Sachverständiger ins Rampenlicht trat, Presse und Öffentlichkeit zu Füßen. Im Gegensatz zu Spilsbury war Dr. Hawley Harvey Crippen ein unscheinbarer Brillenträger mit einem herabhängenden Walross-Schnurrbart, welcher sein Antlitz eher gramvoll aussehen ließ. Auch wenn er den Titel im Vereinigten Königreich eigentlich nicht führen durfte – seine Approbation als homöopathischer Arzt hatte der Amerikaner Crippen in Übersee erlangt, und Homöopathie zählt nicht zur Medizin –, war er als »Dr.« Crippen bekannt. Zunächst arbeitete er als Lieferant für einen Hersteller homöopathischer Medikamente (nichts anderes also als pseudomedizinische Wundermittelchen). Er war mit einer Amerikanerin verheiratet, einer angehenden Varieté-Sängerin namens Cora, investierte jedoch so viel Energie in ihre bis dato erfolglose Karriere, dass er seine Arbeit verlor und bei einem Bildungszentrum für Gehörlose anheuern musste. Cora dankte ihm seinen Einsatz mit Affären in aller Öffentlichkeit. Angesichts ihres unterschiedlichen Lebensstils scheint es wenig verwunderlich, dass ihre Ehe in eine Sackgasse führte und auch Crippen selbst eine Affäre begann – mit seiner Schreibkraft, Ethel le Neve, die er in seiner neuen Position eingestellt hatte.

Dann, eines Tages, war Cora plötzlich verschwunden.

Als Freunde des Ehepaars begannen, sich nach ihrem Verbleib zu erkundigen, erzählte ihnen Dr. Crippen, sie sei in die Vereinigten Staaten zurückgekehrt. Ein paar Wochen später setzte er alle von ihrem Tod in Kenntnis und hoffte, den Fragen damit ein für alle Mal ein Ende gesetzt zu haben. Eher unklug, holte er dann seine Geliebte Ethel zu sich in das Haus, das er bis vor Kurzem mit seiner Ehefrau bewohnt hatte, und Ethel begann, Coras Pelze und Schmuck zu tragen. Die bis dato bloß neugierigen Freunde schöpften jetzt den Verdacht, Crippen habe Cora etwas angetan. Weit davon entfernt, von seinen Geschichten über Coras »angenehmen Tod« in den USA beschwichtigt zu sein, kontaktierten sie Scotland Yard. Das Yard schickte Chief Inspector Walter Dew, um ein bisschen zu graben – an diesem Punkt ein rein metaphorisches Graben.

Beim Verhör mit Dew erklärte der zurückhaltende Doktor, ihn hätten Coras Affären beschämt und dass er seinen Freunden deswegen nur einen Teil der Wahrheit erzählt habe. Er behauptete, Cora sei mit einem ihrer Liebhaber nach Amerika durchgebrannt, und da er sein Gesicht wahren wollte, habe er diese Tatsache vor ihren gemeinsamen Freunden verheimlicht und weitergemacht wie bisher.

Inspector Dew schien die Situation verständlich, vielleicht betrachtete er Crippen auch als einen schwachen und resignierten Mann – oder so wie eine der Figuren in Christies *Tragödie in drei Akten,* die sagt: »Ein Minderwertigkeitskomplex ist eine sonderbare Sache. Hawley Crippen, der seine Frau damals mit Gift ermordet hat, litt ganz sicher daran.«[40] Vielleicht beschlich Inspector Dew genau dieses Gefühl, als er Dr. Crippen befragte.

Da er nichts Ungewöhnliches im Hilldrop Crescent gefunden hatte, zog Dew wieder ab. Doch aus unerfindlichen Gründen geriet Crippen in Panik, und er und Ethel flohen nach Belgien. Er rasierte sich den Schnurrbart ab, und sie verkleidete sich als Junge, dann gingen sie in ihrer »cleveren« Tarnung an Bord der SS Montrose, um ein neues Leben in Kanada zu beginnen ... Zumindest war das der Plan.

Mehr noch als alle anderen Indizienbeweise weckte diese überstürzte Flucht das Misstrauen der Polizei. Die Polizisten kehrten zurück, um Crippens Haus erneut zu durchsuchen, und diesmal machten sie nach etwas buchstäblichem Graben unter vollem Körpereinsatz im Keller einen grausamen Fund: mehrere Kilo einer »schmierigen grauen Masse«, die früher einmal ein menschlicher Körper gewesen war. Den Überresten fehlten der Kopf, die Arme und Beine sowie die Genitalien, und es war unmöglich, sie anhand ihres Aussehens zu identifizieren. Ersichtlich war nur, dass sie in das Pyjamaoberteil eines Mannes gewickelt und dem Schlamassel ein paar gebleichte Haare auf Lockenwicklern beigemischt waren.

Daraufhin zog das Scotland Yard die Pathologen des St. Mary's Hospital hinzu, und Dr. Bernard Spilsbury wurde zu ihrem Leiter ernannt. Die Presse hatte dem Verbrechen bereits den Namen »Der Nord-Londoner Kellermord« verpasst, und vor dem Haus versammelte sich eine Menge, um jede noch so unbedeutende Neuigkeit aufzuschnappen, die sie kriegen konnte.

Indes wurde Captain Henry Kendall an Bord der SS Montrose gegenüber zweien seiner Passagiere zunehmend misstrauisch. Die beiden behaupteten, Vater und Sohn zu sein, verhielten sich dafür jedoch recht unangemessen. Er musste die Polizei in Kenntnis setzen, hatte jedoch nur Zugang zu einem drahtlosen Schiff-zu-Land-Telegraphen. Im Wettlauf gegen die Zeit – das Schiff befand sich beinahe außerhalb der Sende-Reichweite – setzte er eine Botschaft ab, aus der sein »dringender Verdacht« hervorgeht, die flüchtigen »Kellermörder« befänden sich an Bord. Es war das erste Mal, dass die Telegraphie zu einem solchen Zweck verwendet wurde. Die darauf erfolgende Festnahme war spektakulär: Nachdem er die Nachricht von der Montrose erhalten hatte, nahm Inspector Walter Dew den schnelleren White Star Liner in Richtung des Zielhafens der Montrose und wartete dort. Die gesamte Weltpresse, ja die ganze Welt wusste davon – bis auf die Passagiere der Montrose. Kurze Zeit später traf er auf Crippen und Le Neve, die, von Journalisten und Schaulustigen umringt, von Bord des Schiffs gingen. Es wird berichtet, Crippen habe einfach nur erschöpft gesagt: »Gott sei Dank ist es vorbei.« Die beiden wurden an Bord der SS Megantic zu ihrem Prozess in England gebracht.

Hätte Twitter bereits 1910 existiert, darf man davon ausgehen, dass Dr. Crippen getrendet hätte; ein Phänomen, auf das bereits Christie in *Das unvollendete Bildnis* verweist: »Heute interessiert es die Leser, dass Dr. Crippen seine Frau ermordete«[41], darüber hinaus findet er immerhin in 15 ihrer Geschichten Erwähnung. Auch er wurde in die Reihe *Notable British Trials* aufgenommen, neben Edith Thompson, Buck Ruxton, John George Haigh und vielen anderen wahren Fällen, die Agatha Christie in ihren Büchern erneut zum Leben erweckte. Im Fall Crippen kamen viele Faktoren zusammen, die die Öffentlichkeit fesselten: der gehörnte Ehemann, die verschwundene Ehefrau, die Affären, die Geliebte und so weiter. Sex sells – galt damals wie heute. Fügt man dieser Mischung noch die Spitzentechnologie der damaligen Zeit hinzu, die zur Festnahme des Paars führte, und die leicht bizarr anmutende Art und Weise, auf die sie sich zu verkleiden versuchten, überrascht es nicht, dass die Öffentlichkeit die Ermittlungen auf Schritt und Tritt in den Zeitungen verfolgte. Besonders interessant sind die forensischen Verfahren, anhand derer die menschlichen Überreste untersucht wurden, und die Tatsache, dass der Fall selbst heute, also hundert Jahre später, noch immer fasziniert.

Zu einer Zeit, in der DNA-Tests nicht möglich waren, und da keine Hände vorlagen, von denen man Fingerabdrücke hätte nehmen können, war hinsichtlich der zerstückelten Überreste nur eine Verdachtsdiagnose möglich, gestützt durch das gebleichte Haar auf Lockenwicklern – Haar, das ganz genau wie das von Cora aussah. Ein kleines Stück menschlichen Gewebes, das, wie Spilsbury bemerkte, vom Bauch stammte, half dabei, die Identität doch noch festzumachen: Es schien ganz so, als sei auf diesem Teil des Bauchs eine Narbe, und es war bekannt, dass Cora dort eine Operation gehabt hatte. Spilsbury hatte außerdem zwei Jahre damit zugebracht, die Entstehung von Narbengewebe zu untersuchen, und war in diesem Bereich also Experte. Insofern war sein Auftritt vor Gericht, bei dem er seine sorgfältige Analyse der Haut beschrieb, höchst überzeugend – und die Jury lauschte gebannt. Crippen ward des Mordes und der Zerstückelung seiner Frau für schuldig befunden und einen Monat später erhängt – und Bernard Spilsbury wurde weltweit bekannt.

Aber jetzt kommt der Clou!

Die Objektträger mit dem Narbengewebe befinden sich noch heute im Royal London Hospital Museum, das zum Barts Health NHS Trust gehört, und nachdem Ermittler leibliche Nachkommen von Cora Crippen aufgetan hatten, wurde die DNA des Gewebes 2008 analysiert.[42]

Die Überreste aus Dr. Crippens Keller waren nicht nur nicht die von Cora, laut der Spurenanalytiker *waren sie noch nicht einmal weiblich*. Die Haare, die bei den Überresten gefunden wurden, werden im Scotland Yard Crime Museum verwahrt, das sich jedoch weigert, sie zur Testung freizugeben. Ich habe sie mit eigenen Augen gesehen und gefragt, warum, erhielt darauf jedoch keine Antwort …

Wer in aller Welt wurde in dem Keller vergraben? Und was ist Cora zugestoßen, wenn sie nicht die Tote war? Nun, diesem Rätsel müssen wir uns wohl ein andermal widmen. Agatha Christie bezieht sich in der Kurzgeschichte *Die Lernäische Schlange* auf den Fall, in dem eine der Figuren sagt: » […] und dann natürlich Crippen. Ich habe mich immer gefragt, ob Ethel Le Neve seine Komplizin war.«[43] Wir werden es wohl niemals erfahren. Ethel wurde nicht des Mordes für schuldig befunden, sondern lediglich der Beihilfe – und freigesprochen, anders als die bedauernswerte Edith Thompson ein Jahrzehnt später. Nachdem sie ein paar lukrative Interviews gegeben hatte, die keinerlei neue Einzelheiten enthüllten, begab sie sich wieder auf den Weg nach Kanada. Gut möglich, dass sie Agatha Christie zu Eva Kane inspirierte, einer der vier »Wo sind diese Frauen heute«-Figuren in *Vier Frauen und ein Mord*.

Es zeugt von einem gehörigen Schuss Ironie, dass wir den Fall Crippen heute als den betrachten, der Bernard Spilsbury ins Bewusstsein der Öffentlichkeit rückte und ihn zu jemandem machte, der in seinem 1947 in *The Lancet* erschienenen

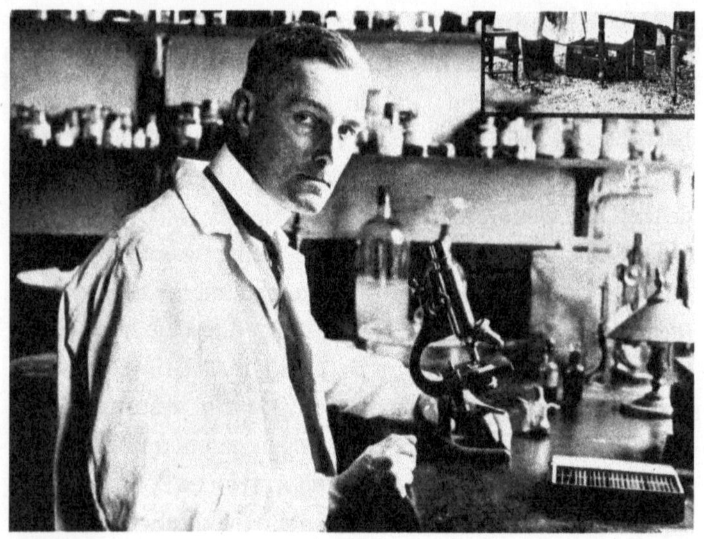

17 Sir Bernard Spilsbury

Nachruf als der Mann beschrieben wird, der »allein und unerreicht als unser bedeutendster medikolegaler Experte gelten darf«.[44] Zu jener Zeit waren seine Arbeit und seine Fälle weltweit bekannt, und Agatha Christie erwähnt viele von ihnen direkt oder indirekt in ihren Büchern. Dies rührte ganz einfach daher, dass er der berühmteste Pathologe des Landes war, bekannt für seine Fähigkeit, mit den Laien der Jury zu kommunizieren, was ihm vonseiten der Presse den Spitznamen »Der Pathologe des Volkes« einbrachte. Daher also ermittelte er in all den öffentlichkeitswirksamen Fällen, die wir heute mit dem Goldenen Zeitalter des Verbrechens in Verbindung bringen.

Einer der besonders bekannten Fälle ist der der »Bräute im Bad«, der sich zwischen 1912 und 1914 ereignete. George Joseph Smith, der von Poirot in *Mord auf dem Golfplatz* als »Der englische Mörder« beschrieben wird, »der sich seiner Frauen entledigte, indem er sie in der Badewanne ertränkte«[45], war schon immer ein Problemkind gewesen. 1872 in London geboren, war er bereits mit neun Jahren in einer Besserungsanstalt und verbrachte den Großteil seines Lebens als Betrüger und Dieb unter verschiedenen Namen. Ursprünglich bestand sein Vorgehen darin, Frauen zu heiraten, um an ihr Geld zu gelangen, was zu mehreren bigamistischen Ehen führte. Hatte er eine Frau bestohlen und war scheinbar spurlos verschwunden, so zog er die gleiche Masche bei einer Frau irgendwo anders durch. Bei seiner Ehefrau Bessie Mundy jedoch änderte er sein Muster. Nachdem er ihr Ehemann »Henry Williams« geworden war und dafür gesorgt hatte, dass ihr Testament ihn zum Alleinerben erklärte, überzeugte er einen Arzt davon, sie leide an Epilepsie. Dann starb Bessie nur sieben Wochen nach ihrer Heirat, ganz wie sein ausgeklügelter Plan es vorsah, in der Badewanne, und da keine Spuren körperlicher Gewalt aufzufinden waren, schrieb der untersuchende Arzt ihr Ertrinken einem epileptischen Anfall beim Baden zu – schlicht ein bedauerlicher Unfall. Für »Henry Williams«, dem Bessies Testament über zweieinhalbtausend Pfund bescherte, eine Summe, die damals etwa *hundert Mal* so viel wert war wie heute, war das Ganze weit weniger bedauerlich.

Bald darauf heiratete Smith eine Frau namens Alice Burnham, diesmal unter seinem Klarnamen George Smith, und auch sie fand wie Bessie ein vorzeitiges Ende und vermachte Smith mit ihren Ersparnissen und einer Lebensversicherung über fünfhundert Pfund (heute etwa sechzigtausend Pfund). Langsam stieg ihm sein Erfolg zu Kopf, wurde zu einer Sucht, doch sein nächstes Opfer, Margaret Elizabeth Lloyd, sollte sein letztes sein. Wie Poirot in *Mord auf dem Golfplatz* bemerkt, war es seine perfekte, jedoch stets gleichbleibende Methode, die ihm zum Verhängnis wurde.

Im Januar 1915 schickte Joesph Crossley, dem eine Pension in der nordenglischen Küstenstadt Blackpool gehörte, einem

Kriminalbeamten namens Arthur Neil ein Päckchen. Darin enthalten war ein Brief, der seinen Verdacht hinsichtlich eines Zwischenfalls skizzierte, der sich 1913 in seinem Haus zugetragen hatte: der Tod von Alice Smith (geborene Burnham), entdeckt von ihrem Ehemann George.

Crossley fügte seinem Päckchen an den Ermittler zwei Zeitungsausschnitte bei: einen über Alice und einen über den ausgesprochen ähnlichen Tod von Margaret Elizabeth Lloyd, die ein Jahr später, 1914, von ihrem Ehemann »John Lloyd« in der Badewanne aufgefunden worden war. Da an ihrem Körper keine Anzeichen von Gewalteinwirkung festgestellt werden konnten, war ihr Ableben zum Unfalltod durch Ertrinken erklärt worden. Dennoch ähnelten die Umstände einander einfach zu sehr, und so begann die Polizei zu ermitteln. Schließlich machten sie Smith/Lloyd/Williams ausfindig, der die Bigamie gestand – doch die Schlacht war nur halb gewonnen. Wie sollte man beweisen, dass die Frauen ermordet wurden, und darüber hinaus, dass es George Joseph Smith gewesen war? Wir schreiben das Jahr 1915 und stehen vor einer pathologischen Frage – wen rufen wir da also an? Genau, Bernard Spilsbury! Als er sich des Falls angenommen hatte, orderte er erst einmal die Badewannen, die für Untersuchungszwecke zu ihm geschickt werden sollten. Er untersuchte auch die exhumierten Leichen. Nachdem er verschiedene Mordarten durchgespielt hatte, kam er zu dem Schluss, dass, hätte Smith die Frauen einfach mit roher Gewalt unter Wasser gedrückt, bis sie tot waren, es Zeichen des Kampfes an den Körpern der Opfer hätte geben müssen – aber das war nicht der Fall. Smith hatte sich also eindeutig für einen raffinierteren Angang entschieden: einen, der zum sofortigen Tode führt. Schließlich verlegte sich Spilsbury auf eine Methode, die in der Hemmung des Vagus-Nervs besteht. Es mag zwar merkwürdig erscheinen, dass jemand wie George Joseph Smith von derartigen medizinischen Auswirkungen gewusst haben sollte, aber vielleicht war er rein zufällig über die Methode gestolpert.

Spilsbury war fest entschlossen, die kompliziert klingende, tödliche Prozedur bei Smiths Prozess vorzuführen. Er ließ eine volle Badewanne in den Gerichtssaal bringen, in der sich eine professionelle Taucherin befand. Sie lag also als »Opfer« im Wasser, und Spilsbury nahm Smiths Rolle ein, positionierte sich am Ende der Badewanne, packte die Knöchel des »Opfers« und zog daran. Ihr Kopf glitt unter Wasser, und die Wucht, mit der das Wasser zugleich in ihren Mund und ihre Nase gespült wurde, löste eine Reaktion ihres Vagus-Nervs aus, und sie verlor augenblicklich das Bewusstsein. (So hatte es sich wohl auch bei den realen Opfern verhalten. Sie waren praktisch sofort tot gewesen, was erklärt, warum es kaum Anzeichen für einen Tod durch Ertrinken oder Ersticken gab.) Das Experiment klappte so gut, dass es beinahe eine Stunde dauerte, bis die arme Taucherin wiederbelebt war, und der Prozess landete auf den Titelseiten der Zeitungen – ebenso wie die grausame Mordmethode von George Joseph Smith.

Heutzutage wäre eine solche Vorführung im Gerichtssaal aufgrund des Risikos für die Beteiligten unmöglich. Ob tot oder lebendig, inzwischen behandeln wir Menschen in Sachen Forensik mit weit größerer Vorsicht.

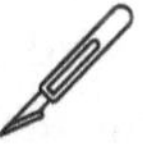

In *Auch Pünktlichkeit kann töten* fragt Chief Constable Major Riddle den namenlos bleibenden Arzt, ob der Tote abtransportiert werden kann, und der erwidert: »Meinetwegen ja. Ich bin hier soweit fertig.«[46]

Das entspricht absolut dem gängigen Vorgehen. Vor der Autopsie wird der Leichnam zunächst am Tatort untersucht, üblicherweise von einem Rechtsmediziner (in ein paar von Christies Büchern auch »Bezirksarzt«, ein zur damaligen Zeit üblicher Begriff). Manchmal verdient dieser spezielle Arzt – oder forensische Pathologe, wie er heute eher genannt wird – seinen Lebensunterhalt mit verdächtigen Fällen und untersucht Tote sowohl am Tatort als auch in der Leichenhalle, um dann bei der gerichtlichen Untersuchung der Todesursache und/oder vor Gericht eine Aussage zu machen. In *Der Todeswirbel* heißt es: »Jetzt war der Gerichtsmediziner an der Reihe und gab eine detaillierte forensische Beschreibung der Verletzungen.«[47] Manchmal ist der untersuchende Arzt aber auch ein örtlicher Allgemeinmediziner oder Ähnliches; jemand, der die Person für tot erklären und darüber hinaus vielleicht eine erste Einschätzung abgeben kann, bevor die Leiche weiter untersucht und dann abtransportiert wird, damit ein weiterer Arzt – vergleichbar mit einem forensischen Pathologen – die Autopsie durchführen kann. Die Untersuchung am Tatort ist aus mehreren Gründen von Bedeutung: Die Zersetzung des Körpers ist ein Prozess, und es gibt postmortale Merkmale, die zum Zeitpunkt des Auffindens eines Toten sichtbar sind und später in der Leichenhalle nicht mehr. Es könnte sein, dass die Position des Leichnams von Bedeutung ist und von jemandem mit professionellen Kenntnissen dokumentiert werden muss, bevor der Leichnam auch nur in geringster Weise verändert wird. Möglich wäre auch, dass die Identifikation des Leichnams schneller vonstattengeht, wenn gewisse Beobachtungen gemacht und Tests ausgeführt werden, bevor er bewegt wird, also ein Teil der Ermittler sich bereits an die Arbeit machen kann, während die Leiche von A nach B transportiert wird. In mehreren Büchern Christies wird uns erzählt, es seien Fotos des Toten an Ort und Stelle gemacht worden oder dass die »Fingerabdruckmänner« bereits die Abdrücke des Toten genommen hätten, um das Identifikationsverfahren zu beschleunigen. Stets korrekt und offenkundig gut vorbereitet, nimmt Agatha Christie auf diese Weise immer wieder auf das vorgeschriebene Prozedere Bezug.

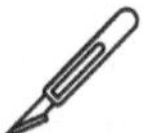

Agatha Christie wusste, dass der erste Anhaltspunkt, der die Polizei oft direkt zum Täter eines Mordes führt, die Leiche selbst ist. Verbrecher scheuen häufig keine Mühen, das Opfer zu vernichten oder zu beschädigen, um dessen Identität zu verschleiern. In *Der Wachsblumenstrauß* ist die Waffe, die bei dem »grausamen Verbrechen« zum Einsatz kommt, um jemandes Kopf brutal einzuschlagen, »ein Beil oder so etwas«. Das Verbrechen wird auch als »bestialischer und sinnloser Mord« bezeichnet – wobei wir uns einer Sache in einem Krimi von Agatha Christie sicher sein können: Es war nicht sinnlos. Wie auch der brutale Mord in *Das Geheimnis der Schnallenschuhe,* bei dem Gesicht und Kopf des Opfers nicht grundlos zerschmettert wurden. Bereits in *Mord auf dem Golfplatz* und *Der blaue Express* dringt Poirot zum Kern der Sache vor. Er vermutet, diese Art Brutalität diene dazu, das Opfer durch Verstümmelung unkenntlich zu machen. Und auch Japp gelangt in *Das Geheimnis der Schnallenschuhe* zu diesem Schluss:

> Schließlich zerschmettert man einer Toten nicht grundlos das Gesicht und den Schädel. Das ist eine dreckige, unschöne Arbeit, weshalb von vornherein klar war, dass es irgendeinen Grund dafür gegeben haben muss.[48]

Auch wenn Agatha Christie versucht, ihre Detektive – und ihre Leser – mit diesen unkenntlich gemachten Opfern zu verwirren, sind die maßgeblichen Hinweise zugleich vorhanden. Wir müssen nur nach ihnen Ausschau halten. Aufgrund seines »blau geschwollenen Gesichts«[49] ist das erwürgte Mordopfer auf Colonel Bantrys Kaminvorleger in *Die Tote in der Bibliothek* kaum noch zu erkennen, und doch kann es anhand seiner Zähne identifiziert werden. In der Geschichte führt eine scheinbar unbedeutende Beobachtung von Miss Marple dazu, dass das Rätsel gelöst werden kann. Sie erklärt, ein Zeuge habe gesagt: »Rubys Zähne hätten nach innen gestanden [...], aber das tote Mädchen in Colonel Bantrys Bibliothek hatte vorstehende Zähne.«[50]

Auch heute noch gilt die forensische Zahnmedizin, die die Zähne von Toten untersucht, aus mehreren Gründen als wichtigstes Mittel bei der Identifikation unbekannter Opfer: Sie ist aussagekräftig, relativ kostengünstig (gegenüber einem DNA-Abgleich) und nicht-invasiv. Ich habe viele Nachmittage mit meinem Kollegen aus der Zahnmedizin in der Leichenhalle verbracht, der eine Leiche nach der anderen für eine zehnminütige Inspektion aus dem Kühler holte, und kann somit das effiziente Tempo des Vorgehens bezeugen. In *Die Tote in der Bibliothek* verweist Christie also auf ein ungemein wichtiges Erkennungsverfahren, das auch heute noch angewandt wird, wenngleich damals in weit primitiverer Form: auf Miss Marples visuelle Fähigkeit, Dinge miteinander zu vergleichen, und ihre schnelle Auffassungsgabe, die es ihr ermöglicht, die Zähne als Hinweis zu nutzen (und nicht etwa komplizierte Zahnabdrücke oder Röntgenbilder). In dem ein paar Jahre zuvor erschienenen *Das Geheimnis der Schnallenschuhe* ist der Einsatz von Zahnabdrücken für den Plot von größter Bedeutung und steht in der Tat in Verbindung zu der bereits leicht verwesten und unkenntlichen Leiche. Ich kann hier nicht allzu sehr ins Detail gehen, ohne zu viel von der Geschichte zu verraten, aber so viel sei gesagt: Es handelt sich hier um einen der Fälle, bei dem Christie forensisches Beweismaterial manipuliert – und mit dem sie sich offenbar so gut auskannte, dass sie dies konnte.

Der Zusammenhang zwischen Zähnen und Verbrechen wurde zu Christies Zeiten nicht nur zur Identifikation unbekannter Opfer herangezogen. Bissspuren sind bei bestimmten Straftatbeständen weitverbreitet, wie beispielsweise bei sexuell motivierten Tötungsdelikten, bei Vergewaltigungen und der Misshandlung von Kindern oder älteren Menschen. Auch wenn der Abgleich von Bissspuren mit den Zähnen eines Tatverdächtigen bis zu den Hexenprozessen in Salem 1692 zurückreicht, findet sich die erste Veröffentlichung eines Falls, bei dem auf diese Weise eine Verurteilung zustande kam, erst 1948, als George Gorringe der Ermordung seiner Frau Phyllis aufgrund einer Bissspur auf ihrer Brust für schuldig befunden wurde. Der Pathologe, der den Fall untersuchte, war noch einer dieser renommierten britischen Gentlemen: Keith Simpson, der nach dem Tod von Bernard Spilsbury gewissermaßen dessen Platz einnahm und das Buch *Simpson's Forensic Medicine* verfasste, auf das ich mich hier öfter beziehe. Er war übrigens auch derjenige, der die Autopsien an dem Wenigen durchführte, was von den Opfern des Säurebadmörders John George Haigh noch übrig war.

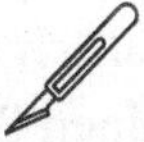

Was Mordopfer betrifft, konnte Agatha Christie zahlreiche Quellen zurate ziehen und so all die wunderbaren Details zusammentragen, von denen sie in ihren Büchern erzählt. In der ersten Hälfte des 20. Jahrhunderts gewannen die noch jungen forensischen Wissenschaften an Bedeutung und hielten mit bekannten Ärzten wie Bernard Spilsbury und Francis Camps im Vereinigten Königreich und E.O. Heinrich in den Vereinigten Staaten ihren Einzug in die Populärkultur. Brutale Verbrechen wie die Badewannenmorde, die The-Crumbles-Morde, die Säurebadmorde und viele andere fanden sich damals auf den Titelseiten der Zeitungen, und die ermittelnden Pathologen wurden zum Gesicht des Falls – gleichsam zu Sherlock Holmes des wahren Lebens. In den Zeitungen und Zeitschriften wurden detaillierte Beschreibungen der Umstände, Verletzungen und sogar die Grundrisse der Tatorte abgedruckt. Gerichtsverfahren wie die von Edith Thompson und Fred Bywaters oder Dr. Crippen wurden zum Thema von Radiosendungen wie *The Black Museum*, die auf fiktionalisierten Fallakten Scotland Yards basierte und 1951 von Orson Welles eingelesen wurde. Im Jahr 1960 erschien sogar eine entsprechende Fernsehserie. Um ihre Geschichten faktisch so akkurat wie möglich darzustellen, unterhielt sich Agatha Christie also nicht nur mit ihren Kolleginnen und Kollegen beim Detection Club, sondern korrespondierte auch mit Fachleuten und konsumierte all die Radiosendungen und Artikel der damaligen Zeit mit großer Begeisterung. Als ich das Black Museum beim Scotland Yard besichtigte, blätterte ich das Besucherbuch durch, um mir Gewissheit darüber zu verschaffen, ob sie je dort war, um sich die Sammlung anzusehen. Angesichts all der dort ausgestellten Fälle, die sie in ihren Büchern beschreibt, war ich überrascht, dass dem nicht so war! Doch selbst ohne einen Besuch in jenem berühmten Archiv voller Objekte, die mit den entsetzlichsten Verbrechen des Landes in Verbindung stehen, hatte sie, typisch Agatha Christie, in puncto gerichtsmedizinischer Untersuchungen den Finger stets am Puls – selbst bei den Toten.

Kapitel 8

FORENSISCHE TOXIKOLOGIE

›Aber ich bin keine Krankenschwester, dem Himmel sei Dank, ich arbeite in der Apotheke.‹

›Na, wie viele Menschen haben Sie denn schon vergiftet?‹

Ich lächelte.

Cynthia lächelte ebenfalls.

›Oh, hunderte, sagte sie.‹[1]

Auf dem Gelände des Torre Abbey Museum in Torquay, dem Geburtsort Agatha Christies, findet sich eine Hommage an die Würdenträgerin selbst in Form eines Gartens. Christie liebte Gärten ganz allgemein, und insbesondere Kamelien, doch in dem Garten des Museums wachsen keine Kamelien. Vielmehr sind die Umrandungen das Grundstücks mit Pflanzen bestückt, die ein höheres Risiko bergen, Leben auszulöschen, als zu erblühen. Er wird der »Potent Plants Garden« genannt, und seine Beete gleichen »Todesbeeten«, sind sie doch mit giftigen Pflanzen versehen, die betäuben, lähmen und töten können. Der Garten beheimatet giftige Hahnenfußgewächse wie den Eisenhut, der Aconitin enthält; Nachtschattengewächse wie die Schwarze Tollkirsche, die vor Atropin nur so trieft, und Wegerichgewächse wie den Fingerhut, aus dem Digitalis gewonnen wird. Warum aber gerade diese Würdigung für die Frau, die oft Duchess of Death, Fürstin des Todes, genannt wurde?

Möglicherweise, weil es sich bei der Mordmethode ihrer Wahl in ihrem Debütroman *Das fehlende Glied in der Kette* um Gift handelte. Nach seinem Erscheinen erhielt das Buch ein paar positive Kritiken, doch die, über die sie sich laut eigener Aussage am meisten freute, war die des *Pharmaceutical Journal*, die es lobte »für seinen sachkundigen Umgang mit Giften, dafür, dass kein Unsinn von nicht zurückverfolgbaren Substanzen erzählt wird, wie dies so häufig geschieht. Miss Agatha Christie weiß, was sie tut«.[2]

Zu Beginn ihrer Laufbahn schreiben Nachwuchsautoren oft über das, was ihnen bekannt ist, und Christie war keine Ausnahme. Ihr enzyklopädisches Wissen über Gifte sammelte sie während ihrer Arbeitszeit in einer Apotheke, zunächst im Ersten, dann erneut im Zweiten Weltkrieg. Der Ansporn, diesen ersten Roman zu schreiben, stammt übrigens von Agatha Christies älterer Schwester Madge, die im Kreis der Familie »Punkie« genannt wurde. Beide Schwestern schrieben gerne zum Zeitvertreib, und Madge wettete darauf, es sei so gut wie ausgeschlossen, einen Krimi zu verfassen, in dem es den Lesern quasi unmöglich wäre, den Schuldigen zu erraten. Agatha glaubte, sie könne es schaffen. Und so ermutigte ihre Schwester sie und forderte sie zugleich zu diesem Unterfangen heraus, für das sie Agatha sogar ihre Schreibmaschine lieh. Teile ihres Plots träumte sich Agatha Christie in der Apotheke zusammen, wenn gerade nichts los war. In ihrer Autobiographie schreibt sie: »Auf den Regalen um mich standen Gifte, und so war es vielleicht nur natürlich, dass ich einen Giftmord ins Auge fasste.«[3]

Christie begann ihren Kriegsdienst im Ersten Weltkrieg als Hilfskrankenschwester für das Voluntary Aid Detachment, doch als im Krankenhaus in Torquay, in dem sie stationiert war, eine Apotheke öffnete, absolvierte sie eine Weiterbildung und legte eine Prüfung ab, um stattdessen dort zu arbeiten. Rezepturen wurden vor Ort per Hand zubereitet, und Agatha Christie fand sich inmitten einer Vielzahl gefährlicher und faszinierender Substanzen wie Morphium, Strychnin und Zyankali wieder. Substanzen, die bis Mitte des 20. Jahrhunderts größtenteils aus der *British Pharmacopoeia*, dem amtlichen Verzeichnis zugelassener Arzneimittel und medizinischer Substanzen, getilgt worden waren. In *Das unvollendete Bildnis* hat Meredith Blake – einer der fünf Protagonisten, die die metaphorischen »Schweine« des englischen Originaltitels *Five Little Pigs* ausmachen – weit mehr als ein flüchtiges Interesse an der Wirkkraft von Pflanzenextrakten. In Bezug auf Koniin, eine besonders gefährliche Substanz, die aus Geflecktem Schierling gewonnen wird, verweist er auf die *British Pharmacopoeia*. Er sagt:

> Koniin [...] – in den Arzneibüchern steht meines Wissens keine offizielle Rezeptur für seine Zubereitung, aber ich habe seine Heilwirkung bei Keuchhusten und übrigens auch Asthma nachgewiesen ... [4]

Zweifellos war Christie die *Pharmacopoeia* seit Beginn ihrer Tätigkeiten, sowohl als Schriftstellerin als auch als Apothekerin, bestens vertraut, und sie ließ dieses Wissen in einige ihrer Geschichten einfließen.

Anders als unsere Apotheken heute, die klinisch aussehende Schachteln mit streng geprüften verschreibungspflichtigen Medikamenten vertreiben, verließ man sich in den Jahren zwischen den beiden Weltkriegen noch auf unkalkulierbare Heilmittel, auf Präparate, die von den Apothekern selbst zusammengemischt und nicht fertig verpackt geliefert wurden: Strychnin wurde in kleinen Dosen als flüssiges Tonikum eingenommen, um seine Nutzer »in Schwung zu bringen«, und

Morphium-Puder wanderte scheinbar ohne Weiteres bei jedem Wehwehchen über die Ladentheke. Zum damaligen Zeitpunkt bestand Agatha Christies Laufbahn als Autorin gerade einmal aus ein paar Kurzgeschichten und Gedichten sowie einem unveröffentlichten Roman. Unweigerlich regte ihr Arbeitsalltag – bei dem sie mit all diesen ungewöhnlichen Substanzen in Berührung kam – sie dazu an, darüber zu schreiben. Sie begann mit einem Gedicht mit dem Titel »In a Dispensary« [»In einer Apotheke«]. Es beinhaltet die folgenden, stimmungsvollen Zeilen:

Hier ist Schlaf und Trost und Linderung von Schmerz
Courage und Kraft wie neu!
Hier die Gefahr und Mord und plötzlicher Tod
In diesen Fläschchen grün und blau …

Ganz offensichtlich erkannte sie die widersprüchliche Natur der unzähligen Rezepturen, die, je nach verabreichter Dosis, heilen oder schaden konnten. Alles kann, abhängig von der Dosierung, eine Droge sein, selbst Wasser. Oder wie es der Arzt Paracelsus zur Zeit der Renaissance ausdrückte: »Allein die Dosis macht das Gift« – etwas, das Agatha Christie im Rahmen ihrer Ausbildung sicherlich lernte.

Als sie damit begann, ihren ersten Kriminalroman zu schreiben, lag es daher auf der Hand, dass der Mord mit Gift begangen würde. Genau genommen beinhalten 41 ihrer insgesamt 66 Krimis und Thriller Vergiftungen, und sie hat sich einer ganzen Menge Figuren durch bekannte Substanzen wie Zyankali, Arsen oder Morphium entledigt, und ein paar mit weniger bekannten Verbindungen wie Eserin, Taxin und Oxalsäure.

Aber es gibt noch einen anderen Grund, der Gift für sie zu einer überaus attraktiven Mordwaffe machte. Zu Beginn ihrer

Karriere war Gift nicht nur für Schriftstellerinnen, sondern auch für Mörder die Waffe erster Wahl. Bis Mitte des 20. Jahrhunderts waren Substanzen, die dann sukzessive eingeschränkt wurden, noch für jeden erhältlich. So sagt Miss Marple in der Kurzgeschichte *Greenshaws Folly*: »Arsen ist natürlich eine Möglichkeit, da es so leicht zu beschaffen ist. Wahrscheinlich liegt es schon im Gartenschuppen, als Unkrautvernichter.«[5] Nach und nach wurden sicherere und (in manchen Fällen) weniger suchterzeugende Möglichkeiten entdeckt. Meist wurden Gifte als Pestizide eingesetzt: Mit Zyankali wurden beispielsweise Wespen getötet, und das Papier von Fliegenfängern war in Arsen getränkt.

In *Tragödie in drei Akten* wird Nikotin als reines, geruchloses Alkaloid beschrieben: »Wenige Tropfen reichen aus, um einen Mann sofort ins Jenseits zu befördern [...] Trotzdem ist es sozusagen handelsüblich. In Form einer Lösung sprüht man Rosen damit ein«[6], was auf seine Wirksamkeit gegen Blattläuse verweist. Auch wenn Strychnin seit Anfang des 20. Jahrhunderts verboten war, so blieb es doch noch immer käuflich, solange Kunden etwas vorweisen konnten, das als »guter Grund« für die Verwendung galt, etwas wie Schädlinge, nur dass sie diesmal größer sein mussten als Blattläuse: Ratten vielleicht oder Füchse. Das ist wohl einer der Gründe, weshalb Agatha Christie es für ihr erstes Opfer in *Das fehlende Glied in der Kette* auserkor. Im Buch heißt es, jeder, der Strychnin kaufen wolle, müsse sich in der Apotheke registrieren, um es zu erhalten. Man musste seinen Namen und seine Adresse angeben und den Grund, warum das Strychnin gebraucht wurde: in diesem Fall, um einen Hund einzuschläfern. Auf diese Weise sollten die Geschäftsvorgänge dokumentiert werden, sodass die Polizei, wenn jemand später mörderische Giftmischer-Spielchen trieb, einen ersten Anhaltspunkt für ihre Suche hatte. Betrachtet man den Plot, ist die Dokumentation des Giftkaufs jedoch aus einem anderen Grund wichtig, und wir geraten wieder auf das Terrain der Handschriftenanalyse – wenn Sie herausfinden möchten, warum, müssen Sie das Buch allerdings schon selbst lesen!

Die uns zur Verfügung stehenden modernen wissenschaftlichen Möglichkeiten haben die Landschaft der Gifte grundlegend verändert. Ich möchte an dieser Stelle erneut auf den Potent Plants Garden des Museums in Torquay zurückzukommen, denn auf einer der Hinweistafeln steht eine geniale Warnung:

> Wo möglich, haben wir giftige Pflanzen durch weniger wirksame Sorten oder unbedenkliche Alternativen ersetzt, um die Sicherheit von Mitarbeitern und Besuchern gleichermaßen zu gewährleisten. Auf eine Reihe von Pflanzen wird vollständig verzichtet. Dazu gehören:
> Gefleckter Schierling – der wirklich sehr giftig ist.
> Cannabis und Cocastrauch – da wir keinerlei Wunsch hegen, ins Gefängnis zu wandern.
> All jene, die versucht sind, seien hiermit gewarnt: Dank der modernen Rechtsmedizin können all die oben genannten Gifte nachgewiesen werden. Ohnedies muss, wer substanzielle Giftmengen gewinnen möchte, über umfangreiches Fachwissen verfügen.

Dann folgt in roten fetten Buchstaben: **Denken Sie noch nicht einmal daran!**

Mir gefällt das deswegen so gut, weil es so wahr ist.

Auch wenn die Namen dieser Gifte wohlig altmodisch klingen und einem der bloße Gedanke »Sie werden heutzutage doch sicherlich nicht mehr auf Schierling testen – Herrgott noch mal, das Gift ist so alt, es hat schon Sokrates getötet!« wohl verziehen wird, bleibt die Tatsache bestehen, dass sowohl zahlreiche unserer heilenden als auch hochgiftigen modernen Präparate ihren Ursprung in diesen althergebrachten Gewächsen haben. Bekanntlich enthält Schlafmohn Morphin, das durch einen chemischen Prozess in Heroin umgewandelt werden kann. Atropin aus der Pflanze Belladonna, auch als Schwarze Tollkirsche bekannt, findet heute noch in der Augenmedizin Anwendung: Es wird benutzt, um die Pupillen für optische Untersuchungen zu weiten. Und Digitalis aus den Pflanzen der Gattung »Fingerhut« ist Bestandteil von Herzmedikamenten.

Eines von Christies vor Gift nur so triefenden Büchern ist *Der Tod wartet*, nicht nur wegen der Menge der darin erwähnten toxischen Substanzen, sondern aufgrund des giftigen Charakters der sadistischen Mrs Boynton, der Antagonistin der Geschichte. Der Mord an ihr scheint da schon vorprogrammiert, und als es so weit ist, stellt sich heraus, dass Gift zum Einsatz kam. Der folgende Wortwechsel – es geht darum, ob Digitoxin verwendet wurde – zeugt einmal mehr von Christies umfangreichem Wissen: »Digitoxin, sagte Poirot, ist ein giftiges Herzmittel, nicht wahr?« Worauf Dr. Gerard erwidert:

> Ja. Es wird aus Digitalis purpurea gewonnen, dem gewöhnlichen Roten Fingerhut. Er besitzt vier aktive Grundbestandteile: Digitalin, Digitonin, Digitalein und Digitoxin. Von diesen gilt Digitoxin als giftigster Wirkstoff […].[7]

Das Buch wurde 1938 – zwischen den Kriegen – verfasst und zeugt davon, dass wir es bei Agatha Christie wahrlich mit einer Meisterin der Gifte zu tun haben! Kathryn Harkup schreibt in *A Is For Arsenic*, Christies naturwissenschaftliche Akkuratesse sei »erste Liga«. Sie erläutert: »Von all den Substanzen, die bei Christie vorkommen […] werden Digitoxin und Digitalin auch heute noch verschrieben. Digitalin ist heute unter dem Namen Digoxin bekannt.« Harkup warnt auch, dass Digitalis, obgleich eine äußerst effektive Mordwaffe, selbst anhand winzigster Mengen nachgewiesen werden kann.[8] Im Vereinigten Königreich beinhalten viele von amtlichen Leichenbeschauern angeordnete Autopsien auch eine toxikologische Untersuchung, bei der die verstorbene Person auf Gifte wie Digitalis hin getestet wird, vor allem, wenn kein offensichtlicher Hinweis darauf vorliegt, woran sie gestorben ist … etwas, das es zu beachten gilt, sollten Sie auf diesen Seiten Ausschau nach Inspiration halten!

Worum es sich bei der forensischen Toxikologie handelt

Bei der Toxikologie handelt es sich um eine Kombination aus Chemie und Physiologie; sie untersucht die gesundheitsschädlichen Auswirkungen einzelner Chemikalien oder von Stoffgemischen auf Lebewesen. Der Begriff »toxische Substanzen« ist dabei so weit gefasst, dass er selbst Wasser, Koffein und Sauerstoff beinhaltet, vorausgesetzt, sie liegen in ausreichend großen Mengen vor. Es ist insofern ein ungemein umfangreiches Fachgebiet und eines, in dem sich Menschen, die wie ich selbst mit Toten arbeiten, gut auskennen sollten. In der modernen Leichenforschung, in deren Rahmen wir speziell für sogenannte Hochrisiko-Autopsien geschult werden (weswegen Ganzkörperschutzanzüge getragen werden, manchmal sogar mit Atemschutzmaske), werden Gifte unter dem Sammelbegriff CBRN zusammengefasst, der für Chemical, Biological, Radiological und Nuclear steht. Wir könnten aber auch zwischen menschengemachten und biologischen Giften unterscheiden. Für unsere Zwecke beschränken wir uns auf die Gifte, die uns in Christies Büchern begegnen, und darauf, wie man sie nachweist. (Außerdem ist sie ja auch nicht gerade für ihren übermäßigen Einsatz radioaktiver Substanzen bekannt!) Auch wenn Christie selbst höchstwahrscheinlich eine andere Einteilung getroffen hätte, als sie sie während des Ersten Weltkriegs in der Apotheke erforschte, unterscheiden wir hier zwischen korrosiven und systemisch wirkenden Substanzen.

Korrosive Substanzen

Dazu zählen Säuren und Laugen und weitere Substanzen, die bei direktem Kontakt zu Verätzungen und Nekrosen (Gewebstod) des Körpergewebes führen (weswegen Säurebadmörder John Haigh korrosive Substanzen benutzte, um sich seiner Opfer zu entledigen). Das im späten 19. Jahrhundert entwickelte Desinfektionsmittel Lysol ist ätzend, ebenso wie Schwefel- und Salzsäure. Korrosive Gifte rufen schwere, sichtbare Schäden am Weichgewebe und bei ihren Opfern qualvolle Schmerzen hervor. Im rechtsmedizinischen Kontext begegnet man ihnen nicht mehr so oft wie früher, und wenn, dann häufig im Zusammenhang mit einem Selbstmord oder, noch verstörender, bei heimtückischen Attacken oder Folter. Außer den Schäden, die korrosive Gifte nach Einnahme an den inneren Organen verursachen, hinterlassen sie meist auch Verätzungen am Mund, an der Nase und am Kinn. Der Tod durch ein korrosives Gift ist unglaublich brutal und schmerzhaft, und auch wenn Christie sie nicht häufig in ihren Büchern zum Einsatz kommen ließ, so kamen sie doch vor – beispielsweise das Oxalsäure enthaltende Hutfärbemittel, das das Zimmermädchen Amy im mörderischen *Das Sterben von Wychwood* unwissentlich einnimmt. Das bemerkenswerteste Beispiel aber ist der akkurat beschriebene Tod von Mrs Johnson in *Mord in Mesopotamien*, die nachts versehentlich Salzsäure aus einem Glas auf ihrem Nachttisch trinkt (in der Annahme, es sei Wasser, doch der Mörder hatte es auf hinterhältige Weise ausgetauscht). Schwester Leatheran, die Erzählerin der Geschichte, findet die mit dem Tod Ringende auf:

> Miss Johnson lag im Bett und wand sich in grässlichen Schmerzen. Als ich mich über sie beugte, bewegte sie ihre Lippen und versuchte zu sprechen, brachte aber nur ein unverständliches Flüstern hervor, und ich sah, dass ihre Mundwinkel und die Haut am Kinn wund waren.[9]

Diese Symptome entsprechen alle ganz genau denen, die nach der Einnahme korrosiver Substanzen auftreten. Bei den schweren sichtbaren Schäden, die ich oben erwähnt habe, handelt es sich um nekrotische – abgestorbene – Gewebestellen, die aufgrund extremer Irritation unseres empfindlichen Fleischs zustande kommen. Im Körperinneren – im Mund und in der Speiseröhre – muss sich das in etwa so anfühlen, als würde man innerlich mit Schleifpapier bearbeitet oder würde Rasierklingen schlucken. Es wäre äußerst schmerzhaft, was erklärt, warum Mrs Johnson »sich in grässlichen Schmerzen wand«. Darüber hinaus würde eine korrosive Flüssigkeit dem Kehlkopf schwere Schäden zufügen, was wiederum ihr »unverständliches Flüstern« erklärt. In einem solchen Fall wird die korrosive Flüssigkeit unweigerlich ausgespuckt, da der Körper sie instinktiv loswerden möchte, was zu weiteren Verletzungen am Gewebe, im Gesicht und am Hals führt, die, wie es in der englischen Originalausgabe heißt, gräulich weiß aussahen, da die Hautzellen zerstört wurden.

Die Auswirkungen dieser Substanzen sind nicht auf eine Stelle begrenzt, sondern breiten sich in unterschiedlichem Maße auf alle Organe und Systeme des Körpers aus, wobei sich der größte Schaden an ein oder zwei Organen manifestiert (im Gegensatz dazu schädigen korrosive Gifte nur lokal). Außerdem sind sie für die meisten der durch Gift zu Tode Gekommenen in Christies Büchern verantwortlich, handelt es sich bei ihnen doch um Substanzen wie Arsen und Thallium, die zu den Metallgiften zählen, sowie um Zyankali, Rizin und Digitalis.

In *Die Lernäische Schlange* untersucht Poirot den Mord an Dr. Charles Oldfields Ehefrau, die, so Gerüchte im Dorf, von ihrem Ehemann vergiftet wurde. Im Verlauf eines Gesprächs darüber, ob ihr Körper exhumiert werden soll, sagt die intelligente junge Laborantin Jean Moncrieffe – die Agatha Christie zweifellos sich selbst nachempfand – zu Poirot:

> Ich weiß, wovon ich spreche. Sie denken an Arsenvergiftung – man kann beweisen, dass sie nicht mit Arsen vergiftet wurde. Aber es gibt andere Gifte – die Pflanzenalkaloide – ich bezweifle, dass man nach einem Jahr ihre Spuren nachweisen könnte.[10]

Jean Moncrieffe bezieht sich hier auf ein systemisch wirkendes Gift einer bestimmten Substanzgruppe, die Christie häufig in ihren Werken zum Einsatz kommen ließ und die ihnen einen authentischen Anstrich verlieh: Alkaloide. Alkaloide sind natürlich vorkommende, stickstoffhaltige Verbindungen, die von zahlreichen Organismen wie Pflanzen, Pilzen und Bakterien produziert werden. Viele Gifte – und Medikamente – sind Alkaloide. Sie haben eine starke Wirkung auf den menschlichen Organismus, wirken sich auf das zentrale Nervensystem aus und hinterlassen nur wenige nachweisbare Spuren im Körper. Sie können ganz unterschiedliche Symptome hervorrufen, scheinen aber alle eins gemeinsam zu haben: einen bitteren Geschmack – was zum Problem werden kann, möchte man sie jemandem heimlich unterjubeln. Darüber hinaus enden ihre Namen häufig auf »-in«, wie beispielsweise Atropin, Strychnin, Koffein, Morphin und Kokain, um nur ein paar zu nennen.

Das ist insofern erwähnenswert, als ein Leser aus dieser Endung, oder wenn ein bitterer Geschmack erwähnt wird, schließen kann, dass es sich um ein Alkaloid handelt – häufig eine Spur auf der Suche nach des Rätsels Lösung in einer Kriminalgeschichte.

In *Das Geheimnis der Goldmine* [im englischen Original *A Pocket Full of Rye*] – eine von Christies gelungeneren Umsetzungen der Kinderlied-Analogie – spielt Agatha Christie mehrfach auf den Text des Kinderlieds an, dem auch der Titel entstammt: Auf die »vier und zwanzig« Amseln im Pie [im Kinderlied wird dem König ein mit Amseln gefüllter Kuchen serviert, in Christies Buch wird die Fleischfüllung eines Pies durch tote Amseln ersetzt, Anm. d. Ü.], auf den König an seinem Hof (Rex Fortescue in seinem Arbeitszimmer) und auf die Königin im Salon (Adele Fortescue, seine Frau in zweiter Ehe). Als Rex unerwartet zu Tode kommt, erfahren wir, mit welchem Alkaloid er vergiftet wurde, und der behandelnde Arzt, Professor Bernsdorff, scheint davon absolut – und vielleicht auf ein klein wenig makabre Weise – fasziniert. Als ihn der ermittelnde Inspector Neele fragt: »Ist es das? Eibenbeeren?«, antwortet Professor Bernsdorff:

> Früchte oder Nadeln. Hochgiftig. Taxin ist ein natürliches Alkaloid. Glaube nicht, dass ich je von einem Fall gehört

> habe, in dem es absichtlich angewandt wurde. Wirklich höchst interessant und ungewöhnlich. Sie können sich nicht vorstellen, Neele, wie müde man der ewigen Unkrautvertilger wird. Taxin ist eine echte Überraschung.[11]

Das ist in dem Fall von Bedeutung, da jemand angeklagt wird, Rex' Tee im Büro damit vergiftet zu haben, aber wir wissen inzwischen ja, dass Alkaloide extrem bitter sind: Rex hätte es sofort geschmeckt und seinen Tee stehen lassen. Welchem bitteren Lebensmittel hätte das Taxin also unauffällig beigemischt werden können, um Mr Fortescue umzubringen? Um das herauszufinden, müssen Sie, werte Leserinnen und Leser, ihre kleinen grauen Zellen schon selbst anstrengen!

Abgesehen von dieser höchst realistischen, kniffligen Rätselfrage, sind auch die letzten Sätze, die Christie dem Arzt in den Mund legt, absolut korrekt: Bis dato war Taxin tatsächlich nie bei einem Mord verwendet worden. Es sollte nicht das einzige Mal bleiben, dass Christie höchst innovationsfreudig über ein weniger bekanntes Gift schrieb und es für einen Mord nutzte …

Die toxikologische Analyse im Rahmen der Autopsie

Heutzutage werden der Leiche am Ende einer Autopsie – oder sogar noch bevor sie begonnen hat – Proben für die toxikologische Analyse entnommen. Bei verdächtigen Todesfällen wird immer eine toxikologische Analyse durchgeführt, aber auch bei einer großen Anzahl von Routinefällen. Gift hinterlässt nicht immer äußere Spuren an den Opfern, weswegen die toxikologische Analyse zur Sicherung der pathologischen Befunde durchgeführt wird. Um auf eine Vielzahl an

Substanzen hin zu prüfen, müssen der Leiche eine fast ebenso große Anzahl an Proben entnommen werden, was häufig in den Tätigkeitsbereich der Medizintechnikerin im Bereich Labor und Pathologie fällt. Zu den gängigen Proben zählen:

Blut: Bei einer Autopsie wird es üblicherweise aus der Oberschenkelvene oder den Iliakalvenen am Unterbauch entnommen, allerdings aus dem Körperinneren, nachdem die Organe entfernt wurden. Dies kommt daher, dass hier eine größere Menge an Blut verfügbar ist als im restlichen Körper und es hier zumeist am wenigsten kontaminiert ist.
Urin: Oft ist die Blase während einer Autopsie noch voll; es trifft nicht immer zu, dass sie beim Sterben entleert wird, ebenso wenig wie der Darm. Es ist ratsam, den Urin mit einer Spritze zu entnehmen, sobald der Leichnam geöffnet wurde und bevor zu viel Blut oder Flüssigkeit aus der Lunge und dem Bauchraum nach unten fließt und ihn verschmutzt. Drogen und ihre Abbauprodukte sind im Urin häufig länger nachweisbar als im Blut, insofern ist es wichtig, ihn rein zu halten.
Augenflüssigkeit: Diese gallertartige Substanz wird mit einer großen Spritze abgesaugt. (Indem man die Nadel in horizontalem Winkel seitlich des Augapfels gegen den auftretenden Widerstand einführt; in optimaler Lage kann die Nadel durch die Pupille hindurch hinter der Iris gesehen werden.) Die Augenflüssigkeit wird immer dann asserviert, wenn kein Urin im Körper vorhanden ist. Die Entnahme führt dazu, dass der Augapfel etwas flacher wird, weswegen man zur kosmetischen Wiederherstellung Wasser oder Kochsalzlösung ins Auge spritzt, obwohl die Lider im Anschluss sowieso geschlossen werden.
Gallenflüssigkeit: Die Gallenblase, die die Gallenflüssigkeit produziert, sitzt an der Unterseite der Leber und wird rou-

tinemäßig entnommen. Die Gallenflüssigkeit dient insbesondere dazu, Morphine und Opiate nachzuweisen.

Mageninhalt: Der Mageninhalt wird nur dann entnommen, wenn keine anderen Proben zur Verfügung stehen, da er nur selten von Nutzen ist. Immerhin können unverdaute Kapseln oder Tabletten darin gefunden werden, zumindest, wenn die Person kurz nach Einnahme derselben verstorben ist.

Lungengewebe: Es wird üblicherweise bei Verdacht auf Lösungsmittelmissbrauch vom Pathologen entnommen, da wir Lösungsmittel und Gase in unsere Lunge einatmen. Um sicherzustellen, dass etwaige Lösungsmitteldämpfe nicht entweichen, wird das Gewebe in luftundurchlässige Schutzbeutel gepackt, die jenen ähneln, in denen Brandermittler Kleidung von einem Tatort sammeln: Es ist wichtig, die Gase für die Analyse in dem Beutel zu halten, auch zur eigenen Sicherheit.

Lebergewebe: Wird üblicherweise vom Pathologen entnommen und kann aufschlussreich sein, insofern hier viele Gifte in höherer Konzentration vorliegen, da sie in der Leber abgebaut werden. Trinken wir beispielsweise Alkohol (=Ethanol), wird dieser in der Leber zu Acetaldehyd abgebaut, das wiederum in Essigsäure und schließlich in Wasser und Kohlendioxid umgewandelt wird. Jede Substanz führt zu anderen Abbauprodukten, und ihr Vorhandensein im Lebergewebe kann einen Hinweis auf das ursprüngliche Gift oder die ursprüngliche Droge geben.

Haare und Nägel: Diese beiden Proben können besonders nützlich sein, um festzustellen, ob jemand unter einer chronischen Opiatsucht litt oder bestimmten Metallgiften wie Arsen oder Thallium über lange Zeit ausgesetzt war. Dies liegt daran, dass diese Substanzen häufig dort im Körper abgelagert werden, wo sie relativ wenig Schaden anrichten können. Das Keratin in Haar und Nägeln ist dafür ideal.

Haare: Sie wachsen circa einen Zentimeter pro Monat. Am besten eignen sich ausgerissene Haare als Probe. Werden sie abgeschnitten, muss das körpernahe Ende des Haars deutlich als solches gekennzeichnet werden, da sich die zuletzt zugeführte Substanz näher an den Haarwurzeln nachweisen lässt. Aufgrund der Wachstumsrate besteht auch die Möglichkeit herauszufinden, wann ein Gift verabreicht wurde. Kann anhand der Haare nichts nachgewiesen werden, liegt aber ein positiver toxikologischer Befund von anderen Organproben vor, weist dies auf die einmalige Gabe einer starken Dosis Gift hin, im Gegensatz zu einer schleichenden Vergiftung, die sich über längere Zeit hinzieht.

Nägel: Zunächst werden sie mit bloßem Auge untersucht, da Hinweise auf chronischen Drogenmissbrauch vorliegen könnten wie beispielsweise Mees-Nagelbänder (mattgraue Querstreifen). Abgeschnittene Nägel werden dann so analysiert wie Haare.

In *Fata Morgana* findet sich eine Andeutung auf Christies Wissen zu diesem Thema: Miss Marples Jugendfreundin Carrie-Louise erzählt, ihr Stiefsohn Alex sei so begeistert von seiner neuen Schere gewesen, dass er sie dazu gebracht hätte, sie augenblicklich auszuprobieren. Das weckt in Miss Marple einen Verdacht, und sie sagt: »Ich nehme an, dass er die abgeschnittenen Fingernägel aufgesammelt und mitgenommen hat.«[12] Später erklärt sie, ihr sei klar geworden, dass Alex herausfinden wollte, ob seiner Stiefmutter über längere Zeit Arsen verabreicht worden war.

Für Rechtsmediziner ist eine Kombination der oben genannten Proben ideal, da sich Drogen oder Gifte unterschiedlich lang in den einzelnen Proben nachweisen lassen und unterschiedliche Drogen oder Gifte an verschiedenen Körperstellen gefunden werden. Die Proben werden dann an ein toxikologisches Labor gesandt, und der Pathologe erhält einen Anruf, wenn die Ergebnisse da sind, was meist mindestens eine Woche dauert (es sei denn, es handelt sich um einen sehr prominenten Fall). Es ist also nicht so, wie es uns Krimiserien wie *CSI* glauben machen: Die Testergebnisse stehen nicht sofort zur Verfügung. Auch zu Agatha Christies Zeiten war das nicht anders. In *Das Geheimnis der Schnallenschuhe* beschwert sich Inspector Japp über die noch ausstehenden Untersuchungsergebnisse eines Falls, bei dem jemand mit Adrenalin und Novocain vergiftet wurde: »Die genauen Mengen weiß man noch nicht – diese quantitativen Analysen scheinen eine Ewigkeit zu dauern [...]«[13] Wie es aussieht, vermochten es die Mitarbeiter der Pathologie noch nie, mit unserer Mordlust Schritt zu halten.

Die Geschichte der forensischen Toxikologie

Mit größter Wahrscheinlichkeit haben wir Menschen einander vergiftet, seit wir die Erde bevölkern, und Aufzeichnungen über Opfer, die auf diese Art beseitigt wurden, reichen zurück bis in die Antike.

Der jakobinische Dramatiker John Fletcher bezeichnete Gift bekanntlich als »Waffe des Feiglings«, womit er auf die heimtückische Natur des Giftmords verwies, der ohne Risiko unmittelbarer Vergeltung ausgeführt werden kann. Natürlich heißt das nicht, dass alle Giftmörder einfach Feiglinge sind. Vielleicht fehlt ihnen einfach nur die Fähigkeit zur rohen Gewalt, die es braucht, um jemanden mit bloßen Händen zu töten. Deswegen wird Gift häufig auch als »Waffe der Frau« bezeichnet. So schreibt auch Christie selbst in *Tragödie in drei Akten:* »Auch Frauen benutzen Gift als Waffe – vielleicht sogar öfter als Männer.«[14]

Im 17. Jahrhundert soll in Italien eine Frau gelebt haben, die ihren Lebensunterhalt fast fünfzig Jahre damit bestritt, Ehefrauen eine todbringende Giftmischung zu verkaufen, damit diese ihre Ehemänner, ohne Verdacht zu erregen, ins Jenseits befördern konnten. Ihr Name war Giulia Tofana, und ihr sagenumwobenes, angeblich als Hauttonikum getarntes Elixier wurde Acqua Tofana genannt. In Wirklichkeit aber enthielt die farb- und geruchlose Flüssigkeit eine Mixtur giftiger und, wichtig, nicht nachweisbarer Zutaten – doch niemand weiß mit Sicherheit, was darin war … Anscheinend bestand das Gebräu zu einem großen Teil aus Arsen und war doch immerhin so bekannt, dass Mozart auf seinem Totenbett klagte, jemand habe ihn damit vergiftet. Gemäß einer Überlieferung »gab es in Neapel keine Frau, bei der es nicht offen auf ihrem Toilettentisch zwischen all ihren Parfüms gestanden hätte. Sie allein kannte das Fläschchen, wusste es von den anderen zu unterscheiden.«

Es heißt, Tofana und ihre Helferinnen hätten über die Jahre mehr als sechshundert Männer auf diese Weise getötet, doch über ihren Niedergang kursieren so viele Geschichten, dass man unmöglich sagen kann, ob es sie wirklich gab. Sie war jedoch nicht die Einzige. Nur ein Jahrzehnt nach Tofanas Tod hatte die französische Giftmischerin La Voisin den gesamten Hof von Louis XIV. in Versailles in ihren Bann gezogen. Sie sagte die Zukunft voraus, bot Liebestränke an und – natürlich – half ihren Klienten, ihre Feinde mithilfe der von ihr verkauften Giftmischungen aus dem Weg zu räumen. Selbst wenn die Geschichten über sie hier und da ein bisschen ausgeschmückt wurden, erzählen sie uns doch etwas über die

Geisteshaltung derer, die sie verbreiteten, und die Gefahr, in der sich die Menschen damals wähnten, vergiftet zu werden. Es war eine derart gängige Methode, andere aus dem Weg zu schaffen, dass Gifte wie Arsen von den Franzosen häufig als »poudre de succession« oder von den Engländern als »inheritance powder« [also in etwa »Erbfolgepuder«] genannt wurden, und jeder, der auch nur im Geringsten Rang und Namen hatte, beschäftigte einen Vorkoster, der prüfen musste, ob Gift im Essen war, bevor er selbst es zu sich nahm. Natürlich konnten die Mahlzeiten dadurch nur auf schnell wirkende Gifte hin überprüft werden! Fiel der Vorkoster binnen Sekunden tot um, ließ die Person, die ihn beschäftigt hatte, von ihrem Teller ab. Der Vorkoster konnte aber auch feststellen, ob das Essen unerwartet bitter schmeckte, es zurückgehen lassen und seinen Arbeitgeber so vor den potenziell tödlich wirkenden Alkaloiden bewahren.

Die erste Schrift über die Lehre von Giften und Vergiftungen wird dem indischen Gelehrten Chanakya zugeschrieben, der von 350 bis 283 v. Chr. lebte. Doch erst im 18. Jahrhundert wurden Tests entwickelt, mit denen man toxische Substanzen nachweisen konnte. Diese wurden nach und nach verfeinert und bilden inzwischen die Grundlage für die toxikologischen Untersuchungen, die heute bei Autopsien durchgeführt werden. Aus dieser Epoche – dem späten 18. und frühen 19. Jahrhundert, auch Goldenes Zeitalter der Giftmorde genannt – stammte wohl das gesammelte Wissen, das sich Agatha Christie aneignete, als sie beim Berufsverband der Apotheker für ihren Abschluss lernte. Sie bestand ihre Apothekerprüfung im Jahr 1917.

Ob bei einer Autopsie, bei einem Drogentest auf der Arbeit, ja, selbst der Alkoholtest im Auto – heutzutage sind toxikologische Tests normal, und man kann sich kaum vorstellen, dass es früher einmal keine verlässlichen wissenschaftlichen Methoden gegeben hat, um Gifte nachzuweisen. Doch so war es und änderte sich erst 1775, als ein deutsch-schwedischer Chemiker einen Test für das Gift entwickelte, das uns allen wohl am vertrautesten ist: Arsen.

Carl Wilhelm Scheele hatte es bereits mit seiner Entdeckung der Elemente und seiner Forschung über Säuren zu Bekanntheit gebracht. Bei einer seiner Routinearbeiten fand er heraus, dass es möglich war, eine Säure herzustellen, indem man weißes Arsenpulver (Arsentrioxid, das weiße Pulver, das man verwendete, um andere zu vergiften) mit Salpetersäure und Zink erhitzte. Die Säure wandelte sich in das Gas Arsenwasserstoff um, und jetzt, nach der Entdeckung dieses Verfahrens, anhand dessen das Gas isoliert werden konnte, war es auch möglich, damit Arsentrioxid in den Leichen mutmaßlicher Vergiftungsopfer nachzuweisen. Der Mageninhalt musste nur mit Salpetersäure und Zink erhitzt werden, und wenn das nach Knoblauch riechende Gas aufstieg, bedeutete dies, dass in dem Magen Arsentrioxid vorlag. Es war das erste Mal überhaupt, dass ein Test benutzt werden konnte, um ein Gift nachzuweisen. Doch der Umstand, dass es sich um Arsen handelte, war damals aufgrund dessen trauriger Berühmtheit von besonderer Bedeutung. (Auch in vorliegendem Buch scheint dieser Umstand von besonderer Bedeutung, da Arsen das Gift ist, das am stärksten mit Agatha Christie in Verbindung gebracht wird. Dies entspricht jedoch nicht der Realität und hat meiner Meinung nach eher damit zu tun, dass uns das Gift aus zahlreichen anderen Büchern und Filmen bekannt ist, nicht speziell aus Christies Werken. In ihrem gesamten Œuvre befördert sie nur 13 Figuren mit Arsen ins

Jenseits – obgleich es in flapsigen und humorigen Kommentaren durchaus öfter erwähnt wird. So schimpft die junge Ärztin Sarah King in *Der Tod wartet* bezogen auf die boshafte Mrs Boynton: »Eigentlich sollte man die Alte umbringen! Ich persönlich würde Arsen im Frühstückstee verordnen.«[15])

Viele Menschen betrachten sich nicht als Arbeitnehmer, die nur von »neun bis fünf« ihre Pflicht tun, doch Scheele arbeitete sich wortwörtlich zu Tode: Bei ihm, einem der großen Wissenschaftler, der zu einer Zeit tätig war lange bevor es Pflicht wurde, individuelle Schutzkleidung zu tragen, forderte die Belastung durch giftige Substanzen wie Arsen, Quecksilber und Blei ihren Tribut, und er starb mit gerade einmal 43 Jahren. Doch es ist seiner anfänglichen Entdeckung zu verdanken, dass der britische Chemiker James Marsh 1836 seine berühmte »Marsh'sche Probe« entwickeln konnte, die den Ausgangspunkt der forensischen Toxikologie markiert und zugleich ihren Grundstein legte. Agatha Christie war mit der Marsh'schen Probe vertraut und erwähnt in ihrer Autobiographie sogar, ihr sei beim Versuch, eine geringe Menge Arsen nachzuweisen, einmal eine Kaffeemaschine explodiert. Was genau aber versuchte sie, da nachzustellen, und wie kam es zu der Explosion?

James Marsh galt als vielversprechender Wissenschaftler, der in der Rüstungs- und Sprengstoffversuchsfirma Royal Arsenal im Londoner Stadtteil Woolwich angestellt war, als man ihn 1832 bat, den Mageninhalt und Morgenkaffee eines kürzlich verstorbenen Mannes zu untersuchen. Der Mann, George Bodle, war ein Bauer aus Plumstead – zur damaligen Zeit ein Dorf in der Nähe von London –, der sich bester Gesundheit erfreut hatte, bis er plötzlich tot umfiel. Sein jähes Ableben, der Umstand, dass keiner seiner Angehörigen sonderlich traurig darüber war, und das Wissen darum, dass zwischen George und seinem Enkel John Feindschaft herrschte, weckte das Misstrauen des örtlichen Friedensrichters. Marsh sollte Georges Mageninhalt und die Überreste seines morgendlichen Kaffees analysieren und prüfen, ob Arsen darin enthalten war. Marsh willigte ein und nutzte Scheeles Verfahren, um herauszufinden, ob tatsächlich Arsen in George Bodles Mageninhalt und seinem Kaffee zu finden war. Seine wissenschaftlichen Ergebnisse sowie Zeugenaussagen, die offenbarten, dass John beim Apotheker vor Ort Arsentrioxid gekauft hatte, schienen hieb- und stichfeste Beweise. Als der Fall jedoch vor Gericht verhandelt wurde, hatten sich Marshs Proben zersetzt und wurden nicht zugelassen. Abgesehen von den Augenzeugenberichten, hatten die Geschworenen nun keine Indizien mehr, auf die sie sich hätten stützen können, und so sprachen sie John Bodle aus Mangel an Beweisen frei. Er wanderte nach Australien aus und gab später zu, seinen Großvater George tatsächlich ermordet zu haben.

Dieser Misserfolg machte Marsh rasend und veranlasste ihn dazu, ein Nachweisverfahren für Arsen zu entwickeln, das vor Gericht Bestand hatte. Er suchte nach einem unumstößlichen Verfahren, das auch von Laien verstanden und wieder und wieder begutachtet werden konnte. Dafür nutzte er Scheeles Verfahren, verwendete jedoch Salzsäure und entzündete das entstehende Gas, was auf einer Oberfläche wie Porzellan zu einem silbrig schwarzen Fleck, dem sogenannten Arsenspiegel, führt – ein handfester Beweis für das Vorliegen des Gifts.

Gerade einmal 52 Jahre alt, starb James Marsh zehn Jahre nach Veröffentlichung seines Testverfahrens und hinterließ eine bettelarme Familie. Auch wenn er zu Lebzeiten keine große Anerkennung fand, wird er heute für seine Entwicklung des ersten praxisgerechten Nachweisverfahrens für Arsen als »einer der großen unbesungenen Helden der Verbrechensaufklärung« verehrt. Wie viele andere, die nicht aus-

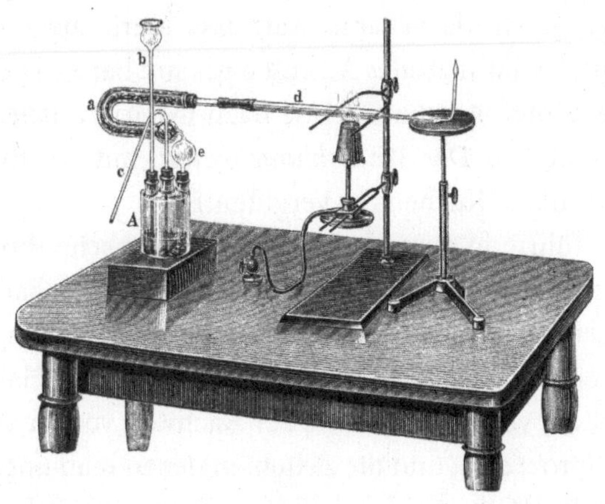

18 Abbildung des von John Marsh entwickelten Apparats zum Nachweis von Arsen

reichend für ihre Dienste gewürdigt wurden, verdient auch er einen Platz in der Ruhmeshalle der forensischen Wissenschaften.

Ganz im Gegensatz dazu wird dem spanischen Physiker und Chemiker Mathieu Orfila die Ehre zugesprochen, Gründervater der Toxikologie zu sein. Wie James Marsh wurde auch Orfila bei einer mutmaßlichen Arsenvergiftung als medizinischer Experte hinzugezogen, diesmal befinden wir uns im Paris des Jahres 1840. Die Angeklagte war Marie Lafarge, die Charles Pouch-Lafarge in der Annahme, er sei steinreich, geheiratet hatte. Dabei lebte er auf einem halb verfallenen Landgut und war davon ausgegangen, *sie* wäre diejenige mit dem vielen Geld. Die daraus resultierende Ehe war aufgrund der beidseitigen Irreführung verständlicherweise vorbelastet, und die Situation schien sich zuzuspitzen, als er sich auf der Suche nach Geldgebern nach Paris aufmachte. Marie ließ ihm einen Kuchen schicken, von dem er schwer erkrankte. Als er endlich wieder nach Hause zurückkehren konnte, erkrankte er erneut und starb daraufhin. Man vermutete eine Vergiftung mit Arsen, da bekannt war, dass Marie arsenhaltiges Rattengift für ihr marodes Anwesen gekauft hatte. (Diese Geschichte könnte Agatha Christie dazu inspiriert haben, eine ihrer Figuren in *Der Wachsblumenstrauß* mit einem Stück arsengetränkten Kuchens zu vergiften.)

Orfila führte in dem Verfahren die Marsh'sche Probe vor und konnte den Geschworenen so zeigen, dass in Charles Lafarges Leichnam tatsächlich Arsen war. Das überzeugte die Geschworenen, die Marie zu einer lebenslangen Haftstrafe verurteilten. Von da an gehörte der Nachweis von Arsen zum Standardprozedere, und die Zeiten, in denen man ungeschoren mit dem Gift morden konnte, waren vorbei. Dies war nicht nur für potenzielle Opfer eine gute Nachricht, sondern auch ein Fortschritt für die Ermittler. In *Das fehlende Glied in der Kette* nimmt Poirot Proben der Rückstände in mehreren Tassen, Christie erläutert: »Mit unendlicher Behutsamkeit nahm er ein oder zwei Tropfen von dem Kaffeerest aus jeder Tasse, probierte davon und füllte ihn jeweils in ein Röhrchen, das er dann verschloss.«[16] Er kostete der Reihe nach davon? Ein eher riskantes Vorgehen, bedenkt man, dass manches Gift ungemein schnell wirkt! Damals jedoch war dies die gängige Praxis. Die Polizisten oder untersuchenden Ärzte probierten häufig von Substanzen, die in der Nähe des Opfers oder Verdächtigen gefunden wurden, und – am allerwiderlichsten – sie probierten auch vom Mageninhalt! Dem begegnen wir auch in *Die Lernäische Schlange*, als Detective Sergeant Grey eine mysteriöse Substanz entdeckt:

›Das Zeug ist kein Gesichtspuder.‹
Er tauchte einen Finger hinein und kostete es behutsam mit der Zungenspitze.
›Es schmeckt nach gar nichts.‹
›Weißes Arsenik hat keinen Geschmack‹, meinte Poirot.[17]

Das ist völlig richtig: Arsen hat keinen nennenswerten Eigengeschmack. Etwas, das Agatha Christie immer wieder betont, und womöglich der Grund dafür, warum es so häufig zum Einsatz kam. Zum Glück nimmt Sergeant Grey in der Geschichte von einer so geringen Menge keinen Schaden. Im Grunde ist es so, als würden heutige Drogenfahnder, die ein Päckchen mit verdächtig wirkendem weißem Puder finden, behutsam ihren kleinen Finger eintauchen und ihre Zunge damit betupfen, um herauszufinden, ob es sich um Kokain oder Heroin handelt. (Das ist zwar nicht unbedingt das beste Vorgehen, wird so aber durchaus gemacht!) Nichtsdestotrotz bleibt die Frage, warum Ermittler früher das Risiko auf sich nahmen, von unbekannten Substanzen, ja selbst von Körperflüssigkeiten zu probieren, wenn sie ein Gift suchten, das womöglich geschmacklos sein konnte. Die Antwort ist simpel: Sie hatten keine andere Möglichkeit.

Im 19. Jahrhundert wurden neue giftige Verbindungen mit verblüffender Geschwindigkeit entdeckt, allen voran Strychnin und Chloroform, die beide im Lauf der 1920er- und 1930er-Jahre auf den Plan traten. Welch außerordentliches Glück, dass das prosperierende Fachgebiet der Toxikologie mit diesem Zulauf Schritt halten konnte. Bis 1850 hatte man herausgefunden, dass Curare (ein seltenes Gift, das zumeist mit Pfeilspitzen assoziiert wird und unter anderem in Christies *Tod in den Wolken Erwähnung* findet) den Vergiftungserscheinungen von Strychnin entgegenwirken kann, und um 1900 stellte man fest, dass die zyankalihaltige Blausäure als Gegenmittel für Chloroform verwendet werden kann.

Üblicherweise bleibt aber keine Zeit, um an ein Gegenmittel zu gelangen, wenn man vergiftet wurde, es sei denn, Sie arbeiten in einem sehr gut ausgestatteten Chemielabor. Im realen Leben weiß das Durchschnittsmordopfer auch nicht, womit es vergiftet wurde, ganz zu schweigen davon, was das Gegenmittel sein könnte – handelt es sich um eine schleichende Vergiftung, kann es gut sein, dass die leidtragende Person noch nicht einmal ahnt, dass sie überhaupt vergiftet wurde, und vielleicht glaubt, sie leide an einer mysteriösen Krankheit.

Agatha Christie aber weiß so etwas, denn Gifte sind ihr Metier, und insbesondere in einer Geschichte stellt sie ihr Wissen voll und ganz unter Beweis. In *Der Daumenabdruck des heiligen Petrus* ist Miss Marple – natürlich nur vorübergehend – ratlos. In der Geschichte versucht sie, den Namen ihrer Nichte Mabel reinzuwaschen, die fürchtet, des Mordes bezichtigt zu werden. Das Opfer der Geschichte ist Mabels Ehemann Geoffrey, dem – wie es heißt – nach dem Verzehr »giftiger Pilze« furchtbar übel geworden ist. (Damals muss diese Art Leiden ganz normal gewesen sein, denn in *16 Uhr 50 ab Paddington* heißt es: »Leute glauben in solchen Fällen ja immer gleich an eine Pilzvergiftung.«[18]) Geoffrey stirbt in der darauffolgenden Nacht, redet zuvor aber wirr von »einer Menge Fisch«. Es dauert eine Weile, bis Miss Marple darauf kommt, dass das, was die Hausangestellten für »eine Menge Karpfen« hielten, in Wirklichkeit »Pilocarpin« heißen sollte – das Gegenmittel für Atropin (besser bekannt als Belladonna oder Tollkirsche). Offensichtlich kam Geoffrey im Todeskampf dahinter, womit er vergiftet worden war, und kannte den Namen des Gegengifts. So ganz klar ist mir aber nicht, warum er versuchte, ein so obskures Wort auszusprechen, und nicht lieber rief: »Ich bin vergiftet worden, holt Hilfe!«

Fatalerweise gab es im echten Leben jemanden, der diese

Geschichte las und sie als Inspirationsquelle betrachtete ... In Créances in der Normandie war der achtundfünfzigjährige Roland Roussel zu der Überzeugung gelangt, seine Mutter wäre ermordet worden, und er beschloss, sie zu rächen, indem er die Frau umbrachte, die er für verantwortlich hielt. Anscheinend hatte er sich Christies Kurzgeschichte nach seiner Lektüre zum Vorbild genommen und beschlossen, Atropin, das damals in Augentropfen enthalten war, einer Flasche Wein beizumischen. So weit, so einleuchtend. Das Folgende aber verschlägt mir fast die Sprache: Er ließ die Flasche im Haus seines Onkels Maxime Masseron, da bekannt war, dass sein künftiges Opfer dort hin und wieder zu Besuch war und gerne ein Gläschen Wein trank. (Ich bin zwar keine Mörderin, denke aber, »Schritt eins« bei einem Giftmord an einer bestimmten Person sollte sein, sicherzustellen, dass ebendiese Person das Gift abbekommt.) Rolands Logik stützte sich darauf, dass sein Onkel und seine Tante gewöhnlich nur in Gesellschaft anderer tranken, die Wahrscheinlichkeit war also groß, dass sie die Flasche öffnen und den Wein seinem Opfer servieren würden. Vermutlich verließ sich der Anschlagsplan auch darauf, dass Tante und Onkel Masseron absolut keine anderen Freunde hatten.

Wie man sich vorstellen kann, ging das Ganze fürchterlich schief: Onkel Maxime und seine Frau sparten sich den Wein für Weihnachten auf und tranken ihn selbst. Maxime starb auf der Stelle, und seine Ehefrau fiel ins Koma. Sie wurde ins Krankenhaus eingeliefert, und man ging davon aus, die beiden wären Leidtragende einer Lebensmittelvergiftung. Erst einige Tage später schöpfte die Polizei Verdacht. Als der örtliche Schreiner und Maximes Schwiegersohn sich im Haus der Masserons einfanden, um Maxime für die Beerdigung in seinen Sarg zu legen, bemerkten sie den offenen Wein auf dem Tisch. Sie tranken ein paar Schlucke, um auf den Verstorbenen anzustoßen, und mussten sich beide heftig übergeben. Schließlich fiel das Augenmerk der Polizei auf Roussel, und als man sein Haus durchsuchte, fanden Polizeibeamte mehrere Zeitungsartikel über Gift und – das ist entscheidend – eine Ausgabe von Christies *Der Daumenabdruck des heiligen Petrus*, in der die Stellen, bei denen es um Atropin geht, unterstrichen waren.

Als Christie ihre Ausbildung zur Apothekerin begann, lernte sie zunächst bei der Arbeit und wurde dann als Teil ihrer Vorbereitung für die Apothekerprüfung von mehreren Kollegen unterrichtet. Einen von ihnen nennt Agatha Christie nur »Mr P«. Er war eine eher exzentrische Persönlichkeit, und auf einen besonders verstörenden Moment ihrer Zusammenarbeit nimmt sie sogar in ihrer Autobiographie Bezug. Sie erzählt, dass er eines Tages, vielleicht wollte er sie damit beeindrucken, einen dunklen Klumpen aus seiner Tasche zog und fragte: »Wissen Sie, was das ist?« Als sie verneinte, erzählte er ihr, es handele sich um Curare, die Substanz, mit der in Südamerika Pfeilspitzen versetzt werden. Schluckt man das Gift, ist es harmlos. Gelangt es aber direkt in den Blutkreislauf, führt es zur Lähmung und zum Tod. »Wissen Sie, warum ich es bei mir trage?«, fragte er dann eine junge, verdutzte Agatha, bevor er fortfuhr: »[E]s gibt mir ein Gefühl der Allmacht.«[19]

Er muss einen ziemlich großen Eindruck bei ihr hinterlassen haben, denn Curare kommt in ihren Büchern gleich mehrere Male vor, und in *Fata Morgana* werden wir dann ebenfalls darüber informiert, dass »Curare […] in den Blutkreislauf gelangen [muss], nicht in den Magen.«

Viele Jahre nach ihrer Zusammenarbeit mit »Mr P« ließ Agatha Christie ihn in *Das fahle Pferd* in Form einer Figur wiederauferstehen. Hatte zunächst er Einfluss auf ihr Leben genommen, beeinflusste nun *Das fahle Pferd* die Welt der Toxikologie – tatsächlich würde ich sogar behaupten, es ist einer der wichtigsten Krimis, die je geschrieben wurden.

Es ist unglaublich schwierig, keinen der Schlüsselmomente des schaurigen Plots zu verraten, der um die Missetaten eines Trios vermeintlicher Hexen konstruiert ist, und doch gibt der Titel dieses Kapitels bereits einen Hinweis. Insofern Agatha Christie Gründungsmitglied des Detection Clubs war, dessen zweites Gebot für das Abfassen von Geschichten lautete, »Übernatürliche Kräfte oder Mächte sind selbstverständlich untersagt«, darf wohl als gesichert gelten, dass es nicht die Hexen waren, »whodunnit«. Wir müssen unseren Blick also auf irdischere Methoden richten, mit denen man Menschen aus der Ferne umbringen kann – und da bleibt nur noch Gift.

Als Agatha Christie *Das fahle Pferd* 1961 verfasste, entschied sie sich, eine Substanz namens Thallium als Giftstoff zu verwenden, was zumindest teilweise dem Vorschlag ihres Kollegen Harold Davis geschuldet ist, dem Chefapotheker am University College Hospital. Bis zur Veröffentlichung von Christies Buch war es kaum bekannt, doch danach waren sowohl das Gift als auch das Buch berühmt-berüchtigt.

Oft wird angenommen, Christie sei die erste Krimiautorin gewesen, die Thallium als Mordwaffe einsetzte, doch das ist nicht der Fall. Die neuseeländische Schriftstellerin Ngaio Marsh hatte es bereits fünfzehn Jahre vor Christie im Jahr 1947 in ihrem Buch *Letzter Applaus* zur Anwendung kommen lassen. Oft wird auch angenommen, es habe keine realen Morde mit Thallium gegeben, doch auch das ist nicht richtig. Der erste dokumentierte Fall eines Giftmords mit Thallium trug sich in den 1930er-Jahren in Österreich zu: Martha Marek tötete ihren Ehemann, ihre beiden Kinder, ihre Tante und eine Untermieterin mit der thalliumhaltigen Rattengiftpaste »Zelio« und endete 1938 für ihre Verbrechen am Galgen. Dann, in den 1950er-Jahren, gab es in Australien eine merkwürdige Häufung von Thallium-Vergiftungen – erneut allesamt von Frauen herbeigeführt. Insgesamt beseitigten die drei Täterinnen, deren Verbrechen nicht miteinander in Verbindung standen, acht Menschen. Was nun Christies *Das fahle Pferd* so besonders machte, waren ihr Erfahrungswissen aus der Apotheke und ihre Hingabe zum Detail. Ihre Beschreibung der für Thallium typischen Symptome war so genau – vor allem die Tatsache, dass es Haarausfall verursacht –, dass ihre fiktionale Geschichte quasi als Lehrbuch über die Wirkung des Giftes gelesen werden kann.

Der von Thallium hervorgerufene Haarausfall spielt nicht nur in ihrem Buch eine Rolle und ist wohl die bekannteste Wirkung des Giftes, es ist auch etwas, das dem Protagonisten Mark Easterbrook bereits früh auffällt, obwohl er natürlich nicht weiß, was es bedeutet. Mark – aus dessen Sicht das Buch größtenteils erzählt wird – begreift irgendwann, dass die Opfer der Hexen vergiftet werden, und als ihm etwas einfällt, was er einmal gelesen hat, kommt er auch darauf, womit. Er erklärt, dass er, als er in Amerika war, einen Artikel gelesen habe, der von den Auswirkungen einer Thalliumvergiftung in einer Fabrik handelte:

> In einer Fabrik starb ein Arbeiter nach dem anderen, und ihr Tod wurde auf die verschiedensten natürlichen Ursachen zurückgeführt: Paratyphus, Darmverstimmung, Gehirntumor und was weiß ich nicht noch alles. Die Symptome variierten sehr stark – aber eines geschah in sämtlichen Fällen: Die Haare fielen aus.[20]

Als ihm klar wird, dass die in dem Artikel beschriebenen Symptome mit denen der Opfer übereinstimmen und das wesentlichste auf alle zutrifft, zählt er eins und eins zusammen und löst den Fall.

Bemerkenswerterweise geschah das Gleiche in bester »das Leben imitiert die Kunst«-Manier auch in echt, nur andersherum: Zwei Thallium-Vergiftungen konnten nur deswegen als solche erkannt werden, weil den Lesern von *Das fahle Pferd* die Symptome bekannt waren. Im Jahr 1975 erhielt Christie den Brief einer jungen Frau aus Südamerika, die ihr dankte und schrieb, Christie habe ihr dabei gleichsam geholfen, ein Leben zu retten. Besagte Frau hatte eine Zeit lang den körperlichen Verfall eines Freundes mitbekommen, und nachdem sie das Buch gelesen hatte, wurde ihr bewusst, dass sie die Auswirkungen einer Vergiftung mit Thallium beobachtete. Sie informierte die Behörden, und der Mann konnte gerettet werden, denn man fand heraus, dass seine junge Ehefrau ihn in der Tat mit Thallium vergiftet hatte.

Nur zwei Jahre später machte eine Krankenschwester in einem Londoner Krankenhaus eine ähnliche Entdeckung bei einer ihrer Patientinnen, einem kleinen Kind. Das 19 Monate alte Mädchen stammte aus Katar und war plötzlich an einem Leiden erkrankt, das die Ärzte vor Ort ratlos zurückließ. Nachdem sich ihr Zustand verschlechtert hatte, flogen die besorgten Eltern mit ihr in der Hoffnung nach London, dass die englischen Ärzte mehr ausrichten könnten – doch die Krankheit des Kleinkinds stellte auch sie vor ein Rätsel. Dann, nachdem eine der Krankenschwestern *Das fahle Pferd* fertig gelesen hatte, fielen ihr die Ähnlichkeiten zwischen ihrer Patientin und den Opfern des Buches wie Schuppen von den Augen. Eine Urinprobe der Kleinen wurde zur Analyse an das Scotland Yard geschickt, und es stellte sich heraus, dass sie tatsächlich an einer Thallium-Vergiftung litt, die man darauf zurückführte, dass das Kind zu Hause versehentlich ein Schädlingsbekämpfungsmittel geschluckt hatte. Zum Glück wurde sie wieder vollständig gesund.

Aber vielleicht ist die Person, die Thallium – und damit auch Christies *Das fahle Pferd* – am meisten zu seinem mörderischen Ruf verholfen hat, der »Teacup Poisoner« Graham Frederick Young: der erste Mensch, der in Großbritannien für einen Mord mittels Thallium verurteilt wurde.

Als er ein Kind war, hätte man meinen können, Youngs Intelligenz, seine Neugier und Hingabe würden ihm eines Tages den Weg zu einer äußerst erfolgreichen Karriere als Wissenschaftler ebnen. Er interessierte sich für Chemie, und als Belohnung für seine ausgezeichneten Noten kaufte sein Vater ihm einen Chemie-Experimentierkasten. Doch wie bei zahlreichen ähnlich gearteten Fällen mündete Youngs Neigung in Grausamkeit, und sein offensichtlicher Mangel an Schuldbewusstsein führte dazu, dass es zu seinem Hobby wurde, andere zu manipulieren – und schließlich zu ermorden, was in seinem Fall hieß, andere zu vergiften. Mehrere Jahre vertiefte er sich auf eigene Faust in das Thema, und er galt als jemand, der vor Erreichen des Teenageralters bereits über ein Verständnis für Toxikologie auf akademischem Niveau verfügte. Wie bedauerlich, dass er 1961, mit gerade einmal 14 Jahren, damit begann, seine Familie als Versuchskaninchen zu missbrauchen – im selben Jahr also, als Agatha Christies *Das fahle Pferd* veröffentlicht wurde, was manch einen dazu veranlasste, dem Buch die Schuld zuzuweisen, Young als direkte Inspirationsquelle gedient zu haben.

Dem muss ich heftig widersprechen. Young beschäftigte sich bereits intensiv mit Giften, bevor *Das fahle Pferd* in die Buchhandlungen kam, er verneinte, das Buch je gelesen zu haben, und als er anfing, seine Familie in jenem Jahr für seine toxischen Sperenzchen zu benutzen, nahm er dazu Antimon

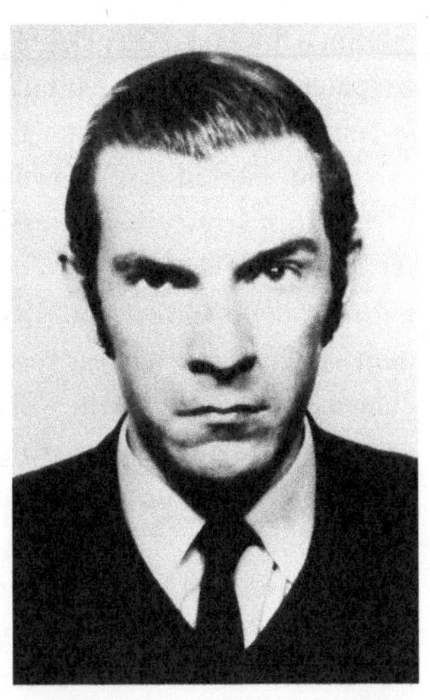

19 Graham Young

und Atropin, *nicht* Thallium. Erst 1962 wurde Young, der den Tod seiner Stiefmutter Molly herbeiführen wollte, ungeduldig und gab ihr eine Dosis Thallium. Seltsamerweise schrieb man ihren Tod natürlichen Ursachen zu, und sie wurde – auf Youngs eigenen, genialen Vorschlag hin – kremiert. Kurz darauf erkrankte auch sein Vater schwer, und als man ihn untersuchte, fand man Antimon in seinem Körper. Im Krankenhaus ließ man ihn wissen, eine einzige weitere Dosis hätte ihn umgebracht. Das weckte schließlich das Misstrauen anderer Familienmitglieder und eines Lehrers für naturwissenschaftliche Fächer an Graham Youngs Schule, und auf Anraten eines Psychiaters wurde der verhaltensauffällige junge Mann festgenommen. Nachdem man bei ihm eine Persönlichkeitsstörung diagnostiziert hatte, wurde er für fünfzehn Jahre in die psychiatrische Hochsicherheitsklinik Broadmoor eingewiesen, wo er die zweifelhafte Anerkennung genoss, jüngster Insasse seit 1885 zu sein. An dieser Stelle hätte die Geschichte ein Ende finden können, hätte man ihn nicht bereits acht Jahre später wieder auf freien Fuß gesetzt.

Sein Gefängnispsychiater befand, Graham sei nicht mehr »von Gift, Gewalt und böswilligem Handeln besessen«, und verhalf ihm so zu einer vorzeitigen Entlassung aufgrund guter Führung. Dass es in der Zeit, als Graham einsaß, vier Vergiftungsfälle in Broadmoor gegeben hatte, und dass er unter dem Verdacht stand, diese verübt zu haben, scheint dem Psychiater entgangen zu sein – ebenso wie das unheilvolle Versprechen, das Young einer Krankenschwester zum Abschied gab: »Für jedes Jahr, das ich hier verbracht habe, werde ich eine Person töten.«

Mittlerweile 24 Jahre alt, fand Graham Young bei den John Hadland Laboratories in Bovingdon in Hertfordshire Arbeit. Das Unternehmen stellte Infrarotlinsen her, und eine wichtige Komponente bei dem Verfahren war Thallium. Seinen Arbeitgebern konnte er herausragende Referenzen aus Broadmoor vorlegen, was Teil des dortigen Resozialisierungsprogramms von Straftätern war – Referenzen, die keinerlei Hinweis auf seine Vergangenheit als Giftmischer gaben.

Doch Graham Young strebte nicht nach einer normalen Zukunft. Sobald er die Arbeit aufgenommen hatte, löste er sein düsteres Versprechen ein und vergiftete acht Menschen, von denen zwei starben. Die Opfer meldeten ihre Symptome und wurden insgesamt von 43 Ärzten untersucht. Nicht einer kam auf die Idee, dass sie vergiftet worden sein könnten – wie auch, ohne Kenntnis von Graham Youngs Vergangenheit? –, und die Lokalpresse bezeichnete die rätselhafte Krankheit als »The Bovingdon Bug«. Graham wurde aus zweierlei Gründen gefasst. Zum einen war er, wie so viele psychopathische Narzissten, viel zu vorlaut und wollte unbewusst wohl auch, dass die Menschen in seiner Umgebung wussten, wozu er fähig war, weswegen er seinen Kollegen verdächtige und unangemessene Fragen stellte und dadurch viel zu viel Aufmerksamkeit auf sich zog. Zudem hatte ein Arzt, der Scotland Yard in dem Fall beriet, ebenfalls *Das fahle Pferd* gelesen und entlarvte aufgrund von Christies genauer Beschreibung der Symptome den vermeintlichen »Bovingdon Bug« als Vergiftung mit Thallium.

Zum Glück war Graham Young im Jahr 1972 wieder hinter Gittern, diesmal im berüchtigten Gefängniskomplex Parkhurst auf der Isle of Wight. Er war, ungeachtet der Giftmorde, kein netter Mensch und am bekanntesten dafür, sich mit dem Kindermörder Ian Brady, dem sogenannten Moormörder, angefreundet zu haben. Es heißt, Agatha Christie sei aufgrund der unbegründeten Verknüpfungen zwischen Young und *Das fahle Pferd* »sehr aufgebracht« gewesen. Das *Time Magazine*, das ebendies berichtete, zitierte auch ihren Ehemann Max, der sich angeblich fragte, »ob dieser Kerl ihr Buch wohl gelesen und etwas daraus gelernt hat«[21]. Ich möchte an dieser Stelle erneut betonen, dass dies wirklich nicht der Fall ist: Graham Young hatte bereits vor Veröffentlichung von *Das fahle Pferd* ein enzyklopädisches Wissen über ähnliche Metallgifte erworben, und es gab zahlreiche reale Beispiele, von denen er sich inspirieren lassen konnte, wie den Marek-Fall in den 1930er-Jahren oder die australische »thallium craze«, wie die Häufung von Fällen der in den 1950er-Jahren mit Thallium mordenden Hausfrauen genannt wurde. Wenn Agatha Christie etwas zugesprochen werden kann, dann, dass sie Leben gerettet und so viel Aufmerksamkeit auf Thallium gelenkt hat, dass es, wenn überhaupt, kaum noch für vorsätzliche Vergiftungsdelikte verwendet wird.

Auch wenn Christie von einem Kollegen dazu inspiriert worden sein mag, Thallium als Mordwaffe einzusetzen, ließ sie sich auch von realen Fällen inspirieren und führt jede Menge davon in ihren Büchern an. Mehrfach erwähnt wird Herbert Rowse Armstrong, der »Hay Poisoner«, dessen Opfer vom Pathologen Bernard Spilsbury untersucht wurde und dessen Geschichte eine Folge der Radiosendung *The Black Museum* gewidmet ist.

Armstrong, der Anwalt war und im kleinen Städtchen Hay-on-Wye an der Grenze zwischen England und Wales praktizierte, wurde des versuchten Mordes mit Arsen an einem Geschäftsrivalen beschuldigt – was die Aufmerksamkeit auch auf den Tod seiner erst kürzlich verstorbenen Ehefrau lenkte. Nachdem sie exhumiert worden war, entdeckte Spilsbury große Mengen von Arsen in ihrem Gewebe, und das, obwohl sie bereits seit zehn Monaten im Grab lag. Armstrong wurde daraufhin verurteilt und gehängt. Bis heute ist er der einzige Anwalt, der im Vereinigten Königreich als Mörder hingerichtet wurde. (Wie es der Zufall wollte, war sein Henker kein anderer als Großbritanniens »erster Scharfrichter« John Ellis, der auch Dr. Crippen und Edith Thompson hingerichtet hatte. Ellis, der augenscheinlich nicht mit der Schuld leben konnte, die sein Berufsstand mit sich brachte, schlitzte sich 1932 die Kehle mit einer Rasierklinge durch.)

Interessanterweise erzählt Christie in *Das Sterben in Wychwood* von einer semifiktionalen Version dieses Falls; einer ihrer Figuren legt sie die Worte in den Mund: »[Der] Fall Abercrombie –, natürlich hatte er schon eine ganze Menge Menschen vergiftet, bevor jemand auch nur Verdacht schöpfte.«[22] Dabei existiert in Wirklichkeit kein »Fall Abercrombie«, nichtsdestotrotz zitiert Christie ihn später erneut: »Sie erwähnte den Fall Abercrombies – du weißt schon, der walisische Giftmörder.«[23] Dass der Name mit »A« beginnt und der

Giftmörder in Wales lebt, verleitet mich zu der Annahme, sie habe eine fiktionale Version Armstrongs erschaffen. Wie wir bereits gesehen haben, kommt so etwas recht häufig in Christies Büchern vor; manchmal verweist sie explizit auf einen bekannten Fall, manchmal ändert sie einen Namen leicht ab. Sie kannte so viele Vergiftungsfälle und war schon von Berufs wegen – sie hatte ja in einer Apotheke gearbeitet – an ihnen interessiert, dass sie sogar noch den pensionierten Hercule Poirot versuchen lässt, historische Vergiftungsfälle von seinem Lehnstuhl aus aufzudecken.

In *Auf doppelter Spur*, einem ihrer späteren Bücher, erzählt Poirot dem Geheimagenten Colin Lamb, er interessiere sich neuerdings dafür, alte Mordfälle zu lesen und zu lösen. (*Auf doppelter Spur* wurde in den 1960er-Jahren veröffentlicht, die Morde waren damals also tatsächlich alt.) Colin fragt ihn: »Sie meinen Fälle wie den Fall Bravo, Adelaide Bartlett, und wie sie alle heißen?«[24] Und ebenjener Fall Bartlett stellt Menschen bis zum heutigen Tage vor ein Rätsel. Die Vergiftung Thomas Edwin Bartletts ist auch als »The Pimlico Mystery« bekannt, weil sie sich am Neujahrsabend 1885 im Londoner Stadtteil Pimlico zutrug. Wie es scheint, war der Weg dafür jedoch bereits lange vor dem tatsächlichen Ereignis geebnet worden.

Thomas Edwin Bartlett und seine junge, in Frankreich geborene Ehefrau Adelaide hatten 1875 geheiratet, doch 1885 lernten die beiden den Reverend George Dyson kennen – und die Dinge nahmen eine etwas eigenartige Wendung. Dyson war ein wesleyanischer Geistlicher, der das Paar von nun an regelmäßig besuchte und Adelaides »Privatlehrer und spiritueller Meister« sowie Vollstrecker von Edwin Bartletts Testament werden sollte. Bartlett selbst ermunterte ihn zu einer Affäre mit seiner Ehefrau Adelaide und äußerte den Wunsch, die beiden sollten im Fall seines Ablebens heiraten.

Vielleicht rührte dieser Wunsch daher, dass Edwin, elf Jahre älter als Adelaide, nicht gut bei Kräften war. Er glaubte fest daran, Syphilis zu haben, und behandelte die Krankheit selbst mit Quecksilber, was ihm wohl mehr geschadet als geholfen haben dürfte. Außerdem litt er seit Langem an Mundgeruch, weil seine verfaulten Zähne am Zahnfleischrand abgebrochen waren, und um all dem noch die Krone aufzusetzen, hatte er Bandwürmer. Vor diesem Hintergrund mag es durchaus Sinn ergeben, dass er Adelaide dazu ermunterte, ihre sexuellen Bedürfnisse mit einem rechtschaffenen Geistlichen zu befriedigen, selbstverständlich unter seinem wachsamen Auge … Umso mehr überrascht es, dass Adelaide seiner Vergiftung bezichtigt wurde, nachdem er an jenem schicksalhaften Neujahrsabend tot in seinem Bett aufgefunden worden war. Denn: Eigentlich wäre das überhaupt nicht nötig gewesen!

Bei seiner Autopsie fand man in Bartletts Magen eine stark ätzende Flüssigkeit – Chloroform. Doch die wichtigste Frage lautete: Wie gelangte es dorthin? Chloroform schädigt Weichgewebe, vor allem, wenn es in großen Mengen verabreicht wird. Wäre es ihm unter Zwang eingeflößt worden, hätte man aufgrund des Kampfes Verletzungen an Bartletts Speiseröhre und selbst um seinen Mund sehen können (wie uns das bereits in *Mord im Mesopotamien* begegnet ist). Aber da war nichts. Daher schien es plausibler, Bartlett habe es selbst – ob willentlich oder nicht, sei dahingestellt – in einem Zug ausgetrunken.

Nach einem aufsehenerregenden Prozess war es diese unbeantwortbare Frage hinsichtlich Edwin Bartletts Tod, die die Geschworenen dazu bewog, Adelaide für nicht schuldig zu befinden, auch wenn sie ihr gegenüber einige Vorbehalte hatten. So soll der Sprecher bei der Urteilsverkündung gesagt haben: »Auch wenn bezüglich der Gefangenen schwerwiegende Verdachtsmomente bestehen, liegen für unser Dafürhalten nicht ausreichend Beweise vor, um zu belegen, wie oder von wem das Chloroform verabreicht wurde.« Der Fall irritierte die Mediziner der damaligen Zeit und führte den Chirurgen Sir James Paget – dessen Büste bei meiner Arbeit im Museum auf mich herabblickt – zu dem berühmten Ausspruch: »Jetzt, da sie von ihrem Mord freigesprochen wurde und nicht erneut angeklagt werden kann, soll sie uns zum Wohle der Wissenschaft verraten, wie sie es angestellt hat!«

Ein weiterer viel beachteter Giftmord, den Christie ihren Poirot nicht nur explizit erwähnen lässt, sondern auf dem auch der Plot von *Morphium* basiert, ist der Fall Hearn, der alternativ auch »Der Fall der vergifteten Sandwiches« heißen könnte.

Morphium zählt zu Christies substanzielleren Kriminalromanen und wurde von Krimischriftsteller und Literaturkritiker Robert Barnard als »emotional bewegender als üblich für Christie« beschrieben. In derselben Rezension schreibt er, »ihre Kenntnis von Giften tritt deutlich zutage«. Wenn wir der Protagonistin Elinor Carlisle begegnen, sitzt diese bereits zweier Morde bezichtigt auf der Anklagebank. Die Hauptleidtragende, ihre schöne einundzwanzigjährige Liebesrivalin Mary Gerrad, hatte bei einer spontanen Teestunde mit Elinor und einer weiteren Figur, Nurse Hopkins, Sandwiches gegessen, woraufhin ihr übel wurde und sie still und leise im Wohnzimmer verschied. Die Sandwiches enthielten eine Spezialität aus Kriegszeiten, die höchst appetitanregend als »Paste« bezeichnet wurde, in diesem Fall eine Fischpaste war und insofern möglicherweise zu einer »ptomaine poisoning« geführt hatte. (Im 19. Jahrhundert wurden Lebensmittelvergiftungen »ptomaine poisoning« genannt. Die Ärzte glaubten, sie würden durch bestimmte Aminverbindungen in verdorbenen tierischen oder pflanzlichen Produkten verursacht, doch dann entdeckte man, dass die Bakterien in abgelaufenen Lebensmitteln dazu führten und keine spezielle Substanz. Heute wird der Ausdruck daher nicht mehr verwendet.)

In dem Buch erwähnt Elinor dies gegenüber einer Verkäuferin, als sie Lebensmittel besorgt: »Früher wurde ja zum Teil davon abgeraten, Fischpasten zu essen. Gab es im Zusammenhang damit nicht Fälle von Lebensmittelvergiftung?«[25] Bedauerlicherweise wirkt dieser Versuch, mit der Verkäuferin Small Talk zu führen, im Licht späterer Ereignisse eher verdächtig.

Zunächst scheint es, als sei die Sandwichpaste – und das Risiko sich davon eine Lebensmittelvergiftung einzuhandeln – ein effektives Ablenkungsmanöver, um von Marys tatsächlicher Todesursache abzulenken: Morphium. Doch ist sie das wirklich? Agatha Christies Kenntnis von Giften wird von Barnard hervorgehoben, da sie sich die Zeit nimmt, anschaulich zu machen, dass eine Morphium-Vergiftung nicht die gleichen Symptome hervorruft wie eine »ptomaine poisoning«. Hätte der vermeintliche Giftmörder gewollt, dass es aussieht, als wäre der Tod von Mary Gerrard durch eine Lebensmittelvergiftung hervorgerufen worden, hätte er oder sie eine Substanz wählen sollen, die besser passte. Am Ende ist es Poirot, der bemerkt: »Die Symptome einer Morphium-Vergiftung haben nicht die geringste Ähnlichkeit mit denen einer Lebensmittelvergiftung. Atropin wäre eine weit bessere Wahl gewesen!«[26]

Nach Marys Tod weist alles auf Elinor Carlisle als Mörderin hin – außerdem gibt es da einen weiteren Tod zu beklagen, der sich erst kurz zuvor zugetragen hat. Der von Marys Tante Laura Welman, die, wie alle nun glauben, ebenfalls von Elinor ermordet wurde. Und dann werden bei Ms Welmans Exhumierung auch noch große Mengen Morphium in ihrem Gewebe gefunden.

Zehn Jahre vor der Veröffentlichung von *Morphium* trug sich im echten Leben der Fall Hearn zu, der einige Elemente aufwies, die Christie zu ihrem Plot inspiriert haben könnten: Sarah »Annie« Everard (aka Annie Hearn) wurde beschuldigt, die Sandwiches vergiftet zu haben, die sie für ihre Freunde, das Ehepaar Alice und William Thomas, zubereitet hatte. Die drei waren nach einem Tag am Strand in Cornwall in eine Teestube gegangen und aßen, auch wenn sie ihren Tee dort kauften, selbst gemachte Sandwiches, um ein paar Pennys zu sparen. Die Sandwiches waren von Annie vorbereitet worden und mit Lachs aus der Dose und einem hausgemachten Dressing belegt. Nachdem sie sie verspeist hatten, klagte Alice gegenüber ihrem Ehemann, sie fühle sich schlecht und habe einen üblen Geschmack im Mund. (Etwas, das an Amyas Crale aus *Das unvollendete Bildnis* erinnert, der, nachdem er mit Koniin vergiftet wurde, sagt: »Heute schmeckt mir alles widerlich.«[27]) Da ihr nach ihrer Rückkehr nach Hause noch immer übel war, hielt das Paar es für das Beste, den örtlichen Arzt anzurufen. Nachdem er gehört hatte, dass die beiden nachmittags Lachs-Sandwiches gegessen hatten, diagnostizierte er erwartungsgemäß eine Lebensmittelvergiftung. Etwa eine Woche darauf besuchte Annie Hearn die beiden und half, sich um die leidende Alice zu kümmern, indem sie sauber machte und die Mahlzeiten zubereitete. Kurz nach dem Besuch war Alice tot. Die darauffolgende Untersuchung ergab, dass sich große Mengen Arsen in ihrem Körper befanden, dem Gift, dessen Symptome denen einer Lebensmittelvergiftung ähneln.

Dann, ganz wie in *Morphium*, nahm sich die Polizei die jüngst verstorbenen Verwandten von Hearn vor – nämlich ihre Schwester und ihre Tante. Gemäß dem Polizeibericht konnten auch in ihren Körpern erhebliche Mengen Arsen nachgewiesen werden.

Nun wollte die Polizei ein, zwei Wörtchen mit Annie Hearn reden, doch die war bereits abgehauen. Schließlich kamen sie ihr doch noch auf die Schliche: Sie nannte sich jetzt »Mrs Faithful« und arbeitete als Hausmädchen – und zwar an keinem geringeren Ort als in Agatha Christies Heimatstadt Torquay! Kein Wunder also, dass Christie den Fall so gut kannte.

Hearn wurde vor Gericht gestellt, doch es gab zu viele unbeantwortbare Fragen, sodass die Geschworenen ihrer Schuld nicht sicher waren. Warum klagte das Opfer Alice, sie habe einen üblen Geschmack im Mund, wo Arsen doch geschmacklos ist? Wie hätte Annie die Sandwiches vergiften und sie so verteilen sollen, dass ausgerechnet ihr anvisiertes Opfer das vergiftete isst? (Auf genau diese Frage kommt auch Hercule Poirot in *Morphium* immer wieder zurück.) Und wie kann es sein, dass niemand das Arsen in den Sandwiches bemerkte, wo es zur damaligen Zeit doch nur als grell blau eingefärbtes Unkrautvernichtungsmittel erhältlich war? Vor Gericht bereitete die Verteidigung sogar Sandwiches vor, die mit Fischpaste und Unkrautvernichtungsmittel (lecker!) bestrichen waren, und reichte sie den Geschworenen, die auf die leuchtend blaue Paste, die aus dem Weißbrot quoll, mit Entsetzen reagierten. Sarah »Annie« Hearn wurde freigesprochen, und niemand wurde je für den Mord an Alice Thomas zur Rechenschaft gezogen.

Besonders bemerkenswert am Tod von Mary Gerrard in *Morphium* ist, wie tief Agatha Christie ins Detail geht. Beim Eröffnungsplädoyer im Gerichtssaal heißt es, »[d]er Tod war infolge einer Morphiumvergiftung der *foudroyanten* Art eingetreten.«[28] Der Sachverständige wird aufgefordert, letztgenannten Ausdruck näher zu erläutern:

> Der Tod infolge von Morphiumvergiftung konnte auf unterschiedliche Weise eintreten. Der häufigste Verlauf be-

> gann mit einer Phase heftiger Erregung, gefolgt von Benommenheit und Bewusstlosigkeit bei extremer Verengung der Pupillen. Eine andere, nicht so häufige Form wurde mit dem französischen Terminus *foudroyant*, ›blitzartig‹, bezeichnet. In diesen Fällen trat der Tiefschlaf bereits nach sehr kurzer Zeit ein – nach rund zehn Minuten; dabei waren die Pupillen in der Regel geweitet […].[29]

Solche ausführlichen Beschreibungen toxikologischer Auswirkungen heben Agatha Christie von anderen Schriftstellern ab. Das Wort »foudroyant« stammt aus dem Französischen und bedeutet so viel wie »gewaltig« oder »plötzlich«. Es wird so selten benutzt, dass ein paar bloggende Fans annahmen, sie habe es erfunden. Tatsächlich wird es jedoch in einem Handbuch für Gifte erwähnt, das 1895 von A.W. Blyth für den Gebrauch von Analytischen Chemikern und anderen Fachleuten verfasst worden war.[30]

Agatha Christie zählte definitiv zu den Fachleuten, und ihre Kenntnis anderer giftiger Substanzen steht der hier beschriebenen in nichts nach, ganz egal, wie unterschiedlich die Symptome auch sein mögen.

Im gleichen Stil wie *Das fahle Pferd* hat Agatha Christie eine weitere Giftmordgeschichte schlau durch übernatürliche Elemente getarnt – diesmal in Form von Séancen und einem Medium.

Wie *Das fahle Pferd* ist auch *Der Ball spielende Hund* von einer Atmosphäre des Unheils und der Furcht geprägt, da vermeintlich mit den Geistern der Toten kommuniziert wird und sich an dem Tisch, an dem die Séancen abgehalten werden, leuchtende Bänder manifestieren. Doch als Poirot besagte Bänder und vor allem ihr Leuchten mit einem bestimmten Gift in Verbindung bringt, wird alles klar. Erneut besticht eine Geschichte Christies stärker durch ihre akkuraten Beschreibungen der Wirkweise eines Gifts als durch all den Schall und Rauch, mit dem sie beginnt.

Phosphor ist die recht ungewöhnliche Substanz, mit der Christie sich entschied, die unglückselige Mrs Emily Arundell in *Der Ball spielende Hund* zu vergiften, doch Poirot kommt mit seinem rasiermesserscharfen Verstand sofort dahinter, als ihm erzählt wird: »An jenem Abend sah ich ganz deutlich, wie dem Mund der lieben Miss Arundell ein leuchtendes Band entströmte!«[31] Phosphor ist außergewöhnlich, da es zu einer besonderen Form der Lumineszenz führt, der Phosphoreszenz. Poirot fasst zusammen:

> Es gibt nicht viele phosphoreszierende Substanzen. Die erste und am weitesten verbreitete brachte mir genau das, was ich gesucht hatte. Ich will Ihnen einen kleinen Auszug aus einem Aufsatz über Phosphorvergiftungen vorlesen.[32]

Dann fährt Poirot damit fort, das Phänomen des leuchtenden Atems zu beschreiben, von dem in dem Aufsatz die Rede ist, und kommt darauf zu sprechen, dass diese Art Vergiftung den Auswirkungen eines Leberversagens ähnelt, etwas, worunter Emily Arundell seit Jahren litt. Diese Diagnose hätte durchaus höchst effektiv verschleiert, dass Emily vergiftet wurde. Erst die »leuchtenden Bänder«, die ihrem Mund entströmten, verrieten es und wiesen darauf hin, dass der Mörder sich der Ähnlichkeit der Symptome gewahr war. Nicht gerade Allgemeinwissen; was an dieser Stelle aber suggeriert wird, ist, dass ein Arzt – oder jemand mit einer Verbindung zu einem Arzt – die Folgen einer Vergiftung mit Phosphor durchaus hätte kennen können. Und es gibt einen Arzt in der Familie Arundell …

Jemanden zu vergiften hat etwas ungemein Niederträchtiges, egal ob in Christies Büchern oder im echten Leben. Nachdem feststeht, wer Amyas Crale in *Das unvollendete Bildnis* vergiftet hat, sinniert Poirot:

> Denn es ist teuflisch, einen Menschen kaltblütig zu vergiften. Hätte sie einen Revolver genommen und ihn erschossen – nun, das hätte ich eher verstanden. Aber dieser kaltblütige, vorsätzliche, rachsüchtige Giftmord …[33]

Auch wenn sie unausgesprochen bleibt, liegt die Bedeutung dieser Aussage auf der Hand. Bei Giftmorden wird der Mord selbst häufig in die Länge gezogen, über einen langen Zeitraum hinweg ausgeführt, sodass es scheint, als würde das Opfer langsam einer natürlichen Krankheit anheimfallen. Der Tod wirkt daher weniger verdächtig. Diese Methode bedeutet jedoch auch, dass der Täter seine Tat immer wieder erneut begehen muss. Üblicherweise handelt es sich nicht um eine Tat aus Leidenschaft oder einen Augenblick der Raserei, den die Person unmittelbar bereut; nein, ein solches Handeln ist systematisch, absichtlich, leidenschaftslos, kalkuliert und grausam. Und dieser Eindruck von Grausamkeit wird noch dadurch verstärkt, dass dieses kalte, mörderische Verlangen oft von jemandem aus nächster Nähe des Opfers rührt, oder wie Christie es in *Fata Morgana* ausdrückt: »Wer einen anderen langsam vergiftet, gehört immer zum Familienkreis«[34], genau wie Graham Young, der seinen Vater, seine Schwester und Stiefmutter am Küchentisch bei den gemeinsamen Mahlzeiten vergiftete. Das ist auch, was Colonel Jones in *Hercule Poirots Weihnachten* meint, als er sagt: »Immer eine unangenehme Angelegenheit, eine Vergiftung.«[35] Es führt dazu, dass jeder jedem selbst bei den profansten Alltagshandlungen misstraut, zum Beispiel beim Einschenken eines Drinks. Dieser Art Verbrechen haftet etwas Abscheuliches an, vor allem, wenn es beim gemeinsamen Essen im Kreis der Familie verübt wird, bei dem eigentlich Nähe, Wärme und Fürsorge im Vordergrund stehen. Noch einen Schritt weiter geht, wer das Opfer pflegt und es zugleich vergiftet, sei es ein Arzt wie Harold Shipman, Krankenschwestern, die als »Engel der Gnade« bezeichnet werden, oder Angehörige, die sich vermeintlich um einen Kranken kümmern und ihm »helfen, wieder auf die Beine zu kommen«. Es ist grausam, und genau das macht es so Furcht einflößend.

Aufgrund ihrer beruflichen Erfahrungen in der Apotheke und ihres beständigen Interesses am Thema wusste Christie, wie sie Gift in ihren Büchern einbringen konnte. Natürlich arbeitete sie längst nicht mehr als Apothekerin, als sie in den 1960er-Jahren zum ersten Mal über Thallium schrieb (damals war sie bereits über siebzig!), war sich dessen Existenz aber sehr wohl bewusst. Ihre Neugier, die sie ihr Leben lang begleitete, erlaubte ihr die präzisen Beschreibungen von Gerüchen, Farben und Symptomen einer ganzen Reihe von Substanzen, von denen einige seltener waren als andere. Da Gift zu Beginn ihrer Schriftstellerlaufbahn so leicht zu beschaffen war, schien es, als könnte absolut *jeder* der Täter sein. Doch als die Zeit in ihren Büchern und in der Wirklichkeit voranschritt, wurden diese Substanzen sehr viel strenger kontrolliert, und unsere Giftmischer waren ergo sehr viel wahrscheinlicher vom Fach und hatten daher Zugang dazu. Es gab den Lesern wirklich zu denken, wer diese gefährlichen Substanzen in seine Finger bekommen könnte, und auch, *warum*. Was für einen Charakter ein solcher Mensch wohl haben mochte? Dies führt zu einem weiteren interessanten Punkt hinsichtlich Christies umfangreicher Kenntnis von Giften: Ihr waren nicht nur die körperlichen Auswirkungen geläufig, sondern auch die Psyche der Täter: die kalte, grausame Geisteshaltung eines Menschen beispielsweise, der monatelang das Essen seiner Lieben vergiftet, nur um sie loszuwerden.

Zum Glück wird diese Art des Mordens dank unserer modernen toxikologischen Nachweisverfahren seltener, als sie es früher einmal war, in jenem »Goldenen Zeitalter des Giftmords«. Doch wir sollten nicht vergessen, dass es nicht immer Tests und Proben sind, die zur Aufklärung von Vergiftungen führen. Im Fall von Thallium waren es Worte – die Worte von niemand anderem als Agatha Christie selbst.

Schluss

DIE STUNDE X

Jetzt kommt die Szene, in der Miss Marple oder Poirot oder irgendein anderer von Christies Detektiven alle Verdächtigen an einem Ort versammelt, um eine Bilanz der Ermittlungen zu ziehen. Vielleicht befinden wir uns gerade im opulenten Salon eines herrschaftlichen Hauses, mit Sherrygläsern und einem prasselnden Feuer? Oder drängen wir uns womöglich im Waggon eines gestrandeten Zugs zusammen, in Pelze gehüllt, um die Kälte der sich auftürmenden Schneemassen abzuwehren, und umklammern unsere Schwenker mit Brandy regelrecht? Oder, und das ist wahrscheinlicher, haben wir es uns auf unserem Sofa gemütlich gemacht, in unserem Pyjama und mit einer Tasse Tee in der Hand, die Vorhänge zugezogen, um die Nässe und die regenglatten Straßen außen vor zu halten? Für mich spielt sich die Auflösung in einem prunkvollen Pathologiemuseum mit reihenweise Holzregalen ab. Ich darf mich glücklich schätzen, an diesem Ort zu schreiben, umgeben von großen forensischen Pathologen und Pionieren der Chirurgie wie Bernard Spilsbury und James Paget. Ich bin sicher, Christie wäre mit jedem dieser Szenarios glücklich gewesen. Die Auflösungsszene ist vielen der liebste Teil von dieser Art Krimi, und für mich ist sie zweifelsohne der befriedigendste: Wenn mir klar wird, wie alle Puzzleteile im Bewusstsein des Ermittlers zusammengefügt werden, und ich endlich herausfinde, wer der Übeltäter ist und ob ich richtig geraten habe oder nicht.

Hier, auf den Seiten unserer Ermittlungsarbeiten, konnten wir einige wissenschaftliche Leerstellen füllen und, anstatt herauszufinden, *wer* es war, herausfinden, *wie* es zuwege gebracht wurde. Um also in wahrer Kriminalromanmanier Bilanz zu ziehen: Agatha Christie war es – und hier folgt nun, wie sie es angestellt hat:

Bereits in ihrem ersten Buch aus dem Jahr 1920, *Das fehlende Glied in der Kette*, verfügte Agatha Christie über ein gutes Grundlagenwissen der Forensik, das deutlich anwuchs, als sie wirklich akzeptierte, dass sie eine Schriftstellerin war – und zwar überwiegend eine von Kriminalgeschichten. Darauf nimmt sie in einem ihrer späteren Bücher Bezug, in *Auf doppelter Spur*, in dem Hercule Poirot mit seiner Freundin Ariadne Oliver diskutiert, die viele Eigenschaften mit Christie teilt und oft dazu dient, Christies Gedanken auf gewitzte Weise in ihre Bücher einfließen zu lassen. Poirot über Oliver:

> Sie hat einen originellen Kopf, sie zieht gelegentlich ganz gescheite Schlussfolgerungen, und in späteren Jahren hat sie sich auch über etliche Dinge informiert, von denen sie früher keine Ahnung hatte. Polizeiarbeit, beispielsweise. Mittlerweile ist sie auch in Sachen Schusswaffen ein wenig verlässlicher. Und was ihr noch schmerzlicher gefehlt hatte – sie scheint sich mit einem Rechtsanwalt angefreundet zu haben, der sie in puncto gewisser juristischer Zusammenhänge aufgeklärt hat.[1]

Dieses Zitat von Christie sticht hervor. Ich denke, sie beschreibt sich hier selbst und lässt den Leser durch die Blume wissen, inwiefern sie ihre Kenntnis des medikolegalen Systems über die Jahre vertieft hat – *Auf doppelter Spur* wurde 1963 verfasst, dreizehn Jahre vor ihrem Tod. Aus einem der vorstehenden Kapitel meines Buchs wissen wir bereits, dass sie Wörter wie »Revolver« und »Automatik« durcheinanderbrachte, obwohl es sich um unterschiedliche Waffenarten handelt, und dass sie ihre Figuren in ihren frühen Büchern das Kaliber von Waffen falsch aussprechen ließ – diese Art Fehler schien ihr später jedoch nicht mehr zu unterlaufen. In Sachen Schusswaffen wurde sie ein wenig verlässlicher, wie Poirot es auszudrücken beliebt. Auch neue forensische Entdeckungen ließ sie in ihre Geschichten einfließen, zum Beispiel Luminol, mit dem man latente Blutspuren nachweisen kann, und sie veranschaulichte raffinierte Methoden zur Abnahme von Fingerabdrücken. Andererseits ließ sie von polizeilichen Verfahren ab, wenn diese im echten Leben außer Mode kamen, wie etwa dem Bertillon-System, und sie war sich darüber bewusst, dass so manch kriminalistische Theorie – wie die atavistische Hypothese Cesare Lombrosos – überholt war, selbst wenn sie noch so interessant klang. Sie wusste, an welche Stelle des Forensik-Puzzles die Teile gehörten.

Lag sie einmal falsch, was selten vorkam, etwa als sie beschrieb, der Todeszeitpunkt könne anhand des Mageninhalts festgestellt werden, liegt sie nur an unseren heutigen Maßstäben gemessen falsch – denn damals galt dieses Vorgehen als zuverlässige Methode, den Todeszeitpunkt zu berechnen.

Tatsächlich kannte sich Agatha Christie mit forensischen Themen derart gut aus, dass sie diese sogar unterwandern konnte – beispielsweise, um aufzuzeigen, wer nicht am Tatort war, also nicht nur, wer da war, oder um deutlich zu machen, dass fehlende Spuren weit wichtiger sein können als vorliegende. Einige ihrer Mörder stattete sie mit forensischem Wissen aus, sodass diese ihre Verbrechen anderen anhängen konnten, und sie erlaubte es ihren Spürnasen, die Verbrecher mit gefälschten Beweismitteln auszutricksen und dazu zu bringen, ihre Missetaten zu gestehen.

Irrte sie sich einmal bei etwas, irrte sie sich nicht wirklich – hier und da räumte sie sich selbst etwas künstlerische Freiheit ein, um ein hieb- und stichfestes Alibi oder eine dramatische Todesursache zu kreieren, doch in anderen Büchern oder Kurzgeschichten stellte sie klar, dass sie die realen Fakten durchaus kannte; manchmal nahm sie es mit den Regeln nur einfach nicht so genau. Uns ist ihre rebellische Ader aus der Zeit bekannt, als sie aufgrund des Ausgangs von *Alibi* beinahe aus dem Detection Club ausgeschlossen worden wäre!

Doch es gibt da noch etwas, womit Agatha Christie von Beginn ihrer Laufbahn an bestens vertraut war: die Kriminalliteratur anderer Schriftstellerinnen und Schriftsteller. In ihrer humorvollen Kurzgeschichtensammlung *Die Büchse der Pandora* – teils Krimirätsel, teils Thriller –, in der das aus den Eheleuten Tommy und Tuppence bestehende Spitzen-Team die Rollen berühmter fiktionaler Detektive einnimmt, lässt sie Tommy sich sogar als Geistlichen verkleiden wie G. K. Chestertons Pater Brown. (Angeblich soll Chesterton sie mit der Frage: »Wo könnte man einen Baum besser verstecken als in einem Wald?«[2], auf einen wichtigen Aspekt des Plots von *Die Morde des Herrn ABC* gebracht haben.) Die Geschichten in *Die Büchse der Pandora* sind nicht nur eine Hommage an die Detektive und ihre Schöpfer, sondern lesen sich auch, als wären es Geschichten des jeweiligen Schriftstellers, sind seinem oder ihrem literarischen Stil nachempfunden. Außerdem entsprechen die erwähnten Beweismittel denen der Ursprungsgeschichten. Daraus können wir also schließen, dass Christie nicht nur durch reale forensische Entwicklungen inspiriert wurde, sondern auch durch zeitgenössische Vorbilder und – natürlich – von den ganz Großen wie Arthur Conan Doyle.

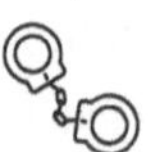

In meinem Buch habe ich auf einige wichtige Eigenheiten der forensischen Wissenschaften hingewiesen. So müssen die Teildisziplinen ebenso wie verschiedene Beweismittelarten zusammen betrachtet werden, um den Hergang eines Falls zu erzählen und diesen somit letztlich aufzuklären. Darüber hinaus ist es essenziell, dass wissenschaftliche Fakten mit gesundem Menschenverstand, mit Erfahrung und Expertise kombiniert werden. Die Tatsache, dass es eine Organisation wie The Innocence Project gibt, die sich dafür einsetzt, unschuldige Menschen zu befreien, die aufgrund fehlerhafter forensischer Beweismittel für Verbrechen einsitzen, die sie nicht begangen haben, zeigt uns, dass die forensischen Wissenschaften fehlbar SIND. Dies war zu Christies Zeiten nicht anders, was folgendes Zitat aus dem mit forensischem Wissen nur so vollgestopften *Kurz vor Mitternacht* veranschaulicht:

> Alle Fakten belegen, dass sie schuldig ist.
> Vor zwei Tagen belegten alle Fakten, dass ich schuldig war, bemerkte Neville vielsagend.[3]

Vielleicht lag Sam Sheppards widerrechtliche Inhaftierung infolge des Mordes an seiner Ehefrau Marilyn an der mangelhaft durchgeführten forensischen Untersuchung des verantwortlichen Rechtsmediziners, und alle Forensik der Welt vermochte es nicht, die Geschworenen davon zu überzeugen, dass Adelaide Bartlett ihren Ehemann mit Chloroform getötet hatte, weil sie einfach nicht dahinterkamen, wie sie es angestellt haben könnte. Sir Bernard Spilsbury gelangte durch den Fall Crippen zu Ruhm, der, wie es heute scheint, möglicherweise aufgrund von Spilsburys fraglicher Expertise angeklagt wurde, seine Ehefrau getötet zu haben – und Fehler wie dieser lassen sich nicht mehr korrigieren. Ob Dr. Crippen wohl unschuldig war? Seine Gesichtszüge jedenfalls wurden für ein Wachsmodell nachgebildet, das bis vor wenigen Jahren in Madame Tussauds' »Kammer des Schreckens« neben echten Mördern bestaunt werden konnte, wie dem zu Nekrophilie neigenden Serienkiller John Reginald Christie (nicht mit Agatha Christie verwandt!), der in den 1940er- und 1950er-Jahren in London sein Unwesen trieb. Ja, selbst Agatha Christie erwähnt in ihrem letzten Roman *Ruhe unsanft* die Wachsfigur Dr. Crippens!

Die Netflix-True-Crime-Serie *Beweisstück A* entlarvt zahlreiche Fehler, die bei forensischen Untersuchungen gemacht wurden, und die kürzlich an der Northumbria University veröffentlichte Studie über Materialspuren zeigt, dass sich Spuren von einer Person ganz unschuldig auf eine andere sich in der Nähe befindliche Person übertragen können, was jemanden für ein Verbrechen hinter Gitter bringen könnte, das er nicht begangen hat. Die forensischen Wissenschaften sind faszinierend, ihre Geschichte strotzt jedoch nur so vor Fehlern. Während die Teildisziplinen und die dazugehörige Ausrüstung stetig weiterentwickelt und verbessert werden, wird das Beweismaterial zugleich immer minuziöser – und daher komplexer und fehleranfälliger. So ist es beispielsweise wahrscheinlicher, dass mikroskopisch kleine Pollenkörner von der Kleidung eines Schuldigen auf die eines Unschuldigen fliegen, als dass es einer Person gelingt, ihre Fingerabdrücke unkenntlich zu machen.

Und in Hinsicht auf Kriminalliteratur drängt sich die Frage auf: Wie viel soll die Öffentlichkeit eigentlich wissen? Bedenken Sie doch einmal ein Zitat wie das folgende aus *Das krumme Haus*, in dem es in Bezug auf eine der Figuren heißt: »Sie musste nur noch vermeiden, Fingerabdrücke zu hinterlassen, und bereits eine oberflächliche Kenntnis moderner Kriminalliteratur hätte ihr geeignete Methoden dazu aufgezeigt.«[4]

Ob durch auf Fakten beruhende Dokumentationen oder

präzise recherchierte fiktionale Geschichten, die Entwicklungen in den forensischen Wissenschaften werden auch Menschen zugänglich gemacht, die aus vielerlei Gründen besser nichts davon wissen sollten. Gerade die Fortschritte, die im Rahmen von Ermittlungen erzielt werden, können ganz besonders faszinierend sein. Von den auf einer Oberfläche zurückbleibenden Mustern von Fingerabdrücken zur Identifizierung einer Person bis hin zur Möglichkeit, stattdessen winzigste DNA-Spuren des Schweißes besagter Fingerabdrücke zu nutzen, um die Person mit *absoluter Sicherheit* zu identifizieren, ist es ein gewaltiger Schritt, fast so, als befänden wir uns plötzlich im Reich der Science-Fiction. Es ist ein zweischneidiges Schwert. Einerseits kann der Öffentlichkeit so vermehrt nahegebracht werden, wie viel aufwendige und harte Arbeit die Fachleute in die Analyse von Fällen stecken – was zu einer gewissen Wertschätzung der Wissenschaftler führt, die jeden Tag an vorderster Front tätig sind, um den Opfern und Tätern ein Gesicht geben, Mörder dingfest machen und praktisch »die Welt retten« zu können. Wenn aber andererseits von jedem Entwicklungsschritt in Büchern, Podcasts und im Fernsehen berichtet wird, könnte dies Verbrechern erst ermöglichen, mit den Wissenschaftlern Schritt zu halten und so ihrer Festnahme zu entgehen. Das heißt: Natürlich nur, wenn uns das gesamte Wissen zur Verfügung gestellt wird und wir bezüglich jeder forensischen Weiterentwicklung in jedem der einzelnen Teilgebiete auf dem Laufenden gehalten werden, was den meisten Krimiautoren nicht leichtfallen dürfte. Außerdem wird über die meisten realen Fälle erst im Nachhinein berichtet, und insofern mahne ich alle potenziellen Verbrecher da draußen, die meinen, sie könnten das System überlisten, sich selbst zu fragen: »Kann ich das wirklich?«

Seien Sie durch die Beispiele von Roland Roussel oder Mahin Qadiri gewarnt: Die beiden haben versucht, Agatha Christies Geschichten zu imitieren, und wurden gefasst. Lassen Sie Ihre kriminellen Bestrebungen also besser in der Welt der Fiktion, denn die Gegebenheiten in der Welt der forensischen Wissenschaften verändern sich mit jedem Tag. Und ganz unter uns: Verbrecher werden es einfach niemals schaffen, damit Schritt zu halten, ganz egal, wie sehr sie es versuchen.

DANK

Bei vorliegendem Buch erging es mir ganz anders als bei meinem ersten, *Past Mortems,* da ich in jenem über mein Leben schrieb, in diesem aber über das Leben einer anderen. Um genau zu sein, schrieb ich neben Agatha Christie über das Leben zahlreicher anderer, ganz unterschiedlicher Gewaltverbrecher, Opfer und Ermittler aus der ersten Hälfte des 20. Jahrhunderts, weshalb sich der Schreibprozess sehr viel mühsamer und komplizierter gestaltete.

Es heißt, »Man braucht ein Dorf (um ein Kind aufzuziehen)«, und in diesem Fall waren es sogar mehrere. Dieses Buch hätte ich ohne die Begleitung durch zahlreiche forensische Experten niemals fertiggestellt, die so freundlich waren, meine Kapitel über die einzelnen Fachgebiete durchzusehen, die ich in meiner Studienzeit – und im Rahmen meiner Fälle – zwar gestreift habe, in denen ich aber beileibe keine Autorität für mich beanspruchen kann. Dazu gehören: Jonathan Ferguson, Hüter von Schusswaffen und Artillerie im Royal Arms Museum in Leeds; Jo Millington, Expertin auf dem Gebiet der Blutspurenmusteranalyse; Diane Ivory, Fingerabdruckspezialistin und Gründerin des Unternehmens Forensic Minds; Dr. Suzy Lishman, CBE, Pathologin im Bereich der Histopathologie und ehemalige Vorsitzende des Royal College of Pathologists, sowie Dr. Kathryn Harkup, Chemikerin, Wissenschaftsvermittlerin und Autorin.

Mein Dank gilt darüber hinaus dem Kurator des Scotland Yard Crime Museum, Paul Bickley, der mir für meine Recherchen Zugang zu seiner Sammlung gab, die in London aufbewahrt wird und eigentlich nur den Fachkräften der Strafverfolgungsbehörden und forensischen Ermittlern vorbehalten ist.

Ergänzend zu meiner eher formalen Recherche über Agatha Christie bildete ich mich auch mit einigen Podcasts, die, wie ich finde, eine Erwähnung verdienen, weil sie mir Sachverhalte näherbrachten, die ich zuvor nicht einmal in Erwägung gezogen hätte und die außerdem bestens unterhalten. Meine Lieblings-Podcasts sind *Shedunnit, The Poisoner's Cabinet* und – natürlich – *All About Agatha*, die man ausnahmslos überall dort finden kann, wo es Podcasts zu hören gibt.

Dank gilt wie immer meiner wundervollen Lektorin Rhiannon Smith, die mich entweder im Zaum hielt oder mich weiter vorantrieb, je nachdem, was die Situation gerade verlangte – sie ist eine wahre Freundin.

Danke an das Team bei Diane Banks Associates, vor allem an Martin Redfern. Und vielen Dank an all die Agatha-Christie-Enthusiasten, Autoren und Fachleute, die mich dabei unterstützt haben, dieses Buch, meinen Traum, wahr werden zu lassen: Agatha Christie Limited (vor allem Sarah Thrift), Nicola Crane, Tina Hodgkinson, den Autor Martin Edwards, Amber Butchart und Eric Ray.

Der Mensch, der mich ganz ohne Zweifel am meisten dazu angespornt hat, das Buch zu vollenden, ist mein wundervoller Sohn Caleb, der in der Anfangszeit schlafend in meinen Armen lag, während ich wie wild jedes Buch las, das Christie je verfasst hat, und zahlreiche Stellen nach einem eigenen System mit bunten Neonstiften und Post-its markierte.

Schlussendlich wäre nichts von alldem ohne meine Follower, Familie und Freunde möglich gewesen. Meinem Ehemann Jonny und seinen Eltern Margaret und Les bin ich auf ewig dankbar, ebenso meiner guten Fee Catherine Long – sie alle waren in den schwierigsten Zeiten dieses Prozesses für mich da; egal, ob es um knappe Deadlines ging, Corona oder was auch immer die vergangenen ein, zwei Jahre uns entgegenwarfen.

Nach einer schweren Zeit und jeder Menge Tauchgängen in die Vergangenheit blicke ich jetzt in die Zukunft und hoffe, so viele von Ihnen wie möglich da draußen in der Welt, fern eines jeden Bildschirms, zu treffen.

ANHANG

Tabelle der Mordmethoden

Titel	Jahr*	Mordmethode(n)
Das fehlende Glied in der Kette	1920	
Ein gefährlicher Gegner	1922	
Mord auf dem Golfplatz	1923	
Der Mann im braunen Anzug	1924	
Das Geheimnis von Chimneys	1925	
Alibi	1926	
Die großen Vier	1927	
Der blaue Express	1928	
Der letzte Joker	1929	
Mord im Pfarrhaus	1930	
Das Geheimnis von Sittaford	1931	
Das Haus an der Düne	1932	
Dreizehn bei Tisch	1933	

* Jahr des Erscheinens der englischen Originalausgabe

Mord im Orientexpress	1934	
Ein Schritt ins Leere	1934	
Tragödie in drei Akten	1934	
Tod in den Wolken	1935	
Die Morde des Herrn ABC	1936	
Mord in Mesopotamien	1936	
Mit offenen Karten	1936	
Der Ball spielende Hund	1937	
Der Tod auf dem Nil	1937	
Der Tod wartet	1938	
Hercule Poirots Weihnachten	1938	
Das Sterben in Wychwood	1939	
Und dann gab's keines mehr	1939	
Morphium	1940	
Das Geheimnis der Schnallenschuhe	1940	
Das Böse unter der Sonne	1941	
N oder M?	1941	

Die Tote in der Bibliothek	1942
Das unvollendete Bildnis	1942
Die Schattenhand	1942
Kurz vor Mitternacht	1944
Rächende Geister	1944
Blausäure	1945
Das Eulenhaus	1946
Der Todeswirbel	1948
Das krumme Haus	1949
Ein Mord wird angekündigt	1950
Sie kamen nach Bagdad	1951
Vier Frauen und ein Mord	1952
Fata Morgana	1952
Der Wachsblumenstrauß	1953
Das Geheimnis der Goldmine	1953
Der unheimliche Weg	1954
Die Kleptomanin	1955
Mord mit verteilten Rollen	1956
16 Uhr 50 ab Paddington	1957

Tödlicher Irrtum	1958	
Die Katze im Taubenschlag	1959	
Das fahle Pferd	1961	
Mord im Spiegel	1962	
Auf doppelter Spur	1963	
Karibische Affäre	1964	
Bertrams Hotel	1965	
Die vergessliche Mörderin	1966	
Mord nach Maß	1967	
Lauter reizende alte Damen	1968	
Die Schneewittchen-Party	1969	
Passagier nach Frankfurt	1970	
Das Schicksal in Person	1971	
Elefanten vergessen nicht	1972	
Alter schützt vor Scharfsinn nicht	1973	
Vorhang	1975	

Legende

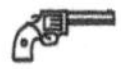

	=	Schusswunde
	=	Gift
	=	Stichwunde
	=	Sepsis
	=	Herzinfarkt
	=	Stromschlag
	=	Unfall mit Fahrerflucht
	=	Schlag auf den Kopf
	=	Erwürgen
	=	Schnittwunde
	=	Ertrinken
	=	Gestoßen/Gefallen
	=	Erhängen
	=	Verbrennen
	=	Erschlagen
	=	Axt/Beil

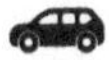

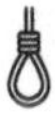

BILDNACHWEIS

Seite 39	Middle Temple Library / Science Photo Library
Seite 101	imago / United Archives International
Seite 131	imago images / agefotostock
Seite 149	2010 Getty Images
Seite 163	mauritius images / Spencer Grant / Alamy
Seite 165	Mit freundlicher Genehmigung des Glessner House Museum
Seite 190	INTERFOTO / TopFoto
Seite 190	INTERFOTO / TopFoto
Seite 190	INTERFOTO / TopFoto
Seite 238	2015 Getty Images
Seite 239	Mit freundlicher Genehmigung des Museum of London / Metropolitan Police Service
Seite 272	Jo Millington
Seite 338	imago / United Archives International
Seite 369	Universal Images Group / Getty Images
Seite 379	picture alliance / empics

Alle übrigen Abbildungen außer Seite 59, 223, 271, 308: Shutterstock.com

DIE WERKE AGATHA CHRISTIES

Die im Buch genannten Zitate stammen aus den im Folgenden aufgeführten Ausgaben der Werke Agatha Christies:

Agatha Christie: *Das Spinnennetz.* Übersetzt von Monika Curths; Fischer Verlag, Frankfurt am Main 2005

Agatha Christie: *Die Autobiographie.* Übersetzt von Hans Erik Hausner; Atlantik Verlag, Hamburg 2017

Agatha Christie: *Mord auf dem Golfplatz.* Übersetzt von Gabriele Haefs; Atlantik Verlag, Hamburg 2016

Agatha Christie: *Das Böse unter der Sonne.* Übersetzt von Ursula Gail; Atlantik Verlag, Hamburg 2015

Agatha Christie: *Der Dienstagabend-Klub.* Übersetzt von Renate Orth-Guttmann; Atlantik Verlag, Hamburg 2017

Agatha Christie: *Kurz vor Mitternacht.* Übersetzt von Hiltgunt Grabler; Atlantik Verlag, Hamburg 2018

Agatha Christie: *Mord nach Maß.* Übersetzt von Jutta Wannenmacher; Scherz Verlag, Bern und München 1997.

Agatha Christie: *Das fehlende Glied in der Kette.* Übersetzt von Nina Schindler; Atlantik Verlag, Hamburg 2015

Agatha Christie: *Ein gefährlicher Gegner.* Übersetzt von Giovanni und Ditte Bandini; Atlantik Verlag, Hamburg 2016

Agatha Christie: *Alibi.* Übersetzt von Michael Mundhenk; Atlantik Verlag, Hamburg 2014

Agatha Christie: *Vier Frauen und ein Mord.* Übersetzt von George S. Martin; Atlantik Verlag, Hamburg 2019

Agatha Christie: *Das Schicksal in Person.* Übersetzt von Julian Haefs; Atlantik Verlag, Hamburg 2017

Agatha Christie: *Das große Miss-Marple-Buch. Sämtliche Kriminalgeschichten.* Übersetzt von Renate Orth-Guttmann; Atlantik Verlag, Hamburg 2008

Agatha Christie: *Karibische Affäre*. Übersetzt von Christa Broermann; Atlantik Verlag, Hamburg 2014

Agatha Christie: *Etwas ist faul*. Hachette Books, 2011

Agatha Christie: *Auf doppelter Spur*. Übersetzt von Giovanni und Ditte Bandini; Atlantik Verlag, Hamburg 2018

Agatha Christie: *Poirot rechnet ab*. Übersetzt von Ralph von Stedmann; Verlag Kurt Desch, München, Wien, Basel 1958

Agatha Christie: *Die Morde des Herrn ABC*. Übersetzt von Gaby Wurster; Atlantik Verlag, Hamburg 2014

Agatha Christie: *Das krumme Haus*. Übersetzt von Giovanni und Ditte Bandini; Atlantik Verlag, Hamburg 2017

Agatha Christie: *Das große Hercule-Poirot-Buch*. Übersetzt von Michael Mundhenk; Atlantik Verlag, Hamburg 2015

Agatha Christie: *Das unvollendete Bildnis*. Übersetzt von Cornelia Stoll; Atlantik Verlag, Hamburg 2015

Agatha Christie: *Die Kleptomanin*. Übersetzt von Jürgen Ehlers; Atlantik Verlag, Hamburg 2016

Agatha Christie: *Dreizehn bei Tisch*. Übersetzt von Giovanni Bandini; Atlantik Verlag, Hamburg 2015

Agatha Christie: *Das Eulenhaus*. Übersetzt von Pieke Biermann; Atlantik Verlag, Hamburg 2015

Agatha Christie: *Der blaue Express*. Übersetzt von Gisbert Haefs; Atlantik Verlag, Hamburg 2018

Agatha Christie: *Auch Pünktlichkeit kann töten*. Übersetzt von Maria Meinert und Peter Neujack; Scherz Verlag, Bern und München 1990

Agatha Christie: *Tragödie in drei Akten*. Übersetzt von Henning Ahrens; Atlantik Verlag, Hamburg 2016

Agatha Christie: *Der Tod auf dem Nil*. Übersetzt von Pieke Biermann; Atlantik Verlag, Hamburg 2014

Agatha Christie: *Mord im Orientexpress*. Übersetzt von Otto Bayer; Atlantik Verlag, Hamburg 2014

Agatha Christie: *Das Sterben in Wychwood*. Übersetzt von Giovanni Bandini; Atlantik Verlag, Hamburg 2022

Agatha Christie: *Poirot schläft nie.* Hachette Collections 2010

Agatha Christie: *Mit offenen Karten.* Übersetzt von Michael Mundhenk; Atlantik Verlag, Hamburg 2016

Agatha Christie: *Vorhang.* Übersetzt von Giovanni Bandini; Atlantik Verlag, Hamburg 2020

Agatha Christie: *Fata Morgana.* Übersetzt von Rudolf Hermstein; Atlantik Verlag, Hamburg 2020

Agatha Christie: *Mord im Pfarrhaus.* Übersetzt von Irmela Brender; Atlantik Verlag, Hamburg 2014

Agatha Christie: *Blausäure.* Übersetzt von Regula Venske; Atlantik Verlag, Hamburg, 2018

Agatha Christie: *Der letzte Joker.* Übersetzt von Renate von Walter; Atlantik Verlag, Hamburg 2021

Agatha Christie: *Das Haus an der Düne.* Übersetzt von Monika Gripenberg; Atlantik Verlag, Hamburg 2016

Agatha Christie: *Ein Mord wird angekündigt.* Übersetzt von Sylvia Spatz; Atlantik Verlag, Hamburg 2015

Agatha Christie: *Bertrams Hotel.* Übersetzt von Maria Meinert; Bertelsmann-Club, Gütersloh 1983

Agatha Christie: *Die Büchse der Pandora.* Übersetzt von Lotte Schwarz und Heike Steffen; Atlantik Verlag, Hamburg 2022

Agatha Christie: *Die Tote in der Bibliothek.* Übersetzt von Barbara Heller; Atlantik Verlag, Hamburg 2014

Agatha Christie: *Und dann gab's keines mehr.* Übersetzt von Sabine Deitmer; Atlantik Verlag, Hamburg 2014

Agatha Christie: *Der Ball spielende Hund.* Übersetzt von Christa Schuenke; Atlantik Verlag, Hamburg 2015

Agatha Christie: *Das Geheimnis der Schnallenschuhe.* Übersetzt von Michael Mundhenk; Atlantik Verlag, Hamburg 2021

Agatha Christie: *Die Schattenhand.* Übersetzt von Sabine Roth; Atlantik Verlag, Hamburg 2015

Agatha Christie: *Ruhe unsanft.* Übersetzt von Eva Schönfeld; Atlantik Verlag, Hamburg 2015

Agatha Christie: *Das Geheimnis von Chimneys.* Übersetzt von Michael Mundhenk; Atlantik Verlag, Hamburg 2020

Agatha Christie: *Die Arbeiten des Herkules Bd. 1.* Scherz Verlag, Bern 1958

Agatha Christie: *Hercule Poirots Weihnachten.* Übersetzt von Michael Mundhenk; Atlantik Verlag, Hamburg 2015

Agatha Christie: *Poirots erste Fälle.* Übersetzt von Maria Meinert et al.; Hachette Books 2009

Agatha Christie: *Der Wachsblumenstrauß.* Übersetzt von Ursula Wulfekamp; Atlantik Verlag, Hamburg 2016

Agatha Christie: *Der Todeswirbel.* Übersetzt von Michael Mundhenk; Atlantik Verlag, Hamburg 2022

Agatha Christie: *Tödlicher Irrtum.* Übersetzt von Dorothea Gotfurth; Atlantik Verlag, Hamburg 2019

Agatha Christie: *Das Geheimnis von Sittaford.* Übersetzt von Michaela Grabinger; Atlantik Verlag, Hamburg 2021

Agatha Christie: *Der Tod wartet.* Übersetzt von Ursula-Maria Mössner; Atlantik Verlag, Hamburg 2015

Agatha Christie: *Mord im Spiegel.* Übersetzt von Ursula Gail; Atlantik Verlag, Hamburg 2015

Agatha Christie: *Mord in Mesopotamien.* Übersetzt von Lola Humm; Deutscher Bücherbund, Stuttgart, München 1991

Agatha Christie: *Das Geheimnis der Goldmine.* Übersetzt von Milena Moser; Atlantik Verlag, Hamburg 2015

Agatha Christie: *16 Uhr 50 ab Paddington.* Übersetzt von Ulrich Blumenbach; Atlantik Verlag, Hamburg 2014

Agatha Christie: *Das fahle Pferd.* Übersetzt von Margret Haas; Atlantik Verlag, Hamburg 2020

Agatha Christie: *Morphium.* Übersetzt von Giovanni und Ditte Bandini; Atlantik Verlag, Hamburg 2018

ANMERKUNGEN

Einleitung – DER TATORT

1 Agatha Christie, *Das Spinnennetz*, S. 22
2 Charles Osborne: *The Life and Crimes of Agatha Christie*. Collins, London 1982
3 Agatha Christie, *Mord auf dem Golfplatz*, S. 57
4 Agatha Christie, *Die Autobiographie*, S. 410/11
5 Mike Holgate: *Stranger than Fiction: Agatha Christie's True Crime Inspirations*. History Press, Stroud 2010
6 Robert Tait: »Iran Arrests ›Agatha Christie Serial Killer‹.« Online unter: https://www.theguardian.com/world/2009/may/21/iran-agatha-christie-serial-killer, 21. Mai 2009
7 Agatha Christie, *Das Böse unter der Sonne*, S. 17
8 Cathy Cook: *The Agatha Christie Miscellany*. History Press, Strout 2013
9 Agatha Christie, »Der Tempel der Astarte«, in: *Der Dienstagabend-Klub*, S. 32
10 Cathy Cook: *The Agatha Christie Miscellany*. History Press, Strout 2013
11 Laura Thompson: *Agatha Christie: Das faszinierende Leben der großen Kriminalschriftstellerin*. Übersetzt von Tatjana Kruse; S. Fischer Verlag, Frankfurt a. M. 2010
12 Agatha Christie, *Das fehlende Glied in der Kette*, S. 50
13 Agatha Christie, *Kurz vor Mitternacht*, S. 9/10

Kapitel 1 – FINGERABDRÜCKE

1 Agatha Christie, *Mord nach Maß*, S. 11
2 Agatha Christie, *Das fehlende Glied in der Kette*, S. 201

3 Anm. d. Red.: Es ist nie auf Deutsch erschienen.

4 Martin Edwards: *The Golden Age of Murder.* HarperCollins, London 2015

5 The Detection Club: *Anatomy of a Murder*. Hrg. Martin Edwards; HarperCollins, London 2019; es ist leider nie auf Deutsch erschienen (Anm. d. Red.)

6 Anm. d. Red.

7 Agatha Christie, *Ein gefährlicher Gegner*, S. 87/88

8 Carla Valentine zu Gast bei *The Double-Loop Podcast*, 19. Mai 2020

9 Agatha Christie, *Alibi*, S. 145

10 Agatha Christie, *Das fehlende Glied in der Kette*, S. 183

11 Agatha Christie, *Vier Frauen und ein Mord*, S. 217/218

12 Agatha Christie, *Das Schicksal in Person*, S. 62

13 Agatha Christie, »Der Maßbandmord«, in: *Das große Miss-Marple-Buch. Sämtliche Kriminalgeschichten*, S. 296

14 Agatha Christie, *Alibi*, S. 73

15 Agatha Christie, *Die Autobiographie*, S. 845

16 Ebd., S. 844

17 Agatha Christie, *Karibische Affäre*, S. 188

18 Greg Moore: »History of Fingerprints«. Online unter: Onin.com/fp/fphistory.html, 9. Mai 2021

19 Henry Faulds: »On the Skin-Furrows of the Hand.« In: Nature 22, Nr. 605 (1880), online unter: https://doi.org/10.1038/022605a0

20 Agatha Christie, *Mord auf dem Golfplatz*, S. 40

21 Agatha Christie, »Ein guter Freund«, in: *Etwas ist faul* (Hachette Books 2011) und: https://www.kostenlosonlinelesen.net/kostenlose-etwas-ist-faul/lesen/30

22 Val McDermid: *Die Anatomie des Verbrechens.* Übersetzt von Doris Styron; Knaus Verlag, München 2016, S. 129.

23 Agatha Christie, *Auf doppelter Spur*, S. 66

24 Agatha Christie, *Alibi*, S. 73

25 Agatha Christie, »Der Juwelenraub im Grand Hotel«, in: *Poirot rechnet ab*, S. 147

26 Agatha Christie, *Die Morde des Herrn ABC*, S. 52

27 Agatha Christie, *Vier Frauen und ein Mord*, S. 226

28 Agatha Christie, *Das krumme Haus*, S. 47

29 Agatha Christie, »Mord in der Bardsley Gardens Mews«, in: *Das große Hercule-Poirot-Buch* S. 258/259

30 Agatha Christie, *Kurz vor Mitternacht*, S. 141

31 Agatha Christie, *Das unvollendete Bildnis*, S. 18/19
32 Agatha Christie, *Mord auf dem Golfplatz*, S. 40
33 Agatha Christie, *Die Morde des Herrn ABC*, S. 246
34 Agatha Christie, *Mord auf dem Golfplatz*, S. 16/17

Kapitel 2 – MATERIALSPUREN

1 Agatha Christie, *Mord auf dem Golfplatz*, S. 59
2 Agatha Christie, *Die Autobiographie*, S. 456
3 Arthur Conan Doyle: *Das Rätsel im Boscombe-Valley*. Übersetzt von Alice und Karl Heinz Berger; Aufbau Verlag, Berlin 2015, S. 34
4 Agatha Christie, »Das Abenteuer des italienischen Nobelmanns«, in: *Poirot rechnet ab*, S. 210
5 Agatha Christie, *Das unvollendete Bildnis*, S. 141
6 Vgl. Agatha Christie, *Die Kleptomanin*, S. 10
7 Agatha Christie, *Dreizehn bei Tisch*, S. 13
8 Paul Leland Kirk: *Crime Investigation: Physical Evidence and the Police Laboratory*. Interscience, New York, London 1953
9 Agatha Christie, *Die Morde des Herrn ABC*, S. 51
10 Ebd., S. 51/52
11 Agatha Christie, *Dreizehn bei Tisch*, S. 79
12 Harry Soderman und John O'Connell: *Modern Criminal Investigation*. Funk & Wagnalls, New York 1935
13 Agatha Christie, *Das Eulenhaus*, S. 194
14 Agatha Christie, *Der blaue Express*, S. 260
15 Agatha Christie, *Kurz vor Mitternacht*, S. 160
16 Agatha Christie, *Das krumme Haus*, S. 187
17 Ebd., S. 245
18 Agatha Christie, »Auch Pünktlichkeit kann töten«, in: *Auch Pünktlichkeit kann töten*, S. 21
19 Agatha Christie, »Auch Pünktlichkeit kann töten«, in: *Auch Pünktlichkeit kann töten*, S. 77
20 Agatha Christie, *Das fehlende Glied in der Kette*, S. 53
21 Ebd., S. 59
22 Agatha Christie, *Mord auf dem Golfplatz*, S. 11
23 Ebd., S. 17
24 Ebd.
25 Ebd.

26 Ebd.

27 Agatha Christie, *Tragödie in drei Akten*, S. 154

28 Agatha Christie, Der *Tod auf dem Nil*, S. 235

29 Agatha Christie, *Mord im Orientexpress*, S. 62

30 Ebd., S. 65

31 Agatha Christie, *Das fehlende Glied in der Kette*, S. 51

32 Agatha Christie, *Mord auf dem Golfplatz*, S. 39

33 Ebd., S. 131

34 John Glaister: *A Study of Hairs and Wools Belonging to the Mammalian Group of Animals, Including a Special Study of Human Hair, Considered from the Medico-Legal Aspect.* MISR Press, Kairo 1931

35 Agatha Christie, *Kurz vor Mitternacht*, S. 140

36 Ebd., S. 140

37 Ebd., S. 218

38 Kelly J. Sheridan et al.: »A Study on Contactless Airborne Transfer of Textile Fibres between Different Garments in Small Compact Semi-Enclosed Spaces«. In: *Forensic Science International* 315, Nr. 2 (2020), online unter: https://www.sciencedirect.com/science/article/abs/pii/S0379073820302942

39 Agatha Christie, »Das Verschwinden Mr Davenheims«, in: *Poirot rechnet ab*, S. 177/178

40 Agatha Christie, »Auch Pünktlichkeit kann töten«, in: *Auch Pünktlichkeit kann töten*, S. 75

41 Agatha Christie, *Das Sterben in Wychwood*, S. 195

42 Agatha Christie, »Der Juwelenraub im Grand Hotel«, in: *Poirot rechnet ab*, S. 144/145

43 Agatha Christie, *Kurz vor Mitternacht*, S. 218

44 Agatha Christie, *Dreizehn bei Tisch*, S. 79

45 Agatha Christie, »Der unglaubliche Diebstahl der Bomberpläne«, in: *Poirot schläft nie*, Quelle: https://www.kostenlosonlinelesen.net/kostenlose-hercule-poirot-schlaeft-nie/lesen/41

46 Agatha Christie, *Vier Frauen und ein Mord*, S. 212

47 Agatha Christie, »Mord in der Bardsley Gardens Mews«, in: *Das große Hercule-Poirot-Buch*, S. 278/79

48 Charles Osborne: *The Life and Crimes of Agatha Christie.* Collins, London 1982

49 Hans Gross: *Kriminalpsychologie.* Vogel Verlag, Leipzig 1905, S. 638

50 Agatha Christie, *Das unvollendete Bildnis*, S. 12

51 Agatha Christie, *Mit offenen Karten*, S. 244

52 Agatha Christie, *Der Tod auf dem Nil*, S. 236
53 Agatha Christie, *Die Autobiographie*, S. 707

Kapitel 3 – FORENSISCHE BALLISTIK

1 Agatha Christie, *Vorhang*, S. 115
2 John Curran: *Agatha Christie's Complete Secret Notebooks: Stories and Secrets of Murder in the Making*. HarperCollins, London 2016
3 Agatha Christie, *Fata Morgana*, S. 139
4 Agatha Christie, *Die Autobiographie*, S. 52
5 Kathryn Harkup: *A is For Arsenic: The Poisons of Agatha Christie*. Bloomsbury, London 2016
6 Agatha Christie, *Ein gefährlicher Gegner*, S. 250
7 Agatha Christie, *Das Eulenhaus*, S. 225
8 Agatha Christie, »Der entführte Premierminister« in: *Poirot rechnet ab*, S. 150
9 Agatha Christie, *Mord im Pfarrhaus*, S. 46
10 Agatha Christie, *Der Tod auf dem Nil*, S. 151
11 Ebd., S. 192
12 Agatha Christie, »Das Mysterium von Hunter's Lodge«, in: *Poirot rechnet ab*, S. 85/86
13 Harry Soderman und John O'Connell: *Modern Criminal Investigation*. Funk & Wagnalls, New York 1935
14 Agatha Christie, »Auch Pünktlichkeit kann töten«, in: *Auch Pünktlichkeit kann töten*, S. 23
15 Calvin H. Goddard: »Scientific Identification of Firearms and Bullets«. In: *Journal of the American Institute of Criminal Law and Criminology* 17, Nr. 2 (1926), online unter: www.jstor.org/stable/1134508
16 Agatha Christie, *Der Tod auf dem Nil*, S. 154
17 Agatha Christie, *Blausäure*, S. 205
18 Agatha Christie, *Mord im Orientexpress*, S. 230
19 Agatha Christie, *Dreizehn bei Tisch*, S. 19
20 Agatha Christie, *Die Autobiographie*, S. 392
21 Robert Barnard: *A Talent to Deceive – an appreciation of Agatha Christie*. Fontana. London 1990
22 Agatha Christie, Der *Tod auf dem Nil*, S. 192
23 Ebd., S. 242
24 Agatha Christie, *Der letzte Joker*, S. 127

25 Agatha Christie, *Der Tod auf dem Nil*, S. 206
26 Ebd., S. 151/52
27 Ebd., S. 210/11
28 Ebd., S. 309
29 Agatha Christie, *Das Haus an der Düne*, S. 19
30 Ebd., S. 34
31 Agatha Christie, *Ein Mord wird angekündigt*, S. 46
32 Ebd., S. 110
33 Ebd., S. 109
34 Ebd., S. 156
35 Agatha Christie, »Das Mysterium von Hunter's Lodge«, in: *Poirot rechnet ab*, S. 83
36 Agatha Christie, *Das Eulenhaus*, S. 130
37 Ebd.
38 Ebd. S. 294/95
39 Agatha Christie, *Vorhang*, S. 115
40 Agatha Christie, *Ein Mord wird angekündigt*, S. 61
41 Agatha Christie, *Bertrams Hotel*, S. 159
42 Vgl. Agatha Christie, *Die Autobiographie*, S. 90
43 Alexa Neale: »Murder in Miniature: Reconstructing the Crime Scene in the English Courtroom«. In: Hrg. Alison Adam: *Crime and the Construction of Forensic Objectivity from 1850*. Palgrave Macmillan, Cham, Schweiz 2020
44 Agatha Christie, *Mord im Pfarrhaus*, S. 267
45 Ebd., S. 53
46 Agatha Christie, *Der Tod auf dem Nil*, S. 210
47 Agatha Christie, *Das Eulenhaus*, S. 216

Kapitel 4 – DOKUMENTE UND HANDSCHRIFTEN

1 Agatha Christie, *Mord im Orientexpress*, S. 67
2 Agatha Christie, *Blausäure*, S. 120
3 Agatha Christie, *Die Morde des Herrn ABC*, S. 59
4 Ebd., S. 157
5 Martin Edwards: *The Golden Age of Murder*. HarperCollins, London 2015
6 Agatha Christie: *After the Funeral*. HarperCollins, London 2014 [Das im Text zitierte Vorwort der englischen Autorin Sophie Hannah ist nur in der englischen Ausgabe des Buches enthalten.]

7 Agatha Christie, *Mord im Orientexpress*, S. 72

8 Agatha Christie, »Der Herr in Zeitungspapier«, in: *Die Büchse der Pandora*, S. 79

9 Agatha Christie, *Mord im Pfarrhaus*, S. 48

10 Vgl. Agatha Christie, *Das fehlende Glied in der Kette*, S. 207

11 Agatha Christie, *Mord im Pfarrhaus*, S. 251

12 Agatha Christie, *Und dann gab's keines mehr*, S. 51

13 Agatha Christie, »Mord in der Bardsley Gardens Mews«, in: *Das große Hercule-Poirot-Buch*, S. 300

14 Kate Winkler Dawson: *American Sherlock: Murder, Forensics, and the Birth of American CSI*. Putnam, New York 2021

15 Ebd.

16 Agatha Christie, *Der Ball spielende Hund*, S. 295

17 *Notable British Trials Series*, online unter: https://www.notablebritishtrials.co.uk

18 Agatha Christie, *Das Geheimnis der Schnallenschuhe*, S. 96

19 Agatha Christie, *Die Autobiographie*, S. 705

20 Agatha Christie, *Das fehlende Glied in der Kette*, S. 233

21 Agatha Christie, *Mord im Pfarrhaus*, S. 251

22 Agatha Christie, *Ein Mord wird angekündigt*, S. 98

23 Ebd., S. 99

24 Agatha Christie, *Das fehlende Glied in der Kette*, S. 203

25 Agatha Christie, *Mord auf dem Golfplatz*, S. 18

26 Agatha Christie, *Die Schattenhand*, S. 73

27 Agatha Christie, *Die Kleptomanin*, S. 79

28 Agatha Christie, *Dreizehn bei Tisch*, S. 216

29 Agatha Christie, *Vier Frauen und ein Mord*, S. 217

30 Agatha Christie, *Ruhe unsanft*, S. 168

31 Ebd., S. 188

32 Agatha Christie, *Mord im Orientexpress*, S. 193

33 Agatha Christie, *Morphium*, S. 156

34 Agatha Christie, *Mord im Orientexpress*, S. 55

35 Agatha Christie, *Die Schattenhand*, S. 15

36 Caroline Crampton: »Poison Pen Transcript«, online unter: https://shedunnitshow.com/poisonpentranscript/, 13. Januar 2021

37 Curtis Evans: »The Poison Pen Letter: The Early 20th Century's Strangest Crime Wave«, online unter: https://crimereads.com/poison-pen-letter/, 10. März 2020

38 Agatha Christie, *Die Morde des Herrn ABC*, S. 168

39 Agatha Christie, *Die Schattenhand*, S. 98/99
40 Ebd., S. 98
41 Ebd.
42 Ebd.
43 Ebd., S. 99
44 Agatha Christie, *Die Morde des Herrn ABC*, S. 218
45 Agatha Christie, *Das fehlende Glied in der Kette*, S. 53 und S. 198
46 Agatha Christie, »Das fehlende Testament«, in: *Poirot rechnet ab*, S. 220
47 Agatha Christie, »Die Augen der Gottheit«, in: *Poirot rechnet ab*, S. 35
48 Agatha Christie, *Der blaue Express*, S. 123
49 Agatha Christie, *Das krumme Haus*, S. 208/9
50 Agatha Christie, »Das fehlende Testament«, in: *Poirot rechnet ab*, S. 22
51 Agatha Christie, *Das krumme Haus*, S. 102
52 Harry Soderman und John O'Connell: *Modern Criminal Investigation*. Funk & Wagnalls, New York 1935
53 Martin Edwards: *The Golden Age of Murder*. HarperCollins, London 2015

Kapitel 5 – ABDRÜCKE, WAFFEN UND WUNDEN

1 Agatha Christie, *Die Kleptomanin*, S. 83
2 »Agatha Christies adventurous ›second act‹ plays out in Mesopotamia«, *History Magazine*, online unter: https://www.nationalgeographic.com/history/history-magazine/article/agatha-christie-mesopotamia-archaeology-expeditions, 21. März 2019
3 Agatha Christie, *Mit offenen Karten*, S. 61
4 Agatha Christie, *Alibi*, S. 87
5 Ebd., S. 103
6 Agatha Christie, *Das Geheimnis von Chimneys*, S. 105
7 Agatha Christie, »Der Erymanthische Eber«, in: *Die Arbeiten des Herkules Bd. 1*, S. 130
8 Agatha Christie, »Die rosa Perle«, in: *Die Büchse der Pandora*, S. 33
9 Agatha Christie, »Die verschwundenen Goldbarren«, in: *Der Dienstagabend-Klub*, S. 35
10 Ebd.
11 Agatha Christie, *Hercule Poirots Weihnachten*, S. 86

12 Agatha Christie, »Die Abenteuer des Kreuzkönigs«, in: *Auch Pünktlichkeit kann töten,* S. 117

13 Laura Thompson: *Agatha Christie: Das faszinierende Leben der großen Kriminalschriftstellerin.* Übersetzt von Tatjana Kruse; S. Fischer Verlag, Frankfurt a. M. 2010

14 Kyt Lyn Walken: »The Richardson Case, 1786«, online unter: https://thewayoftracking.com/2017/07/24/the-richardson-case-1786/, 24. Juli 2017

15 Agatha Christie, *Die Tote in der Bibliothek*, S. 30

16 Agatha Christie, *Das fehlende Glied in der Kette*, S. 50

17 Agatha Christie, »Der unglaubliche Diebstahl der Bomberpläne«, in: *Poirot schläft nie,* Quelle: https://www.kostenlosonlinelesen.net/kostenlose-hercule-poirot-schlaeft-nie/lesen/45, Website zuletzt aufgerufen am 11.5.2022

18 Agatha Christie, »Auch Pünktlichkeit kann töten«, in: *Poirot schläft nie,* S. 71

19 Ebd., S. 83

20 Agatha Christie, *Mord auf dem Golfplatz*, S. 63

21 Ebd., S. 55

22 Ebd., S. 116/17

23 Agatha Christie, *Alibi,* S. 159

24 Ebd., S. 72

25 Ebd.

26 Agatha Christie, *Die Schattenhand*, S. 138

27 Agatha Christie, *Dreizehn bei Tisch*, S. 53

28 Ebd., S. 54

29 Ebd.

30 Ebd., S. 279

31 Richard Shepherd: *Simpson's Forensic Medicine.* Arnold, London 2003

32 Agatha Christie, *Tod auf dem Nil,* S. 247

33 Agatha Christie, *Der Wachsblumenstrauß*, S. 40

34 Agatha Christie, *Vier Frauen und ein Mord*, S. 39

35 Agatha Christie, *Der Todeswirbel*, S. 195

36 Agatha Christie, *Alibi*, S. 72

37 Agatha Christie, *Mord im Orientexpress,* S. 46

38 Ebd., S. 65

39 Ebd., S. 60

40 Ebd., S. 61

41 Agatha Christie, *Kurz vor Mitternacht*, S. 139

42 Ebd., S. 140

43 Ebd.

44 Alan Moss und Keith Skinner: *Scotland Yard's History of Crime in 100 Objects.* The History Press, Stroud 2015

45 Agatha Christie, »Die Stiefel des Botschafters«, in: *Die Büchse der Pandora,* S. 256

Kapitel 6 – BLUTSPURENMUSTERANALYSE

1 Agatha Christie, *Hercule Poirots Weihnachten,* S. 241

2 Agatha Christie, *Alibi,* S. 56

3 Lucy Worsley: *A Very British Murder: The Story of a National Obsession.* BBC Books, London 2013

4 Agatha Christie, *Das Geheimnis der Schnallenschuhe,* S. 228

5 Agatha Christie, »Die Abenteuer des Kreuzkönigs«, in: *Auch Pünktlichkeit kann töten,* S. 117

6 Laura Thompson: *Agatha Christie: Das faszinierende Leben der großen Kriminalschriftstellerin.* Übersetzt von Tatjana Kruse; S. Fischer Verlag, Frankfurt a. M. 2010

7 Agatha Christie, *Das Eulenhaus,* S. 109

8 Agatha Christie, *Auf doppelter Spur,* S. 13

9 https://www.kostenlosonlinelesen.net/kostenlose-miss- marples-letzte-faelle/lesen/10, zuletzt abgerufen am 11.5.2022.

10 Agatha Christie, *Kurz vor Mitternacht,* S. 151

11 Agatha Christie, »Das Mysterium von Hunter's Lodge«, in: *Poirot rechnet ab,* S. 80

12 Agatha Christie, »Blut auf dem Bürgersteig«, in: *Der Dienstagabend-Klub,* S. 59

13 Agatha Christie, *Hercule Poirots Weihnachten,* S. 89 (dort findet sich auch die Bezeichnung: »Schwein«)

14 Ebd., S. 91

15 Richard Shepherd: *Simpson's Forensic Medicine.* Arnold, London 2003

16 Agatha Christie, »Die Tragödie von Marsdon Manor«, in: *Poirot rechnet ab,* S. 39

17 Eduard Piotrowski: »Über Entstehung, Form, Richtung und Ausbreitung der Blutspuren nach Hiebwunden des Kopfes«. Wien 1895.

18 Agatha Christie, *Der Wachsblumenstrauß,* S. 43

19 Agatha Christie, *Tödlicher Irrtum,* S. 28

20 Agatha Christie, *Vier Frauen und ein Mord*, S. 22
21 Agatha Christie, *Der Todeswirbel*, S. 128
22 Agatha Christie, *Kurz vor Mitternacht*, S. 160
23 Ebd., S. 186
24 Ebd., S. 140
25 Agatha Christie, »Das Abenteuer des italienischen Nobelmanns«, in: *Poirot rechnet ab*, Quelle: https://www.kostenlosonlinelesen.net/kostenlose-poirot-rechnet-ab/lesen/64, zuletzt abgerufen am 13.5.2022
26 Agatha Christie, *Vier Frauen und ein Mord*, S. 10
27 Ebd., S. 166/167
28 Agatha Christie, *Das Geheimnis von Sittaford*, Quelle: https://www.google.de/books/edition/Das_Geheimnis_von_Sittaford/_MopEAAAQBAJ?hl=de&gbpv=1&printsec=frontcover, zuletzt abgerufen am 13.5.2022
29 Agatha Christie, *Vier Frauen und ein Mord*, S. 218
30 Agatha Christie, *Das Geheimnis der Schnallenschuhe*, S. 116
31 Morris Grodsky et al.: »Simplified Preliminary Blood Testing – An Improved Technique and Comparative Study of Methods«. In: *The Journal of Criminal Law and Criminology* 42, Nr. 1 (1951)
32 Agatha Christie, »Der Mann im Nebel«, in: *Die Büchse der Pandora*, S. 134
33 Agatha Christie, *Mord im Pfarrhaus*, S. 65–67
34 Agatha Christie, *Hercule Poirots Weihnachten*, S. 114
35 Ebd., S. 63
36 Ebd., S. 114
37 Ebd., S. 249
38 Bruce Robertson: »The transfusion of whole blood: A suggestion for its more frequent employment in war surgery«. In: *British Medical Journal* 8, Nr. 2 (1916), online unter: https://www.ncbi.nlm.nih.gov/pmc/articles/PMC2348759/pdf/brmedj07056-0008.pdf, zuletzt abgerufen am 13.5.2022, 20.00 Uhr
39 Agatha Christie, *Der Wachsblumenstrauß*, S. 45
40 Agatha Christie, *Hercule Poirots Weihnachten*, S. 4

Kapitel 7 – AUTOPSIE

1 Agatha Christie, *Das Böse unter der Sonne*, S. 11
2 Agatha Christie, »Die Stiefel des Botschafters«, in: *Die Büchse der Pandora*, S. 241
3 Martin Edwards: *The Golden Age of Murder*. HarperCollins, London 2015
4 Agatha Christie, *Die Autobiographie*, S. 705
5 *Times Literary Supplement*, 9. November 1940
6 Martin Edwards: *The Golden Age of Murder*. HarperCollins, London 2015
7 Agatha Christie, *Der Tod wartet*, S. 112
8 Agatha Christie, *Das unvollendete Bildnis*, S. 221
9 Richard Shepherd: *Simpson's Forensic Medicine*. Arnold, London 2003
10 Agatha Christie, »Die Tragödie von Marsdon Manor«, in: *Poirot rechnet ab*, S. 39/40
11 Ebd., S. 42
12 Agatha Christie, »Die Lernäische Schlange«, in: *Die Arbeiten des Herkules Bd. 1*, S. 53–62
13 Agatha Christie, *Mord auf dem Golfplatz*, S. 141
14 Agatha Christie, »Mord auf dem Siegesball«, in: *Poirots erste Fälle*, Quelle: https://www.kostenlosonlinelesen.net/kostenlose-poirots-erste-faelle/lesen/4, zuletzt abgerufen am 14.5.2022, 15.00 Uhr
15 Agatha Christie, *Kurz vor Mitternacht*, S. 221
16 Agatha Christie, *Die Tote in der Bibliothek*, S. 30
17 Agatha Christie, *Auf doppelter Spur*, S. 10
18 Agatha Christie, Das *fehlende Glied in der Kette*, S. 45
19 Agatha Christie, *Dreizehn bei Tisch*, S. 73
20 Ebd., S. 165/66
21 Agatha Christie, *Das Geheimnis von Sittaford*, Quelle: https://www.google.de/books/edition/Das_Geheimnis_von_Sittaford/_MopEAAAQBAJ?hl=de&gbpv=1&printsec=frontcover, zuletzt abgerufen am 14.05.2022, 16.00 Uhr
22 Agatha Christie, *Die Tote in der Bibliothek*, S. 30
23 Ebd.
24 Agatha Christie, *Der Tod auf dem Nil*, S. 154
25 Agatha Christie, *Mord auf dem Golfplatz*, S. 25
26 Agatha Christie, *Der Tod wartet*, S. 111
27 Agatha Christie, »Mord in der Bardsley Gardens Mews«, in: *Das große Hercule-Poirot-Buch*, S. 244

28 Agatha Christie, *Hercule Poirots Weihnachten*, S. 89
29 Agatha Christie, *Mord auf dem Golfplatz*, S. 140
30 Agatha Christie, *Alibi*, S. 246
31 Agatha Christie, *Der blaue Express*, S. 91
32 Agatha Christie, *Das Geheimnis der Schnallenschuhe*, S. 148
33 Agatha Christie, *Die Autobiographie*, S. 134
34 Agatha Christie, *Das Sterben in Wychwood*, S. 105/106
35 Agatha Christie, *Das Geheimnis der Schnallenschuhe*, S. 114
36 Agatha Christie, *Tragödie in drei Akten*, S. 112
37 Agatha Christie, *Das Geheimnis von Sittaford*, Quelle: https://www.google.de/books/edition/Das_Geheimnis_von_Sittaford/_MopEAAAQBAJ?hl=de&gbpv=1&printsec=frontcover, zuletzt abgerufen am 14.5.2022, 16.30 Uhr.
38 Agatha Christie, *Mord im Spiegel*, S. 137
39 Lucy Worsley: *A Very British Murder: The Story of a National Obsession*. BBC Books, London 2013
40 Agatha Christie, *Tragödie in drei Akten*, S. 131
41 Agatha Christie, *Das unvollendete Bildnis*, S. 67
42 David R. Foran et al.: »The Conviction of Dr Crippen: New Forensic Findings in a Century-Old Murder«. In: *The Journal of Forensic Sciences* 56, Nr. 1 (2011)
43 Agatha Christie, »Die Lernäische Schlange«, in: *Die Arbeiten des Herkules Bd. 1*, S. 66
44 Evelyn Steel: »Biography of Sir Bernard Spilsbury«. In: *The Lancet* 252, Nr. 6515 (1948)
45 Agatha Christie, *Mord auf dem Golfplatz*, S. 88
46 Agatha Christie, »Auch Pünktlichkeit kann töten«, in: *Auch Pünktlichkeit kann töten*, S. 24
47 Agatha Christie, *Der Todeswirbel*, S. 167
48 Agatha Christie, *Das Geheimnis der Schnallenschuhe*, S. 133
49 Agatha Christie, *Die Tote in der Bibliothek*, S. 54
50 Ebd., S. 204

Kapitel 8 – FORENSISCHE TOXIKOLOGIE

1 Agatha Christie, *Das fehlende Glied in der Kette*, S. 15/16
2 »Review – The Mysterious Affair at Styles«. In: *The Pharmaceutical Journal and Pharmacist* 57 (1923)

3 Agatha Christie, *Die Autobiographie*, S. 408
4 Agatha Christie, *Das unvollendete Bildnis*, S. 88
5 Agatha Christie, »Greenshaws Folly«, in: *Das große Miss-Marple-Buch*, S. 371
6 Agatha Christie, *Tragödie in drei Akten*, S. 69
7 Agatha Christie, *Der Tod wartet*, S. 111
8 Kathryn Harkup: *A is for Arsenic: The Poisons of Agatha Christie.* Bloomsbury, New York, London 2015
9 Agatha Christie, *Mord in Mesopotamien.* Deutscher Bücherbund, Stuttgart, München 1991, S. 142/143
10 Agatha Christie, »Die Lernäische Schlange«, in: *Die Arbeiten des Herkules Bd. 1,* S. 62
11 Agatha Christie, *Das Geheimnis der Goldmine*, S. 14
12 Agatha Christie, *Fata Morgana*, S. 206
13 Agatha Christie, *Das Geheimnis der Schnallenschuhe,* S. 63
14 Agatha Christie, *Tragödie in drei Akten*, S. 75
15 Agatha Christie, *Der Tod wartet*, S. 45
16 Agatha Christie, *Das fehlende Glied in der Kette*, S. 70
17 Agatha Christie, »Die Lernäische Schlange«, in: *Die Arbeiten der Herkules Bd. 1,* S. 78
18 Agatha Christie, *16 Uhr 50 ab Paddington*, S. 215
19 Agatha Christie, *Die Autobiographie*, S. 406
20 Agatha Christie, *Das fahle Pferd*, S. 210
21 »Horseman, Pass By«. In: *Time Magazine*, online unter: http://content.time.com/time/subscriber/article/0,33009,877880,00.html, 17. Juli 1972
22 Agatha Christie, *Das Sterben in Wychwood,* S. 14
23 Ebd., S. 227
24 Agatha Christie, *Auf doppelter Spur*, S. 153
25 Agatha Christie, *Morphium*, S. 89
26 Ebd., S. 111
27 Agatha Christie, *Das unvollendete Bildnis*, S. 50
28 Agatha Christie, *Morphium*, S. 202
29 Ebd.
30 Alexander Wynter Blyth: *Poisons, Their Effects and Detection: A Manual for the Use of Analytical Chemists and Experts.* W.W. Wood & Company, New York 1895
31 Agatha Christie, *Der Ball spielende Hund*, S. 181
32 Ebd., S. 326
33 Agatha Christie, *Das unvollendete Bildnis*, S. 175

34 Agatha Christie, *Fata Morgana*, S. 110

35 Agatha Christie, *Hercule Poirots Weihnachten*, S. 74

Schluss – DIE STUNDE X

1 Agatha Christie, *Auf doppelter Spur*, S. 156

2 G.C. Ramsey: *Mistress of Mystery.* Collins, London 1976

3 Agatha Christie, *Kurz vor Mitternacht*, S. 221

4 Agatha Christie, *Das krumme Haus*, S. 244